Carl-Auer

Multikulturelle systemische Praxis

Arist von Schlippe/Mohammed El Hachimi/Gesa Jürgens

Ein Reiseführer für Beratung, Therapie und Supervision

Mit Vorworten von Cem Özdemir und Klaus J. Bade

Vierte, erweiterte Auflage, 2013

Umschlaggestaltung: Uwe Göbel
Umschlagfoto: © Bildunion GmbH, 2008
Copyright für alle Fotographien im Buch: ©Arist von Schlippe
Satz: W. G. V. Verlagsdienstleistungen GmbH, Weinheim
Printed in the Czech Republic
Druck und Bindung: FINIDR, s. r. o.

Vierte, erweiterte Auflage, 2013
ISBN 978-3-89670-873-1
© 2003, 2013 Carl-Auer-Systeme Verlag
und Verlagsbuchhandlung GmbH, Heidelberg
Alle Rechte vorbehalten

Bibliografische Information der Deutschen Nationalbibliothek:
Die Deutsche Nationalbibliothek verzeichnet diese Publikation
in der Deutschen Nationalbibliografie; detaillierte bibliografische
Daten sind im Internet über http://dnb.d-nb.de abrufbar.

Informationen zu unserem gesamten Programm, unseren Autoren
und zum Verlag finden Sie unter: www.carl-auer.de.

Wenn Sie Interesse an unseren monatlichen Nachrichten aus der Vangerowstraße haben,
können Sie unter http://www.carl-auer.de/newsletter den Newsletter abonnieren.

Carl-Auer Verlag GmbH
Vangerowstraße 14
69115 Heidelberg
Tel. 0 62 21-64 38 0
Fax 0 62 21-64 38 22
info@carl-auer.de

Inhalt

5

III. „Damit müssen Sie rechnen!" – Spezifische Problembereiche multikulturellen Arbeitens

IV. Schluss

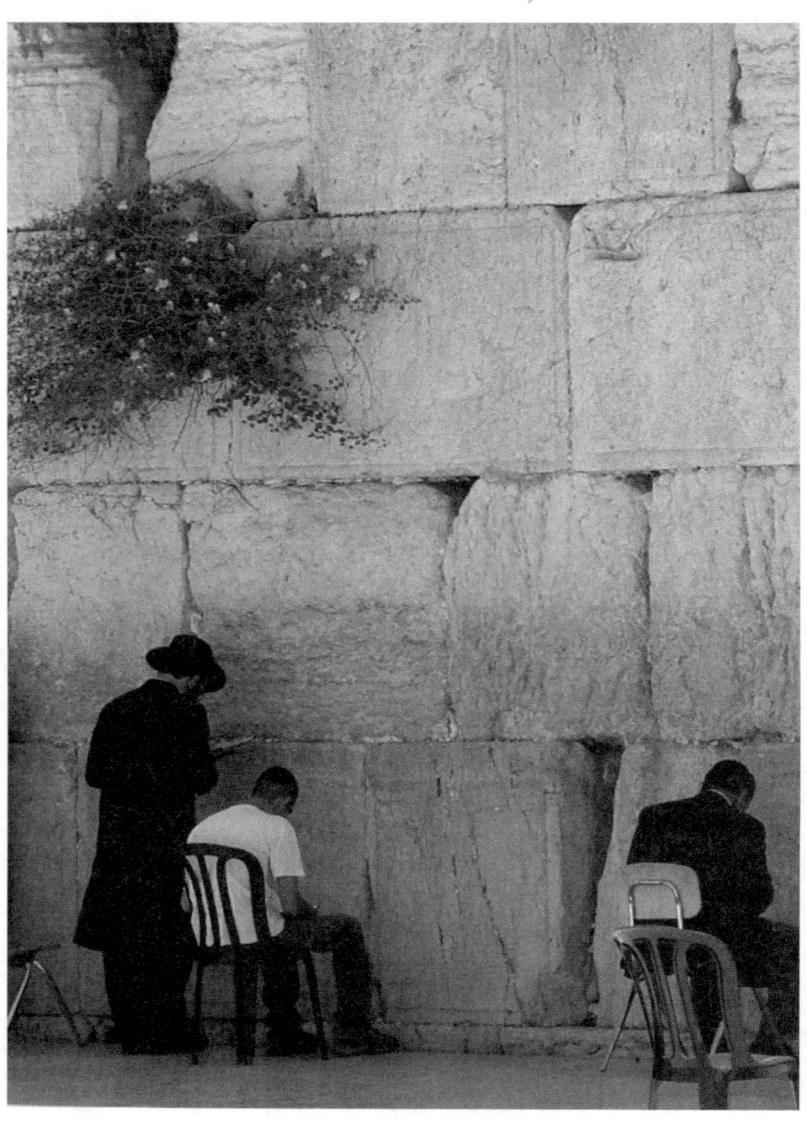

Vorwort von Cem Özdemir

Eine der spannendsten Fragen, die sich unserer Gesellschaft gegenwärtig stellt, ist, ob es uns gelingt, ein Dach zu formulieren, unter dem sich alle hier lebenden Menschen – egal welchen kulturellen, ethnischen oder religiösen Hintergrund sie haben – wieder finden können. Ein solches Dach muss über stabile Stützen verfügen, damit es Angriffe jedweder Art abwehren kann. Ich stelle mir schon eine Weile die Frage, wie unsere Gesellschaft reagiert hätte, wenn eine vergleichbare Katastrophe wie der 11. September 2001 sich hierzulande ereignet hätte und wenn die Täter ebenfalls aus dem Orient gekommen wären. Wie wäre es um den bereits jetzt beklagenswerten Zustand des Zusammenlebens zwischen hier lebenden Migranten mit muslimischem Hintergrund und der Mehrheitsbevölkerung bestellt? Wann würden die ersten Moscheen brennen?

Aus meiner Sicht hat das dabei nicht nur mit dem Islam zu tun, vielmehr geht es um den Umgang mit Kulturen in Deutschland, die als „fremd" erlebt werden. Die Reaktionen gegenüber Vertretern der jüdischen Gemeinde, die quasi für die Politik des israelischen Ministerpräsidenten Scharon in „Sippenhaft" genommen wurden, lassen erahnen, womit hier möglicherweise zu rechnen wäre, wenn durch ein gravierendes Ereignis eine bestimmte Bevölkerungsgruppe ins Zentrum negativer Aufmerksamkeit geriete. Dabei muss noch berücksichtigt werden, dass durch die Folgen der jüngsten deutschen Geschichte und die zivilisatorischen „Bremsen", durch Entnazifizierung, Bildungspolitik und eine Art Wächterfunktion der US-Medien ein großes Maß an Selbstkontrolle unter den Meinungsträgern in Sachen Antisemitismus vorhanden ist. Wie dünn jedoch diese Schutzschicht ist, haben die vielen unterstützenden Reaktionen auf die antisemitischen Profilierungsversuche einzelner Politiker gezeigt, die vor allem darin bestanden, dass ihnen gedankt wurde, endlich das auszusprechen, „was alle denken". Wäre es dagegen vorstellbar, dass die BILD-Zeitung und der Axel-Springer-Konzern, der zwar lobenswerterweise den Antisemitismus verdammt und die Solidarität mit Israel zu den Redaktionsgrundsätzen erhoben hat, vergleichbares in Sachen Rassismus allgemein formulieren würde, insbesondere gegenüber Türken und Muslimen? Eine Antwort erübrigt sich wohl.

Eine gewisse Hierarchisierung von Kulturen, Völkern, Religionen scheint nicht auszurotten zu sein: Wenn ich die sehr unterschiedlichen Reaktionen auf gesellschaftlich ähnliche Phänomene wie beispielsweise die Jugendgewalt betrachte, kommen mir Zweifel, was die Verwirklichung des Gleichheitsgrundsatzes oder des Diskriminierungsverbotes im Grundgesetz betrifft. Bei dem „Mehmet" genannten Serientäter aus Bayern überschlugen sich fast alle vor Empörung über so viel Aggressivität eines türkischen (!) Jugendlichen, der hier aufwuchs und hier straffällig wurde. Seine Abschiebung in die Türkei schien zum dringendsten innenpolitischen Thema zu werden, während deutsche Jugendliche, Kinder von urdeutschen Eltern, die kurz mal künftige Asylbewerberheime anzünden oder einen ebenfalls deutschen Jugendlichen wegen seiner Bekleidung (!) foltern und totschlagen, als bedauernswerte Ausnahmeerscheinungen mit viel Verständnis rechnen können. Auch leidenschaftliche Anhänger von *law and order* mutieren dann zu verständnisvollen Jugendpädagogen mit einem großen Herz für die sozialen Umstände dieser bedauernswerten Kreaturen. Keine der Taten soll gegen die andere aufgerechnet werden, und den Opfern ist es sicher egal, welche Muttersprache ihre Täter sprechen, aber die Reaktionen von Politik und Medien und leider auch der breiten Mehrheit in der Bevölkerung sprechen für sich!

Sicher, es ließe sich einräumen, die aggressive Berichterstattung über die Mehmets ist nicht repräsentativ für die gesamte veröffentlichte Meinung in Deutschland. Allein meine ganz persönlichen Erfahrungen sprechen eine andere Sprache, Erfahrungen übrigens, die andere Menschen mit nichtdeutscher Abstammung aus unterschiedlichsten gesellschaftlichen Bereichen durchgängig bestätigen können. Wäre es etwa in den USA vorstellbar, was vor nicht allzu langer Zeit in einem bedeutenden deutschen Nachrichtenmagazin stand? Im Rahmen eines Porträts stand da über eine Mitgliederwerbung der Grünen: „Özdemir brachte seine 42 Türken mit." Knapp 2,5 Millionen Menschen mit türkischem Pass kennen diese hier bewusst in Kauf genommene Konnotation des Wortes Türke sehr genau. Dem Autor des Textes war es gleichgültig, dass es sich hierbei praktisch ausschließlich um eingebürgerte Migranten handelte, also um deutsche Staatsbürger. In entsprechendem Kontext ist der „Türke" nichts anderes als früher in den USA der „Farbige" oder „Neger". Das Fehlen einer starken Menschenrechts- und Migrantenlobby hierzulande ist gerade in solchen Fällen sehr zu beklagen. Um bei dem Beispiel zu bleiben: Nicht nur in den USA würde der Journalist Schwierigkeiten haben, ein Blatt zu finden, das etwas Vergleichbares beispielsweise über einen afroamerikanischen Kongressabgeordneten abdruckte.

Kaum begreifen kann ich auch die Reaktion auf die Ergebnisse der Pisa-Studie, die bei uns im Wesentlichen auf ein Problem schlecht deutsch sprechender türkischer Kinder reduziert wird. Um Berichte über deutsche Kinder zu finden, deren Lesekompetenz im Land von Goethe, Schiller und Lessing ähnlich niederschmetternd ist, muss man schon lange suchen. Wo bleibt eigentlich die Diskussion über die Gründe, warum in den schulisch erfolgreicheren Ländern auch gerade die Migranten besser abschneiden? Oder sind die „Mehmets" in Deutschland nicht nur gewalttätig, sondern eben auch im Durchschnitt etwas dümmer? Zumindest eine gute Entlastung für konservative Bildungspolitiker.

Wie könnte eine positive „multikulturelle Vision" aussehen? Es muss den Mehmets, Giovannis und Olgas (Kinder und Jugendliche mit deutsch-russischem Hintergrund werden trotz vergleichbarer Probleme, dank deutscher Abstammung, in der Diskussion regelmäßig unterschlagen) möglich sein, Teil dieser Gesellschaft werden zu dürfen, ohne die Kultur der Eltern verleugnen und abstreifen zu müssen. Eine neue Bindestrichidentität könnte ermöglichen, dass es einen „anatolischen Schwaben" genauso gibt wie die russisch und deutsch sprechende Olga. Auf dem Weg in die Gesellschaft, die sich zu gemeinsamen Werten und einer gemeinsamen Amtssprache bekennt, bildet das Grundgesetz den Leitfaden. Religiöser Dogmatismus und Intoleranz gegen anders Denkende haben dabei genauso wenig ihren Platz wie patriarchale und sexistische Unterdrückungsmuster, die unter dem rechtfertigenden Deckmantel der Religion entschuldigend versteckt werden. In der Bildung muss der Anspruch der Chancengleichheit unabhängig von der Muttersprache der Eltern und ihrem Bildungsgrad durchgesetzt werden, will man nicht einer neuen Klassengesellschaft den Weg bereiten.

Deutschland benötigt viele multikulturelle Erfahrungen für die Herausbildung gemeinsamer Leitbilder und Prinzipien. Assimilationserfahrungen mit Hugenotten vor allem in Preußen und mit Polen im Ruhrgebiet sind nur bedingt geeignet für die Eingliederung von Einwanderern unter völlig veränderten Rahmenbedingungen. Dabei wird es auch eine entschiedene Antidiskriminierungspolitik in Deutschland brauchen, die nicht als Spielart der amerikanischen *political correctness* abgewertet werden darf.

Und es gibt ermutigende Zeichen für einen solchen langsamen Wandel. Wenn sich heute Betreuungsangebote immer stärker auf eine multikulturelle Klientel einstellen und eine muslimische Beerdigung hierzulande kein Kopfschütteln mehr hervorruft, wenn das erste Seniorenheim für die ergrauten ehemaligen Gastarbeiter längst Realität ist – dann sind dies nur Beispiele einer sich ändernden Gesellschaft. Die Politik ist angesichts dieser dramatischen Veränderung des Bedarfs nicht etwa mutig vorangegangen, sondern mit großer zeitlicher Verzögerung gefolgt – ich denke an das neue Staatsbürgerschaftsrecht aus dem Jahre 2000 oder an das Zuwanderungsgesetz, von dem im Moment noch unklar ist, ob und in welcher Form es je in Kraft treten wird. Längst sind sich seriöse Experten darin einig, dass gesellschaftliche Phänomene wie Kriminalität oder Arbeitslosigkeit nicht vereinfacht auf ethnische Unterschiede reduziert werden dürfen. Das Benennen von Problemen und das Bereitstellen von Hilfeangeboten muss ohne Stigmatisierung erfolgen. Tabus, wie das Verschweigen von innerfamiliärer Gewalt und vormodernen Geschlechterstrukturen, haben in einer emanzipativen Gesellschaft ebenfalls keinen Platz.

In diesem Sinn verstehe ich das hiervorliegende Buch zur multikulturellen systemischen Therapie und Beratung als einen wichtigen Mosaikstein beim Aufbau einer integrierten, solidarischen Gesellschaft, in der Menschen unterschiedlicher Herkunftskulturen nicht nur friedlich zusammenleben lernen, sondern in der es möglich wird, dass diese Menschen gemeinsam etwas Neues schaffen, in das

sie die Schätze ihrer unterschiedlichen Hintergründe einbringen
können: eine neue deutsche Multikultur. Ich wünsche diesem Buch
viel Erfolg!

Cem Özdemir
Berlin
im Dezember 2002

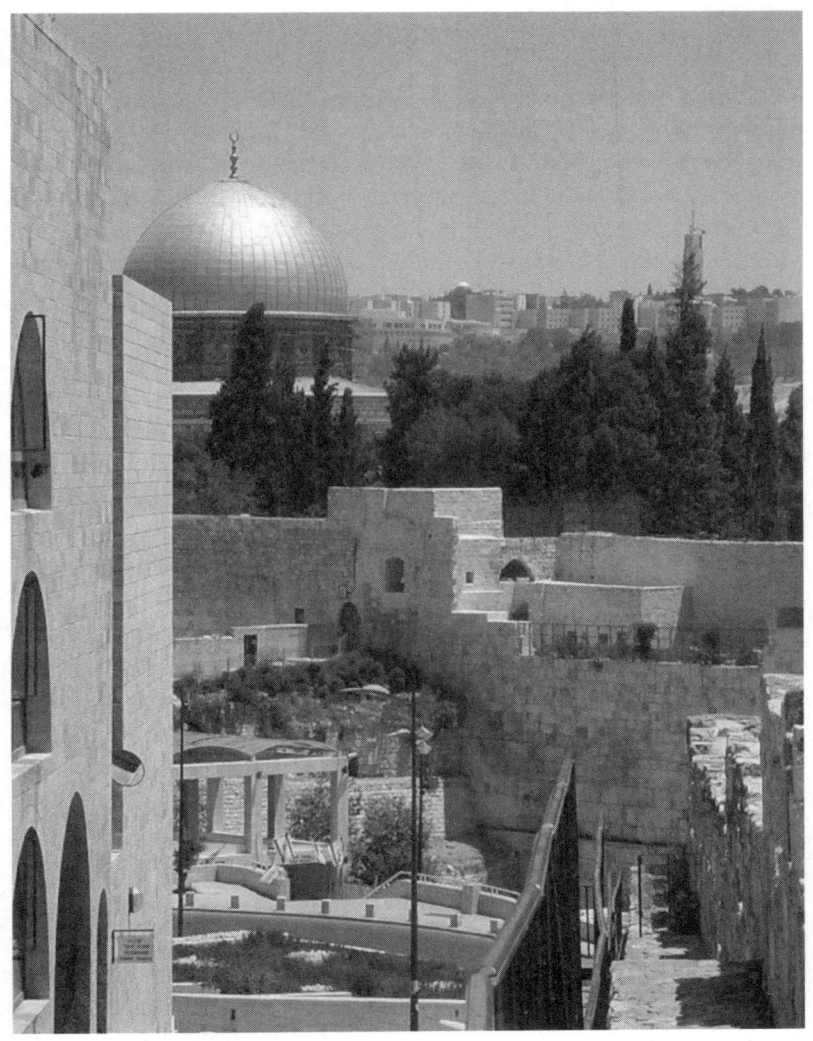

Vorwort von Klaus J. Bade

Migration, Integration und die Begegnung der Kulturen sind Grundelemente der Conditio humana, seit sich der Homo sapiens als Homo migrans über die Welt ausgebreitet hat. Sie durchdringen alle Lebensbereiche. Deshalb braucht auf diese Kernbereiche menschlicher Existenz gerichtete Forschung interdisziplinäre Ansätze aus den verschiedensten Humanwissenschaften, je nach dem speziellen Untersuchungsinteresse.

Migration, Integration und die Begegnung der Kulturen sind aber keine bunten Rutschbahnen in ein friedvoll-fröhliches multikulturelles Paradies. Sie sind vielmehr häufig in unterschiedlicher Dauer und in unterschiedlichem Grade auch mit Spannungen, Reibungen und Konflikten verbunden. Sie reichen von der Makroebene der gesellschaftlichen Probleme über die – oft nur scheinbar – überschaubarere Dimension der gruppenspezifisch, regional oder anders eingegrenzten Mesoebene bis zum Mikrokosmos des individuellen Erfahrens, aber auch Erleidens.

Es gibt hier auch unterschiedliche Dimensionen der „Wahrheit", die nicht miteinander verwechselt werden dürfen: Eine ist z. B. die Dimension der hoch aggregierten anonymen bzw. prozessproduzierten Daten und der abstrakten, oft normativen Botschaften („Zuwanderung ist eine kulturelle Bereicherung!"). In einer ganz anderen Dimension siedelt die Vielfalt des gruppenspezifischen oder auch individuell-alltäglichen Erlebens von interkultureller Begegnung als Bereicherung, aber auch als Begrenzung, Störung oder Ärgernis, je nach Positionierung bzw. prismatischer Brechung des Beobachteten oder Erfahrenen durch die eigene Perspektive.

Zu den epistemologischen Verkehrsregeln bei der wissenschaftlichen Beobachtung, aber auch beratenden Begleitung von Spannung im Bereich des Eigenen und des Fremden gehört die Einsicht in die

14

Interdependenz von Identität und Alterität – von Identitätsdefinition durch die Abgrenzung des so oder so markierten „Eigenen" vom anders markierten „Fremden" – und in die Diskrepanzen zwischen Selbstbeschreibungen und Fremdzuschreibungen. Es sind besonders diese Beschreibungen und Zuschreibungen, die weithin die interkulturelle Begegnung oder das, was dafür gehalten wird, prägen und die nicht ohne weiteres mit der Gruppe oder der Person, auf die sie sich beziehen, in eins gesetzt werden dürfen – weil Gruppen und Individuen mehr sind als eine nur richtig zu verrechnende Summe von Selbst- und Fremdbeschreibungen.

Auch auf staatlicher oder kommunaler Seite hat sich bei der einschlägigen Problemverwaltung seit dem späten 20. Jahrhundert die Spannung zwischen Selbst- und Fremdzuschreibungen, zwischen dem Selbstverständnis von Migranten und den ihnen durch Migrationspolitik zugeschriebenen Identitäten verschärft. Diesen zugeschriebenen Identitäten aber müssen Migranten zu entsprechen suchen, wenn sie eine Chance auf Zugang zu materiellen und kulturellen Gütern haben wollen. Die so entstandenen Systeme der migratorischen Schicksalsverwaltung können mit ihren einseitig normierten Rastern die in aller Regel multiplen Migrantenidentitäten nicht erfassen und machen so z. B. die Entscheidung darüber, ob eine Person ein „echter" Flüchtling ist, abhängig von der Erfüllung einseitig festgelegter Kriterien. Dabei geht es dann z. B. für Asyl suchende Flüchtlinge oft weniger um die Frage, was ihnen im Herkunftsland widerfahren ist oder drohte, als vielmehr darum, ob ihre Geschichte in den Katalog der verfügbaren Zuschreibungen und damit in die Spielregeln des Aufnahmelandes passt. Dergleichen kann sich in der interkulturellen Begegnung auch auf der Ebene individueller Zuschreibungen wiederholen, wenn eine Person z. B. in ihrem Verhalten weitgehend oder gar ausschließlich auf zugeschriebene oder von Zuschreibungen abgeleitete Eigenschaften reduziert wird.

Die Vielfalt der Bezüge und Spannungsfelder in der interkulturellen Begegnung in therapeutischer Absicht zu erschließen ist das Anliegen dieses Buches. Es will beschreibend einführen, analysieren, aber auch Rat bieten – für Leser und Leserinnen, die ihn als Betroffene für sich selber suchen, und für solche, die solchen Rat als Anleitung zur Beratung von Betroffenen suchen. Das Buch kann aber auch Leser und Leserinnen, die sich bislang vielleicht gänzlich unbetroffen fühlen, sensibilisieren für die hier angesprochenen Dimensionen und Probleme – die sie vielleicht bislang nur deswegen nicht recht gesehen haben, weil ihnen eben der geschärfte Blick dafür fehlte. Für diese mehrfache Aufgabenstellung wünsche ich diesem wichtigen Buch nachhaltigen Erfolg.

Klaus J. Bade
Netherlands Institute for Advanced Study, Wassenar
im Oktober 2002

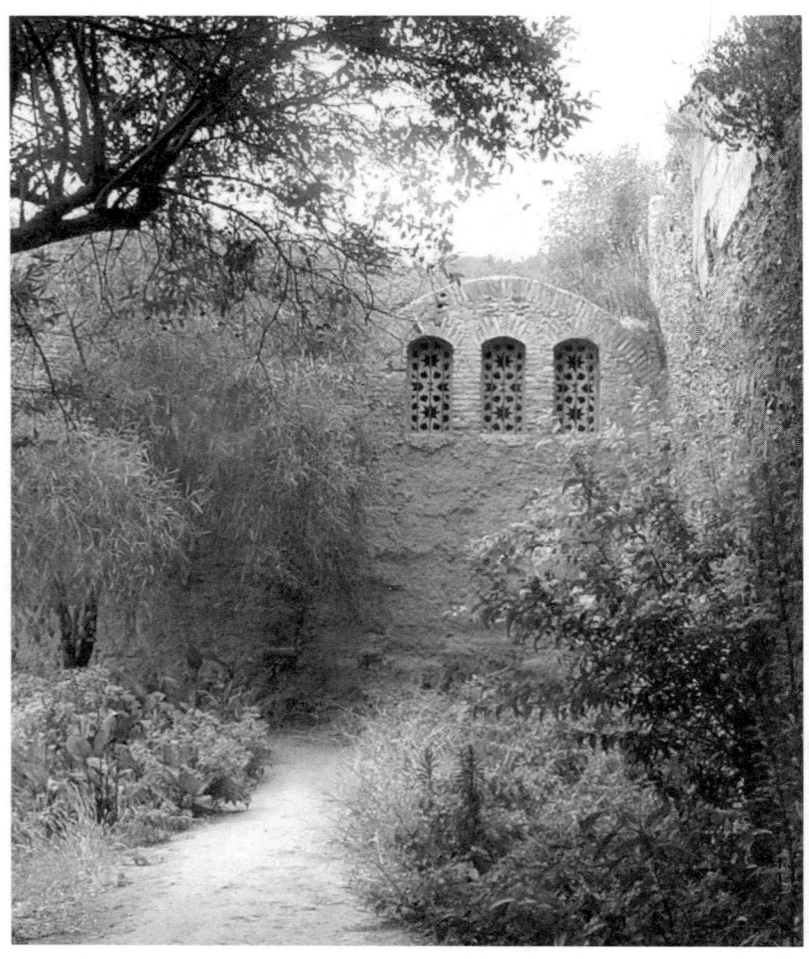

··············
Einladung

Ein trüber Februartag des Jahres 2002. Einer von uns drei Autoren erreicht den Ort, an dem er zu einer Supervision eingeladen ist. Er betritt den Raum, eine größere Beratungsstelle – und ist überrascht: Die Gruppe hat verschiedene Gerichte vorbereitet und auf dem Tisch ausgebreitet: deutsche Kartoffelsuppe, marokkanische Datteln, türkischen Joghurt, russischen Rote-Beete-Salat, indischen Tee.

Sie haben sich inspirieren lassen, so sagen sie, von einem multikulturellen Kochbuch – und auch zu diesem gibt es eine Geschichte: Wir drei Autoren leiteten zwischen 1992 und 1995 eine Ausbildungsgruppe in Systemischer Familientherapie mit dem Schwerpunkt *Arbeit mit multikulturellen Systemen*. Aus dieser Gruppe heraus entstand dieses Kochbuch: Wo immer die Supervisionsgruppe sich traf, wurde für sie von dem jeweiligen Gastgeber bzw. der Gastgeberin gekocht nach der Weise der eigenen Kultur. Die Rezepte wurden aufgeschrieben, es entstand ein buntes Heft mit Fotos, das anlässlich des 25-jährigen Jubiläums des *Instituts für Familientherapie*, Weinheim, an dem wir drei als Lehrtherapeuten bzw. -therapeutin tätig sind, als Sonderheft der Institutszeitschrift SYSTHEMA zusammengestellt wurde. Durch dieses Heft wurde die Supervisionsgruppe im Jahr 2002 angeregt, eine neue „Kultur" ist entstanden.

Uns, liebe Leserin, lieber Leser, hat diese Geschichte gefallen, und wir stellen uns vor, dass sie so etwas sein könnte wie eine Metapher für dieses Buch: Nachdem wir „gekocht" haben, wollen wir Sie zum Essen einladen, wir bieten ein Ihnen fremdes Gericht, das Ihnen sicherlich und hoffentlich schmecken wird. Wir wollen Ihnen auch die Zutaten und das Rezept weitergeben und wünschen uns, dass auch Ihnen die Gerichte gut gelingen mögen. Wir wissen, dass aller Anfang schwer ist und dass es mit der Zeit und vielen Übungen besser und besser gelingt. Auch wir haben die Zutaten von anderen

17

erhalten und weiterentwickelt. Um es mit den Worten eines arabischen Sprichwortes zu sagen: „Die vor uns haben gesät, und wir haben gegessen. Wir säen nun, damit die nach uns essen können."

Nun das Rezept:

- 3 Esslöffel Empathie
- 2 Gläser frische Anteilnahme
- 70 g Erkennen von Affekten
- 5–7 Messerspitzen sinnliche Erfahrung
- 5 Tüten Querdenken
- 4 Stück eingelegten Scharfsinns
- eine Prise freundliche Neugier (es darf auch etwas mehr sein)
- eine Portion Weisheit
- und natürlich: jede Menge Geschichten …

Hier eine Geschichte zu diesem Buch:

Es war einmal ein Guru, den jedermann als die verkörperte Weisheit ansah. Jedem hielt er Vorlesungen über verschiedene Aspekte des geistigen Lebens, und allen war klar, dass dieser Mann nie an Vielfalt, Tiefe und ansprechendem Vortrag im Unterricht übertroffen werden konnte. Immer wieder fragten ihn seine Schüler nach der Quelle, aus der er diesen unerschöpflichen Vorrat an Weisheit zog. Er sagte ihnen, es stehe alles geschrieben in einem Buch, das sie nach seinem Tode erben würden.

Am Tag nach seinem Tode fanden die Schüler das Buch genau dort, wo er es ihnen beschrieben hatte. Das Buch hatte nur eine Seite, und darauf stand nur ein Satz. Er lautete: „Begreift den Unterschied zwischen Behälter und Inhalt, dann wird die Quelle der Weisheit offen vor euch liegen."

Die Konzepte in diesem Buch werden Gegensätze und Widersprüche in sich tragen. Es sind Konzepte, die keinen Anspruch auf endgültige Wahrheit besitzen, und das ist gut. Sie leben davon, vorläufig zu sein, denn so bleiben sie dynamisch und passen sich dem jeweiligen Kontext an, in dem sich ihre Nützlichkeit erweist. Wenn es nicht um „Wahrheit" geht, sondern um Nützlichkeit, dann ist auch Widersprüchlichkeit kein unüberwindbares Problem. Gegensätze und Widersprüche sollten daher nicht unbedingt aufgelöst werden. Wir schlagen vor, sie als Ressource und Chance zu nutzen, wenn es darum geht, Menschen zu unterstützen, ihre Ziele zu (er)finden und ihren Weg dorthin zu gestalten.

Noch ein paar Anmerkungen zum Buch:

- Der ganze Text besteht aus drei großen Teilen, die nicht unbedingt nacheinander gelesen werden müssen. Der erste Teil soll allgemeine Grundlagen vermitteln, der zweite, das eigentliche Herzstück des Buches, führt in die Praxis multikulturell-systemischer Arbeit ein, der dritte beschreibt ausgewählte Praxisfelder.
- Wir haben darauf verzichtet, bei den einzelnen Beispielen zu erwähnen, von wem sie jeweils stammen (außer bei Geschichten, die Mohammed aus seiner Heimat erzählte). Wir tragen alles, was in diesem Buch steht, gemeinsam.
- Das Problem der Balance zwischen Lesbarkeit und Political Correctness in der Schreibweise der Geschlechtsbezeichnungen haben wir dadurch versucht zu lösen, dass wir mit unterschiedlichen Variationen gespielt haben. Weder sollte dies Thema unter den Tisch fallen, noch sollte es ständig den Prozess des Lesens beeinträchtigen.
- Wir haben vielen Menschen für Erfahrungen und Anregungen zu danken, am meisten all den Menschen, von denen wir lernen konnten: den multikulturellen Familien, Paaren und Einzelklienten, aber auch und ganz besonders den AusbildungsteilnehmerInnen unserer Kurse. Persönlich möchten wir an dieser Stelle noch mit einem besonderen Dank erwähnen: Frau Dr. Angela Eberding, Osnabrück, für die kritische und freundschaftliche Durchsicht des gesamten Textes und Frau Diplompsychologin Elise Bittenbinder, Berlin, für ihre Unterstützung bei dem Kapitel über die Arbeit mit Opfern von Gewalt und politischer Verfolgung.

Arist von Schlippe
Mohammed El Hachimi
Gesa Jürgens
Osnabrück, Bergisch-Gladbach und Wustrow
im Oktober 2002

EINE ERSTE FRAGE AN SIE ALS LESERIN UND LESER

Wir alle sind in einer Kultur aufgewachsen, die uns als Orientierungssystem dient. In ihr sind uns eine Fülle unterschiedlicher Werte, Normen und Regeln vermittelt worden, ethisch-moralische, politische, religiöse und viele andere mehr. Manchmal lassen sie sich in Form von Regeln, von Regelsätzen oder „Einprägungen" bei uns wieder finden, in denen sich natürlich auch die besondere Kultur der Familie zeigt, in der wir groß geworden sind. Doch die Familie ist oder war ein Teil einer Kultur, und so spiegelt sich auch in ihr die Kultur wider. Es sind Sätze, die uns eine Idee von der eigenen Weltsicht, von den eigenen Landkarten geben können – und das Bewusstsein dafür kann für das Lesen dieses Buches wichtig sein, aber auch für den Umgang mit Menschen aus anderen Kulturen in Beratung und Therapie.

Während eines interkulturellen Workshops mit Managern ausländischer Herkunft wurden diese aufgefordert, sich zu der Frage Gedanken zu machen, welcher Satz – oder welche Sätze – ihr Leben besonders geprägt haben.

Eine Auswahl der Antworten:

- Ich bin Türke … ich bin richtig!
- Sei klug wie dein Volk!
- Ein Moslem hat ein reines Herz!
- Für einen Berber gibt es immer einen Ausweg!
- Wir sind alle Sünder!
- Was uns nicht umbringt, macht uns nur härter!
- Die Araber haben sich geeinigt, sich nie zu einigen!
- Ein deutscher Junge weint nicht!
- Wir lassen uns von keinem regieren!
- Wir sind zuverlässiger und fleißiger als die anderen!
- Du bist ein Schweizer! Schweizer sind pünktlich und korrekt!

Welche Antwort würden Sie geben?

„Was ist die Welt? Sie ist die Bildwand meines Denkens,
Das, was mein Auge schaut, wird Welt und ihre Weise!
Die Horizonte, die mein Auge rings umfaßt,
Von meinem Zirkelschlag gezogen, sind es Kreise.

Nichtsein und Sein ist nur mein Sehen und Nichtsehen.
Was Zeit? Was Raum? Sie sind in meines Denkens Gleise.
Geheimnisse von mir verrät mein Herzenszauber:
Aus ihm stammt Nah und Fern, aus ihm stammt Ruh und Reise."[1]

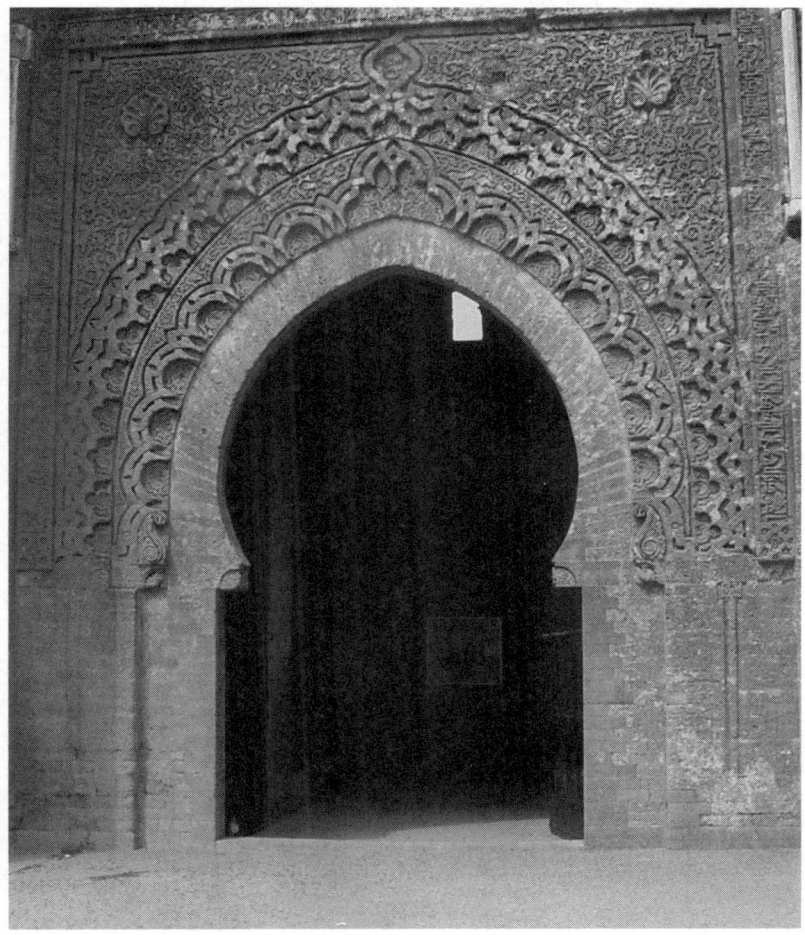

[1] Aus dem *Gulschan-e Raz-e dschadid* (Der neue Rosengarten des Geheimnisses), einem Lehrgedicht des persischen Dichters Mohammed Iqbal (1968, S. 89).

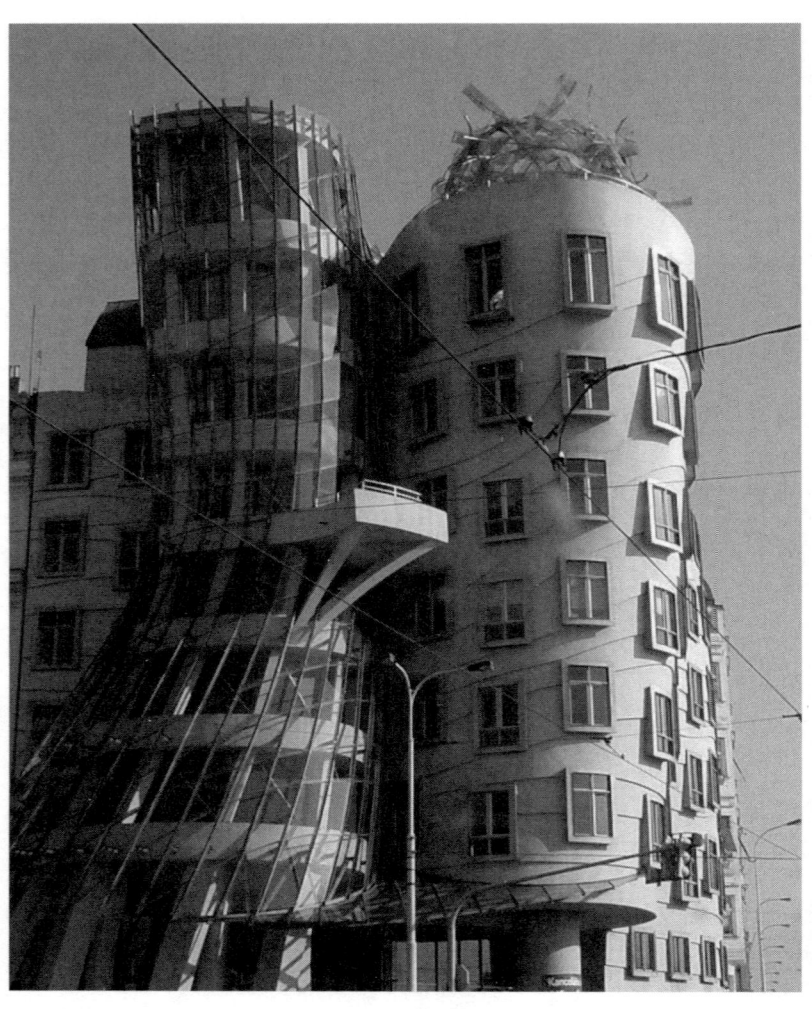

I. Einführung und Grundlagen

1. Multikulturelle Kontexte verlangen interkulturelle Konzepte

„Wir leben in einer Zeit der ‚Völkerwanderung', deren Ausmaß größer als jede bisher bekannte historische Wanderung ist. Millionen von Menschen vereinzelt, als Familien, Sippen oder Teilvölker sind unterwegs, weil sie Nahrung, ein Dach über dem Kopf und Arbeit suchen oder sich und die ihren in Sicherheit bringen möchten vor anderen Menschen, vor ihresgleichen" (Koblbauer 2003).

Menschen, die aus anderen Kulturkreisen nach Deutschland gekommen sind, aus welchen Gründen auch immer, machen schon seit langem einen beträchtlichen Anteil an der Gesamtbevölkerung aus.[1] Dem gegenüber sind erst in jüngster Vergangenheit umfassendere Versuche der Umsetzung therapeutischer Konzeptionen auf interkulturelle Fragestellungen vorgelegt worden (z. B. Pfeifer 1994; Koch et al. 1995, 1998; Heimannsberg u. Schmidt 2000; Heise 1998, 2000; Hegemann u. Salman 2001; Erim u. Senf 2000). Mit Bade (1994) könnte man vermuten, dass sich darin die Folgen von

---

1 Die Ausländerquote lag laut den Berichten der Beauftragten der Bundesregierung für Ausländerfragen (2000a) im Jahr 2000 bei knapp 9 %, in bestimmten Regionen weitaus darüber, so ist in Berlin-Kreuzberg oder -Wedding etwa jeder dritte Bürger ausländischer Herkunft. Diese Zahlen müssten sogar eigentlich noch weiter angepasst werden, wenn man sich bewusst macht, dass auch eine nicht exakt zu bestimmende Zahl von Aussiedlern und Migranten mit deutschem Pass hier lebt, deren Akkulturation sich ja nicht mit der Erteilung des Passes sozusagen „instant" erledigt. Und wir alle wissen, dass wir es mit einem Problem zu tun haben, das sich nicht nur in unserem Land stellt: Weltweit gab es 1992 einhundert Millionen (!) Migranten, darunter 20 Mio. Flüchtlinge – eine gigantische Zahl (Krause 2001).

im Osten wie im Westen des Landes zu findenden „folgenschweren politischen Erkenntnisverweigerungen, Tabuisierungen und Verdrängungen" widerspiegeln. Nach Bade war es auch erst der Schock der Wellen der ausländerfeindlichen Gewalt im Herbst 1991, der nachhaltigere Anstöße zu politischem Umdenken gab. Ähnlich wertet dies Seidel (2002), für den die Vorgänge um das Asylbewerberheim Rostock-Lichtenhagen im August 1992 den Wendepunkt markieren, an dem „sich die Republik ihres Zivilisationsverlustes bewusst" wurde (S. 4). In ganz Deutschland entstanden Initiativen gegen rechts, entstanden Vereine, die die Integration von Einwanderergruppen förderten, oder es wurden bereits bestehende Initiativen offiziell anerkannt und gefördert – rückten sozusagen „vom Hinterhof nach vorn". Es entwickelten sich verstärkt neue Strukturen der Versorgung – von spezialisierten Beratungszentren für Migranten und Flüchtlinge bis hin zu ethnomedizinischen Zentren. Es ist zu hoffen, dass sich mit diesen neuen Strukturen langsam auch die Bilder von den Möglichkeiten und Chancen der Multikulturalität in der Bevölkerung verändern und immer deutlicher erkennbar wird,

– dass Menschen anderer Kulturen in unsere Gesellschaft auch die Farben ihrer verschiedenen Kulturen hereinbringen,
– dass dies nicht notwendigerweise Spannungsfelder erzeugen muss, sondern auch eine Bereicherung darstellen kann,
– dass Integration nicht nur ein notwendiger, sondern auch ein lohnender Prozess ist und
– dass es gilt, die Realitäten einer multikulturellen Gesellschaft in Deutschland wahrzunehmen, damit die in ihr schlummernden Kräfte zur Entfaltung kommen können.

Es ist in der komplexen Welt, in der wir leben, nicht mehr möglich, das Fremde „draußen" zu lassen. Die Kategorien von „drinnen" und „draußen" verschieben sich, mit zunehmender globaler Vernetzung werden sie in ihrer bisherigen Form überflüssig. Das Fremde ist, psychologisch gesprochen, längst zu „einem Teil von uns" geworden (vgl. hier z. B. Gergen 1996). Wenn wir es nach wie vor als fremd bezeichnen, reproduzieren wir Beschreibungen und Bilder, die mit dazu beitragen, dass Vorurteile und Rassismus und in ihrem Gefolge Diskriminierung und Einsamkeit, Hass und Gewalt entstehen können.

Die Aufgabe, sich das Fremde vertraut zu machen, die Grenzen von „bekannt", „vertraut" und „fremd" zu verschieben, ist sowohl eine individuelle als auch eine, die eine Gesellschaft als Ganzes ergreift und herausfordert. Das Problem einer multikulturellen Gesellschaft liegt nicht so sehr in der Einwanderung als vielmehr in den Beschreibungen, die davon erzeugt werden. Und um Beschreibungen geht es in der systemischen Therapie insgesamt (von Schlippe u. Schweitzer 1996) und insbesondere in der Arbeit mit multikulturellen Systemen: es wird versucht, nach den zentralen Beschreibungen zu suchen, die in sozialen Systemen vorgenommen werden, und diese daraufhin zu befragen, welche „Landkarten", welche Orientierung in der Welt sie anbieten, welche Muster sich in ihnen reproduzieren und wie hilfreich diese Muster für ein erfülltes Leben sind.

Die Unterscheidung zwischen „eigen" und „fremd" ist, so verstanden, bereits eine Beschreibung, eine der frühesten sprachlichen – und wohl auch bereits vorsprachlichen – Operationen, die Menschen vornehmen. Aus systemischer Sicht stellt das Wort – „fremd", wie andere Begriffe auch, eine Form der *Wirklichkeitskonstruktion* dar. Gerade weil sie zu den basalen Unterscheidungen gehört, die Menschen fällen, mag sie besonders hoch emotional besetzt sein – um es in der Formulierung eines psychoanalytisch ausgerichteten Autors zu sagen: „In seiner frühesten Form ist das Fremde die Nicht-Mutter, und die bedrohliche Abwesenheit der Mutter läßt Angst aufkommen … es bedarf immer einer Überwindung der Angst, um sich dem Fremden zuzuwenden" (Erdheim 1994, S. 244). Ob diese Aussage universell gilt, wagen wir angesichts selbst erfahrener überwältigender Fremden*freundlichkeit* in anderen Kulturen zu bezweifeln. Die Bedeutung, die der Erfahrung von „fremd" in einer Gesellschaft zugewiesen wird, ist bereits eine Charakterisierung einer Kultur und vermag sicher auch frühe psychische Erfahrungen entscheidend zu moderieren, vor allem dann, wenn Fremdbilder als kollektive Feindbilder genutzt und funktionalisiert werden (Benz 1996). Und ganz sicher ist Petri zuzustimmen, der den „Umgang mit dem Fremden als zentrale Lebensaufgabe (ansieht) … von deren Lösung das eigene Überleben abhängt" (1994, S. 248) – dies gilt in Zeiten der Globalisierung wohl mehr denn je.

In jedem Fall ist die multikulturelle Gesellschaft der Gegenwart als eine potenzielle Konfliktgesellschaft anzusehen. Doch ist dies nicht nur Gefahr, sondern auch Chance (Özdemir 1999). Konflikte bergen Kraft in sich, wenn sie nicht vermieden werden. Auseinandersetzungen können zu Veränderung führen, wenn sie als Herausforderung verstanden werden, für eine andere Kultur und die in ihr gepflegten Kommunikationsformen Verständnis zu entwickeln. In solchen Auseinandersetzungen könnten Visionen entstehen, die gemeinsam weiterentwickelt werden und zu persönlichem Wachstum und zu Reifungsprozessen führen. Die Gefahr besteht darin, dass diese Prozesse Chaos in scheinbare Ordnungen und Übersichtlichkeiten bringen und dann abgespalten, vermieden und ausgegrenzt werden. Für Therapie und Beratung liegt die Herausforderung darin, transkulturelle Dimensionen zu entwickeln – ein Weg, der nur von Betroffenen und Professionellen verschiedener Disziplinen gemeinsam gegangen werden kann. Ein nigerianisches Sprichwort sagt: „Der Mensch ist die Medizin des Menschen" – in diesem Sinne sind alle hier vorgestellten Konzepte vorläufig, denn das Wichtigste ist ihre lebendige Rezeption und Veränderung durch lebendige Menschen.

2. Was ist das eigentlich – Kultur?

„Wenn man davon spricht, dass Menschen Kultur entwickelt haben und ihre Kultur weiterentwickeln, dann ist damit gemeint, dass sie ein gemeinsames, für alle verbindliches System von bedeutungshaltigen Zeichen entwickeln, das es ihnen erlaubt, die Welt und sich selbst in einer bestimmten Art und Weise wahrzunehmen, zu interpretieren und zu behandeln, und zwar in der Art, wie es die eigene soziale Gemeinschaft akzeptiert und versteht. Sozialisation und Enkulturation als ein lebenslanger Prozess beinhalten das Bemühen, die sozial (kulturell) relevanten Normen, Werte, Einstellungen und Verhaltensweisen zu erlernen, die ein Leben in der Gemeinschaft ermöglichen, in die man hineingeboren worden ist. Wer hierin hohe Fähigkeiten erworben, also ein hohes Maß an sozialer Kompetenz entwickelt hat, kann auch relativ konfliktfrei in dieser eigenen Gemeinschaft leben und produktiv mit ihr umgehen. Probleme entstehen für ihn erst dann, wenn er in eine fremde soziale Gemeinschaft (Nation, Kultur, aber auch Organisation und Gruppe) gerät, die andere, ihm nicht vertraute Symbole zur gegenseitigen Verständigung und Weltinterpretation nutzt oder die ihm durchaus vertrauten Symbole anders bewertet, ihnen also andere Bedeutungen zuweist oder sie in ihm unvertrauten Kontexten anwendet" (Thomas 1999, S. 91).

Wie so viele der Begriffe, mit denen wir umgehen, so ist auch der der Kultur nur so lange scheinbar „klar", wie man nicht gezwungen ist, ihn zu definieren. Heimannsberg (2000) zählt über 50 Kulturbegriffe, je nach theoretischer Orientierung und Disziplin – die knappste von ihr zitierte lautet: „Culture is bias" –, Kultur ist Wertung im Sinne eines organisierten Systems von Bedeutung. Im allgemeinen Sinn können wir davon ausgehen, dass jeder Mensch in sich[2] bestimmte

Grundprämissen trägt, Muster des Denkens, Fühlens und potenziellen Handelns, und dass diese Muster durch die Vermittlung bestimmter Wertungen verinnerlicht worden sind. Kultur ist ein „Orientierungssystem", das sich über die Vermittlung von so genannten „Kulturstandards" aktualisiert. Kulturstandards sind für Thomas die zentralen Kennzeichen einer Kultur (Thomas 1996a, 1996b, 1999), also die jeweils für die Mitglieder einer größeren Gemeinschaft gültigen Normen, Bezugssysteme und Verhaltensregeln. Sie wirken wie „implizite Theorien", steuern also unbewusst das Verhalten der Mitglieder einer Kultur. „Kulturstandards bestehen aus einer zentralen Norm und einem Toleranzbereich. Die Norm gibt den Idealwert an, der Toleranzbereich umfasst die noch akzeptierbaren Abweichungen vom Normwert" (1999, S. 144 f.). So ist etwa denkbar, dass eine Person, die Stimmen hört, in der einen Kultur als geisteskrank und behandlungsbedürftig bezeichnet, in der anderen als besonders begnadet verehrt wird. In diesem Zusammenhang möchten wir ein Konzept zitieren, das Roer-Strier (1996) vorlegte. Es kann in diesem Sinn wohl auch als Kulturstandard verstanden werden und ist u. E. besonders für FamilientherapeutInnen interessant. Die Autorin diskutiert die Frage, wie eine Kultur ein „adaptive adult image" definiert. Damit ist das Bild gemeint, das eine Kultur als Sozialisationsziel für die Kindererziehung vorgibt, also eine kulturell geprägte Antwort auf die Frage: „Wie sieht ein gut entwickelter Erwachsener in unserer Kultur aus?" Dieses Bild variiert natürlich bereits auch innerhalb einer Kultur, ja es ist gerade die Spannung aus der Unterschiedlichkeit der Bilder zwischen den Generationen innerhalb einer Familie, die die Dynamik familiärer Auseinandersetzungen bestimmt. Genau das schafft einen enormen zusätzlichen Druck in Migrantenfamilien: Die Kinder, insbesondere die Jugendlichen, haben es leichter, durch Kindergarten, Schule und Freundschaften das „adaptive adult image" der Gastkultur kennen zu lernen und zumindest teilweise zu übernehmen, während die Erwachsenen oft sehr lange an den – ja unbewusst gelernten und „mit der Muttermilch aufgesogenen" – Bildern festhalten, wie zahlreiche Studien zeigen: „… images of the ‚adaptive adult' are resistant to

2 Natürlich ist die Formulierung „in sich" bereits eine von einer bestimmten Kultur geprägte Beschreibung, die den Menschen als „abgeschlossenes Gefäß" betrachtet!

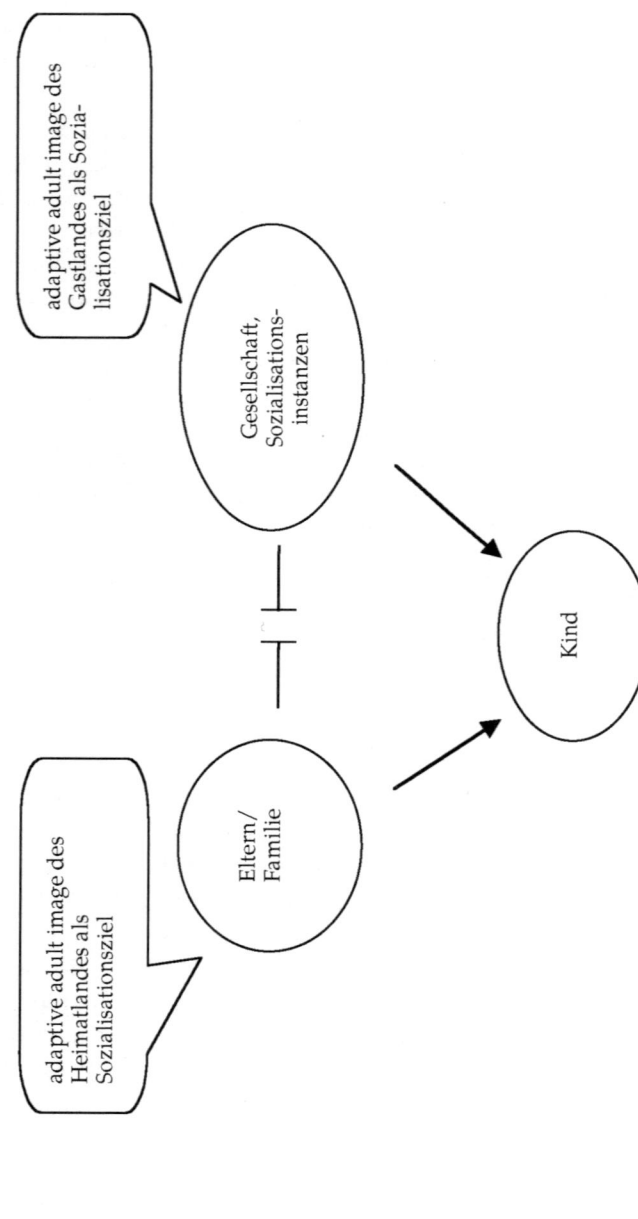

Abbildung 2.1: Die Triangulationssituation des Kindes in der Migration (nach Roer-Strier 1996)

change" (Roer-Strier 1996, p. 365). So können die Spannungen in Migrantenfamilien erheblich größer sein als in Familien, die in ihrem gewohnten Kulturkreis leben. Gerade die Jugendlichen erleben sich oft in Zwickmühlen zwischen den Werten, Glaubenssystemen und Verhaltenserwartungen, die die unterschiedlichen Bilder mit sich bringen.

Unterschiedliche Orientierungssysteme bieten unterschiedliche Bilder davon an, was in einer Kultur „in Ordnung" ist und was nicht. Hofstede (2001) spricht in diesem Zusammenhang von „kollektiver Programmierung des Geistes" (auch dies übrigens wieder eine kulturgeprägte Metaphorik!), die die Mitglieder einer Gruppe oder Kategorie von Menschen von einer anderen unterscheidet. Kultur, Kulturstandards und ethnische Dimensionen[3] bieten einen zentralen Ordnungsrahmen für das Familienleben. Sie erfüllen ein tiefes Bedürfnis nach Identität, Sicherheit und historischer Kontinuität (Giordano a. Carini-Giordano 1995) und sollten daher in der Arbeit mit jeder Familie zumindest mitbedacht und mitreflektiert werden.

An dieser Stelle können die Details der Diskussion unmöglich vertieft werden, doch wollen wir auf zwei Aspekte Hofstedes noch genauer eingehen, die helfen können, kulturspezifische Differenzierungen vorzunehmen. Es ist Hofstedes Anliegen, universale Kategorien zur Beschreibung beliebiger Kulturen zu entwickeln. Sein großes Verdienst ist es, als einer der Ersten die Existenz gravierender Unterschiede im Denken und Handeln von Vertretern verschiedener Kulturen auch empirisch nachgewiesen zu haben.

KULTUREBENEN

Jeder Mensch gehört gleichzeitig verschiedenen Gruppen von Menschen an und trägt so zwangsläufig verschiedene Ebenen mentaler Programmierung in sich. Es kann für Beratung hilfreich sein, diese verschiedenen Ebenen „im Hinterkopf" zu behalten und zu reflektieren, zudem können sie Grundlage unterschiedlicher Fragen sein.

---

3 Ethnizität – „Ethnicity" dürfte im amerikanischen Kulturkreis schon viel selbstverständlicher eine bedeutsame Variable in der Arbeit mit Familien darstellen.

Hofstede (2001, S. 12) hält es für sinnvoll, hier folgende Ebenen zu unterscheiden:

- eine nationale Ebene, dem jeweiligen Herkunftsland entsprechend,
- eine Ebene regionaler, ethnischer, religiöser und / oder sprachlicher Zugehörigkeit, denn in den meisten Ländern lassen sich kulturell unterschiedliche Regionen und / oder ethnische und / oder religiöse und / oder sprachliche Gruppen unterscheiden, die oft eine größere Bedeutung haben als die jeweiligen Staatsgrenzen,
- eine Ebene des Geschlechts, je nachdem ob eine Person als Mädchen oder als Junge geboren wurde,
- eine Ebene der Generation, die Großeltern von Eltern und diese von Kindern unterscheidet,
- eine Ebene der sozialen Klasse, vor allem in Verbindung mit Bildung, Bildungsmöglichkeiten und dem Beruf einer Person, denn diese sind mächtige Quellen kulturellen Lernens (an diese Stelle gehört u. E. auch die politische Haltung, das politische Bewusstsein einer Person), und schließlich nennt Hofstede:
- im Falle von Beschäftigten eine Ebene der Organisation oder Firma, nach der Art, wie die Beschäftigten durch ihre Arbeitsorganisation sozialisiert wurden.[4]

Auf diesen verschiedenen Ebenen lassen sich durchaus widersprüchliche mentale Programme finden. So können beispielsweise religiöse Werte gegen Generationswerte stehen oder Werte des Geschlechts gegen Praktiken der Organisation. Wenn wir von Kultur sprechen, vereinfachen wir also eigentlich das sich hier abzeichnende Spannungsfeld unterschiedlicher subkultureller Prägungen und Lernerfahrungen.

Ordnungsdimensionen von Kulturen

Auch wenn es wichtig ist, den Selbstbildern und Selbstkonzepten der Beteiligten immer Vorrang vor pauschalierenden Beschreibun-

---

4 In seinem Buch von 2001 geht Hofstede ausführlich darauf ein, welche Bedeutung die Kenntnis der kulturellen Ordnungsparameter von Organisationen für interkulturelle Zusammenarbeit und globales Management hat.

gen von außen zu geben, kann es sinnvoll sein, Ergebnisse aus der vergleichenden Kulturforschung als Hypothesen zur Diskussion zu stellen, wiederum mit dem Ziel, als Berater bzw. Beraterin über eine Struktur zu verfügen, die hilft, diese Diskussion zu strukturieren (Heimannsberg 2000). Hofstede (1982, 2001) fand in Studien der kulturvergleichenden Forschung vier Dimensionen zur Charakterisierung von Kulturen, denen er später eine fünfte anfügte:[5]

(1) Machtgefälle bzw. Machtunterschiedstoleranz
Auf dieser Dimension lässt sich eine Kultur daraufhin befragen, in welchem Maße in ihr ungleiche Machtverteilung akzeptiert wird. Im Extrem lassen sich Kulturen mit einer hohen und einer geringen Machtunterschiedstoleranz unterscheiden, d. h., ungleiche Machtverteilung wird entweder als „natürlich" akzeptiert, oder es wird versucht, sie zu minimieren, bei starker Betonung von Gleichberechtigung und Gleichwertigkeit.

(2) Unsicherheitsvermeidung
Werden ungewisse Situationen als Bedrohung empfunden? Wie viel Wert wird in einer Kultur auf Sicherheit gelegt? Geringe Unsicherheitsvermeidung kann heißen: Risikobereitschaft, Toleranz, Fremde und Fremdes lösen Neugier aus, Mobilität, Kreativität und Innovation.

(3) Individualismus vs. Kollektivismus
Individualistisch orientierte Kulturen betonen die Verantwortung des Einzelnen und unterstellen ihm eine größere emotionale Unabhängigkeit von der Gemeinschaft, während kollektivistisch orientierte Kulturen die Gemeinschaft betonen. Harmonie und die Loyalität zur Gruppe sind dort hohe Werte. Konfrontation und Konflikte werden vermieden oder gelten als unhöflich (das Spannungsfeld zwischen den beiden Polen wird in der Literatur zu multikulturellen Themen häufig erwähnt, vgl. etwa Fisek u. Schepker 1997; Tuna 1998).

(4) Maskulinität vs. Femininität
Maskulinität kennzeichnet Gesellschaften, in denen die Rollen der Geschlechter stark voneinander abgegrenzt sind und in denen mas-

---

5 Keinesfalls sollten diese Dimensionen zu festschreibenden „Typologisierungen" anregen!

Geringe Machtdistanz
– Ungleichheit unter den Menschen sollte so gering wie möglich sein.

– Zwischen den weniger mächtigen und den mächtigen Menschen besteht eine Interdependenz bis zu einem gewissen Grad, und die sollte es auch geben.

– Eltern behandeln ihre Kinder wie ihresgleichen.
– Kinder behandeln ihre Eltern wie ihresgleichen.

– Lehrer erwarten von ihren Schülern Eigeninitiative.
– Lehrer sind Experten, die losgelöstes Wissen vermitteln.

– Schüler behandeln ihre Lehrer wie ihresgleichen.

– Menschen mit höherer Bildung neigen zu weniger Autorität als Menschen mit weniger Bildung.

– Hierarchische Struktur in einer Organisation bedeutet eine ungleiche Rollenverteilung aus praktischen Gründen.

Tendenz zu Dezentralisation
– Geringe Gehaltsunterschiede zwischen oberen und unteren Hierarchiestufen.

– Mitarbeiter erwarten, in Entscheidungen mit einbezogen zu werden.

– Der ideale Vorgesetzte ist der einfallsreiche Demokrat.

– Privilegien und Statussymbole stoßen auf Missbilligung.

Tabelle 2.1: Hauptunterschiede zwischen Gesellschaften mit geringer und mit großer Machtdistanz (nach Hofstede 2001, S. 48)

kuline Werte (wie Unabhängigkeit, Selbstbehauptung, Wettbewerb) dominieren. Femininität charakterisiert dagegen Gesellschaften, in denen sich die Rollen der Geschlechter überschneiden und feminine Werte zumindest gleichermaßen geschätzt werden.

(5) Langfristige und kurzfristige Orientierung
Hier ist die Haltung gemeint, mit der Menschen in einer Kultur ihrem eigenen Leben gegenüberstehen, also inwieweit Tradition respektiert oder schnell an moderne Gegebenheiten angepasst werden, welche Haltung gegenüber Geldausgeben und Sparsamkeit zu beobachten ist und ob die Menschen eher auf schnelle Resultate hin orientiert

Große Machtdistanz
- Ungleichheit unter den Menschen wird erwartet und ist erwünscht.
- Weniger mächtige Menschen sollten von den mächtigen abhängig sein.

Das sieht dann so aus, dass sich die weniger Mächtigen zwischen den beiden Extremen Abhängigkeit und Kontradependenz befinden.
- Eltern erziehen ihre Kinder zu Gehorsam.
- Kinder behandeln ihre Eltern mit Respekt.
- Jede Initiative geht vom Lehrer aus.
- Lehrer sind Gurus, die ihr eigenes Wissen vermitteln.
- Schüler behandeln ihre Lehrer mit Respekt.
- Sowohl jene mit mehr als auch jene mit weniger Bildung haben die gleiche Einstellung zur Autorität.
- Hierarchische Strukturen in Organisationen sind ein Spiegelbild einer Ungleichheit von Natur aus zwischen oberer und unterer Schicht.

Tendenz zu Zentralisation
- Große Unterschiede im Gehalt innerhalb der Hierarchie.
- Mitarbeiter erwarten, Anweisungen zu erhalten.
- Der ideale Vorgesetzte ist der wohlwollende Autokrat oder gütige Vater.
- Privilegien und Statussymbole für Manager werden erwartet und sind populär.

sind oder ob Beharrlichkeit beim langsamen Erreichen von Ergebnissen vorrangig ist.

Die Dimensionen finden sich laut Hofstede auf allen genannten Ebenen einer Kultur, ziehen sich also gewissermaßen durch diese Ebenen hindurch. Sie reichen tief in die Familien und in die von der Kultur jeweils tolerierten Familienformen hinein, denn diese sind es, die die Wertesysteme einer Kultur wesentlich tragen, mitbestimmen und weitergeben. So sind in Gesellschaften mit großer Machtdistanz die Familien über „Gehorsam" organisiert, erwarten Eltern von ihren Kindern Unterordnung, ältere Geschwister von ihren jüngeren Geschwistern das Gleiche, Unabhängigkeit wird eher nicht gefördert. Die unterschiedlichen Kulturen lassen sich schon früh nachweisen –

so konnten Zuschauer, die in einem Film vier verschiedene Familien dabei beobachteten, wie ein Baby gebadet wurde, die vier entsprechende Kultursphären stimmig auf der Machtdimension einordnen (Hofstede 2001, S. 40).

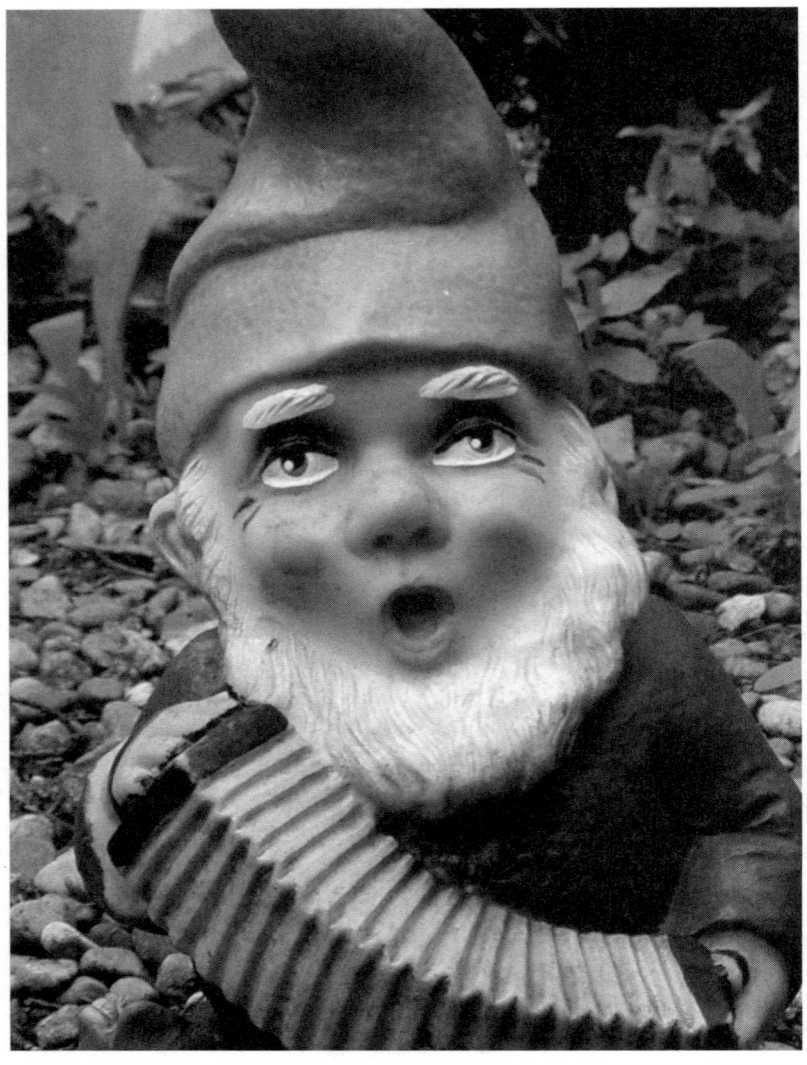

3. Formen von Migration, Phasen in der Migration

Das vorangegangene Kapitel mag deutlich gemacht haben, wie wichtig es ist, sich kulturelle Unterschiede bewusst zu machen und darüber immer wieder ins Gespräch zu kommen. In der Arbeit mit Migranten haben wir es oft mit einem Spannungszustand zu tun, der mehr oder weniger gravierend ist, dem die betreffenden Personen mehr oder weniger massiv ausgesetzt sind, je nachdem, wie groß die Diskrepanz zwischen den konkreten Erfahrungen im Gastland und den kulturellen Prägungen im Herkunftsland ist bzw. als wie groß sie erlebt wird. Und hier gibt es sehr unterschiedliche Erfahrungen, je nachdem, wie eine Migrantin bzw. ein Migrant eingereist ist und welchen Status sie bzw. er hier „genießt" (ein in vieler Hinsicht unpassendes Wort). Im Folgenden soll ein Überblick über verschiedene Bezeichnungen für Formen von Migration und Gruppen von Migrantinnen und Migranten gegeben werden. Wahrscheinlich kann nicht oft genug betont werden, dass es nur Sinn ergibt, Unterscheidungen vorzunehmen, wenn daraus sinnvolle Unterschiede für die Praxis folgen, wenn sie uns also helfen, im praktischen Feld besser zu handeln, also gegebenfalls ein jeweils unterschiedliches therapeutisches und beraterisches Vorgehen zu verwirklichen.

3.1 Formen von Migration

Brucks (2001) gibt einen Überblick über die Tradition Deutschlands als Ein-, Aus- und Durchwanderungsland. Für die gegenwärtige Situation sind dabei insbesondere folgende Personengruppen unterscheidbar.

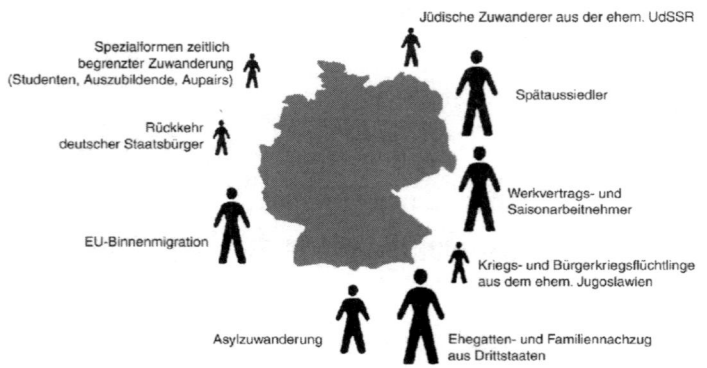

Abbildung 3.1: Formen der Zuwanderung nach Deutschland in den neunziger Jahren (aus: Brucks 2001, S. 46)

Arbeitsmigranten: einheimische Ausländer

Die ehemaligen „Gastarbeiter", die, beginnend mit den 60er-Jahren, in Deutschland vor allem aus dem europäischen Ausland und der Türkei, in geringem Ausmaß auch aus Tunesien und Marokko angeworben worden waren, machten zusammen mit ihren Familienangehörigen (eben der genannten zweiten und dritten Generation)[6] 1997 fast zwei Drittel der in Deutschland lebenden ausländischen Bevölkerung aus. Gut die Hälfte von ihnen lebt länger als zehn Jahre hier.

Eine Untergruppe mit einem besonderen Status stellen hier die Wanderarbeiter dar, die zu Saisontätigkeiten eine an einen bestimmten Arbeitsplatz gebundene und auf eine bestimmte Zeitdauer befristete Arbeits- und Aufenthaltsgenehmigung erhalten (z. B. polnische Erntehelfer).

---

6 In frühen Arbeiten über die Situation ausländischer Familien wurde davon gesprochen, dass ab der zweiten, spätestens der dritten Generation eine Akkulturation erfolgt sei (kritisch hierzu: Boos-Nünning 1990, S. 342). Doch wie sieht die Realität vielfach aus? Der Enkel eines Arbeitsmigranten aus der Türkei – der Opa ist seit 38 Jahren in Deutschland (die Oma allerdings erst seit 28) – heiratet ein türkisches Mädchen aus Ankara, die beiden leben in Gelsenkirchen – als welche Generation etikettiert man die Kinder?

Unter diese Überschrift kann vielleicht auch noch eine ganz andere Gruppe gerechnet werden: die in jüngerer Vergangenheit ins Land geholten Computerspezialisten, die unter dem Stichwort „Greencard" ihre Arbeits- und Aufenthaltsgenehmigung erhielten. Die in ihren Familien zu beobachtenden Dynamiken dürften sich von denen in Familien anderer Arbeitsmigranten deutlich unterscheiden, sind sie doch häufig begehrte Spezialisten aus höheren Bevölkerungsschichten.

Spätaussiedler: „deutsche" Einwanderer

Artikel 116 GG beschreibt neben der deutschen Staatsbürgerschaft auch noch die „deutsche Volkszugehörigkeit", aus der sich für Menschen aus osteuropäischen Staaten bestimmte Rechte ableiten, sofern ihre Vorfahren einmal aus deutschsprachigen Ländern eingewandert sind.[7] Sie haben einen Anspruch auf die deutsche Staatsbürgerschaft, auch wenn gerade die Einwanderer der letzten Jahre oft selbst nicht mehr deutsch sprechen. Es ergibt sich die paradoxe Situation, dass Migranten mit deutschem Pass in Deutschland leben und sich doch nur auf Russisch, Rumänisch oder Polnisch verständigen können – während Inhaber eines türkischen Passes der zweiten oder dritten Generation vielleicht sogar kaum noch türkisch sprechen, dafür aber deutsch mit bestem Berliner oder Kölner Akzent. Die Aussiedler werden nach ihrer Ankunft in einem Quotensystem auf die Bundesländer verteilt (der Hauptteil lebt in Nordrhein-Westfalen). Im Allgemeinen unterliegen sie keinen behördlichen Beschränkungen, mit einer Ausnahme: Wenn sie von der Sozialhilfe leben und keinen Arbeitsplatz in einem anderen Bundesland nachweisen, müssen sie drei Jahre an dem Wohnort bleiben, den ihnen die Behörde zugewiesen hat.

Ein wesentlicher Unterschied zwischen Arbeitsmigranten und Aussiedlern ist der Bezug zur Heimat: Bei vielen Arbeitsmigranten besteht (zumindest theoretisch) eine Rückkehroption, diese ist bei Russlanddeutschen nicht gegeben, daher ist hier das Gefühl von Entwurzelung oft besonders stark (Tuna 1999; Müller-Wille 2002a),

---

7 Die deutsche Volkszugehörigkeit wird übrigens in gängiger Rechtspraxis daran festgemacht, wer sich in seiner Heimat zum deutschen Volkstum bekannt hat und dieses Bekenntnis durch bestimmte Merkmale wie Abstammung, Sprache, Erziehung und Kultur bestätigt hat.

dies u. a. auch deshalb, weil viele Familien von Spätaussiedlern in ihren Familiengeschichten schwere, oft dramatische Geschichten erlebt haben, die mit ihrem Deutschsein zu tun hatten (z. B. mehrere Vertreibungen während des Zweiten Weltkrieges, Lagerhaft, Zwangsarbeit u. v. a. m.), und sie die Hoffnung, nun „nach Hause" zu kommen, oft auf tragische Weise nicht erfüllt sehen: „In Russland waren wir ‚die Deutschen', und hier rufen sie ‚Scheißrussen'!" (Kleffner 2002).

Flüchtlinge

Eine weitere große Gruppe ausländischer Mitbürger ist als Flüchtlinge nach Deutschland gekommen, sie sind mit Sicherheit von allen hier beschriebenen Gruppen in der verwundbarsten Situation.[8] Das deutsche Ausländer- und Asylrecht unterscheidet folgende Gruppen (nach Beauftragte der Bundesregierung für Ausländerfragen 2000a):

Asylberechtigte wurden als politisch Verfolgte im Sinne des Grundgesetzes anerkannt. Sie haben den Nachweis erbracht, dass sie von gezielten Verfolgungsmaßnahmen durch staatliche Organe im Herkunftsland betroffen sind, und sie sind nicht über einen „sicheren Drittstaat" eingereist. Ihr Aufenthaltsstatus ist gesichert, sie haben einen Anspruch, ihre Familienangehörigen nachzuholen, und sind auf dem Arbeitsmarkt offiziell Inländern gleichgestellt, de facto natürlich bei weitem nicht. Gleichzeitig haben sie oft mit den Folgen von Verfolgung und Folter zu kämpfen oder mit der Erfahrung, dass Familienangehörige noch in Gefahr stehen oder im Herkunftsland inhaftiert oder umgebracht wurden (vgl. Kap. 16).

Als *Konventionsflüchtlinge* wird ein Personenkreis bezeichnet, der ebenfalls als politisch verfolgt gilt und in den Signatarstaaten der Genfer Flüchtlingskonvention, in denen keine dem Artikel 16 GG vergleichbare Asylregelung besteht, um Schutz nachgesucht hat.

Kontingentflüchtlinge sind Flüchtlinge, die im Rahmen humanitärer Aktionen ins Land kamen. Sie erhalten als Gruppe ohne Einzel-

---

8 Der *Rat für Migration* verabschiedete am 27.6.2001 eine Resolution, in der gefordert wird, die aufenthaltsrechtliche Illegalität von Flüchtlingen zu verhindern, sicherzustellen, dass die Arbeitskraft von Migranten nicht ausgebeutet wird, und zu gewährleisten, dass Migranten nicht aus Furcht Rechte nicht beanspruchen dürfen, die ihnen zustehen (abgedruckt in: Bade 2001, S. 101 ff.).

fallprüfung ein dauerhaftes Bleiberecht, jedoch werden sie jeweils als „Kontingent" auf die Bundesländer verteilt, haben keine freie Wahl des Wohnortes (was, wie Einzelschicksale zeigen, in nationalistisch bzw. rassistisch dominierten Regionen verheerende Folgen haben kann).

Kriegs- und Bürgerkriegsflüchtlinge: Dieser Status wurde im Zusammenhang mit dem jugoslawischen Bürgerkrieg eingeführt, damit schnell und unbürokratisch eine größere Menge von Flüchtlingen vorübergehend aufgenommen werden konnte. Hier darf kein Asylantrag gestellt werden, die Wohnsitzwahl ist restringiert, eine Arbeitserlaubnis wird nicht erteilt (mit der paradoxen Folge, dass viele gut ausgebildete und arbeitswillige Migranten die Zeit, in der sie auf die Beendigung der kriegerischen Handlungen in ihrem Heimatland warteten, von der deutschen Sozialhilfe leben mussten, selbst wenn ein deutscher Arbeitgeber an ihnen Interesse hatte).

De-facto-Flüchtlinge stellen die größte Flüchtlingsgruppe dar. Sie haben entweder keinen Asylantrag gestellt, oder dieser wurde negativ beschieden. Sie werden aber dennoch aus dringenden humanitären Gründen vorläufig nicht abgeschoben (Duldungsstatus), weil etwa eine lebensgefährliche Erkrankung oder einer erhebliche konkrete Gefahr für Leib, Leben oder Freiheit im Heimatland besteht. Ihre Situation ist besonders prekär, da sie von ständiger Abschiebung bedroht sind.

Zumindest zu erwähnen ist hier abschließend eine Gruppe von Personen, die nur wenig Aufmerksamkeit erhalten, obwohl gerade sie in einer emotional oft desolaten Lage sind. Es sind Asylbewerber oder Wirtschaftsflüchtlinge, die in Abschiebehaft sitzen, oft ohne jede Betreuung. Das *Psychosoziale Zentrum Düsseldorf* hat hierzu eine umfangreiche Dokumentation herausgegeben (PSZ 1995).

Diese Aufzählung ist natürlich nicht vollständig und kann es nicht sein. Die Situationen von Flüchtlingen sind oft so kompliziert, dass mit keinem Schema alle Möglichkeiten erfasst werden können.

Ein Beispiel: Besonders paradoxe Situationen ergeben sich, wenn Personen ausreisepflichtig sind, aber nicht abgeschoben werden können, etwa weil sie keinen Pass besitzen, weil ihre Personalien ungeklärt sind – z. B. durch absichtlich oder unabsichtlich falsche Angaben oder weil das Herkunftsland kein Interesse an einer Wiederaufnahme hat. Seit der Veränderung des Zu-

wanderungsgesetzes (§ 61 Abs. 2) können diese Menschen nun in „Ausreisezentren" zusammengefasst werden, deren schlechte Lebensbedingungen unverblümt mit dem Ziel begründet werden, dass „Ausreisepflichtige damit in eine gewisse Stimmung der Hoffnungs- und Orientierungslosigkeit versetzt werden sollen", um freiwillig auszureisen, so der Leiter der rheinlandpfälzischen Clearingstelle für Flugabschiebung. In einem niedersächsischen Standardbrief an die Betroffenen heißt es ähnlich abschreckend: „... dass Sie Ihren Lebensunterhalt aus öffentlichen Mitteln bestreiten und dadurch über Ihren unrechtmäßigen Aufenthalt hinaus eine besondere Belastung für das Land darstellen" (Angaben aus Korthen 2002).

Bikulturelle Partnerschaften

Personen aus anderen Kulturen, die mit ihrem deutschem Partner[9] als bikulturelles Paar zur Therapie kommen, sehen sich manchmal, vor allem wenn sie noch nicht so lange verheiratet sind, in der schwierigen Lage, dass eine Heirat oder Scheidung über den Aufenthaltsstatus entscheiden kann, denn nach § 19 des Ausländergesetzes verfügt ein nachgezogener Ehepartner zunächst grundsätzlich nicht über ein eigenständiges, sondern nur über ein vom deutschen Partner abhängiges Aufenthaltsrecht[10]. Dies kann die Kräfteverhältnisse, Spannungen und Loyalitäten stark beeinflussen (vgl. Abschn. 15.3), denn durch die emotionale, soziale, materielle und aufenthaltsrechtliche Abhängigkeit ist von Anfang an ein Ungleichgewicht integraler Bestandteil der Beziehung, durch die (meist) die Vorherrschaft des Mannes vorprogrammiert ist. Wie Pourilyaee (2001) schreibt, birgt die spezifische Organisation dieser Paarbeziehung die Gefahr der Entwicklung einer konflikthaften Gewaltbeziehung in sich, in der (meist) die Frau in der Position des Opfers steht.

---

9 Zunehmend findet sich auch das Phänomen eines Heiratsmarktes innerhalb der eigenen Kultur – es heiratet oft eine Frau einen in Deutschland lebenden Landsmann mit gesichertem Aufenthaltsstatus (es gibt aber durchaus auch Beispiele für eine umgekehrte Konstellation). Die Bedingungen für sie sind dabei denen einer mit einem Deutschen verheirateten Ausländerin ähnlich (Pourilyaee 2001).
10 Je nach Bundesland muss sie mindestens drei, in der Regel fünf Jahre warten, bis sie eine unbefristete Erlaubnis erwerben kann, die auch dann noch an die Voraussetzung des Nachweises einer „gesicherten Existenz" gebunden ist.

Ganz neuartige Probleme gerade für bikulturelle Paare ergeben sich aus der Existenz von internationalen Heiratsmärkten, die vornehmlich deutschen Männern Heiratskandidatinnen aus Asien oder Osteuropa anbieten. Auch Beziehungen, die z. B. aus Urlaubslieben entstehen, zeigen neben der transkulturellen Problematik oft Aspekte dieser rechtlichen und gesellschaftlichen Hintergründe (Tutar 1996).

Vorübergehender Aufenthalt

Schließlich sind noch Ausländer zu nennen, die *vorübergehend* in Deutschland leben, etwa zum Zweck eines Studiums oder eines Besuches. Ihnen wird eine befristete Aufenthaltsbewilligung erteilt.

3.2 PHASENVERLAUF UND ADAPTATIONSSTILE

Sluzki (2001) weist darauf hin, dass trotz der unendlichen Vielfalt der Geschichten, Motivationen und Hintergründe für Migrationen doch über kulturelle Grenzen hinweg erstaunliche Regelhaftigkeiten in den Prozessverläufen der emotionalen Verarbeitung deutlich werden, sobald man von den Inhalten absieht und auf die Muster blickt. Beispielsweise zeigt sich vielfach, dass die Belastungen der Migration nicht während der ersten Wochen und Monate am größten sind, vielmehr lässt sich während der ersten Zeit sogar ein Höchstmaß an Anpassungsfähigkeit beobachten, das Sluzki als Überkompensation bezeichnet: Das Überleben muss gesichert werden, dafür werden alle Energien bereitgestellt, und die Erfüllung der Basisbedürfnisse hat höchste Priorität. Eine Bewältigungsform, die in dieser Phase oft gewählt wird, ist die kollektive Pflege des Mythos, dass man ja bald in die Heimat zurückkehren werde. Verleugnung und Verdrängung erscheinen als bevorzugte Abwehrformen und lassen die Belastungen und die oft mit der Migration einhergehende soziale Deklassierung nicht so ins Bewusstsein gelangen. Die Belastungen sind vielfältig, nicht nur das „sprachlose Heimweh" (Müller-Wille 2002a), sondern auch beengte Wohnverhältnisse, Arbeitslosigkeit, Krankheit, Entwertung und Diskriminierung – all diese Stressoren können sich auftürmen, und es kann zu einem Punkt kommen, den Sluzki als „Dekompensation" bezeichnet. Der australische Akkulturationstheoretiker Berry (Berry 1988, 1992; Berry et al. 2002) spricht in diesem Zusammenhang von „Anpassungskrise". Je nach Befindlichkeit der Person oder der Familie kann die Situation durch Konflikte, Symptome und Probleme gekennzeichnet sein: Regeln und Werte, die sich in der Heimat bewährt haben, stellen sich in der neuen Situation als weniger sinnvoll heraus, die Perspektiven und unterschiedlichen Umgangsformen der jeweils Einzelnen sind unterschiedlich (die „inneren Uhren" gehen anders), und es kommt zu Reibungen und Verwerfungen in den Familien.

Vermutlich die meisten Familien, mit denen wir es in Therapie und Beratung zu tun haben, befinden sich in irgendeiner Form in dieser Phase. Wir gehen davon aus, dass diese Phase einen breiten Raum einnehmen kann (von Sluzki wurden keine Zeitangaben gemacht), ja, dass nach langen Zeiten der Ruhe z. B. die Entwicklung eines Kindes zum Jugendlichen die „generationsübergreifenden Anpassungsprozesse" wieder in eine Phase der Dekompensation führen kann. Sluzki beschrieb ein interessantes Spannungsfeld zwischen Idealisierung und Abwertung/Verleugnung, das sich als familiäres „Belief-System" (also System gemeinsamer Überzeugungen) manifestieren kann, indem entweder die Herkunftsgesellschaft oder die Aufnahmegesellschaft verleugnet oder abgewertet und die jeweils andere idealisiert wird.

Bedeutsam sind die Folgerungen, die sich für ein therapeutisches Vorgehen aus einem Phasenmodell von Migration ergeben:

Herkunfts-gesellschaft	Aufnahme-gesellschaft	familiärer Belief zum Übergang
wird verleugnet oder abgewertet	wird idealisiert	„Hier beginnt das Leben."
wird idealisiert	wird verleugnet oder abgewertet	„Hier endet das Leben."

Tabelle 3.1: Familiäre Glaubenssysteme zwischen Idealisierung und Abwertung (nach Sluzki 2001, S. 111).

Es kann deutlich werden, dass Rat Suchende an unterschiedlichen Punkten der Entwicklung ihres persönlichen Prozesses Unterschiedliches benötigen. Es kann hilfreich sein, ein Modell wie das von Sluzki mit den Klienten durchzusprechen,[11] weil dies die erfahrene

---

11 Dann allerdings möglichst ohne die wertenden Bezeichnungen „Überkom-

Verzweiflung und Ratlosigkeit relativieren und normalisieren kann oder weil es den Betroffenen hilft, sich auf bestimmte Phasenverläufe einzustellen und ihnen damit nicht so sehr unterworfen zu sein. Kritisch am Modell von Sluzki sehen wir die defizitorientierten Beschreibungen, denn viele Publikationen zur psychologischen Migrationsforschung befassen sich vor allem mit den eher negativen Folgen des Akkulturationsstresses (s. die Kritik von Schmitz 2001, S. 124 f.). Dieser muss jedoch nicht zwangsläufig zu sozialen oder psychischen Problemen führen, vielmehr kann die konstruktive Erfahrung gelungener Akkulturation auch mit einer Steigerung von Wohlbefinden und Gesundheit, verbesserten sozialen Kompetenzen und dem Bewusstsein der eigenen Leistungsfähigkeit einhergehen (ebd., S. 126). Ähnlich kritisch sehen wir auch eine Klassifikation von Roer-Strier (1996). Sie unterscheidet drei Wege, die Migrationsfamilien wählen: die „Känguru-Strategie, die Kuckucks-Strategie und die Chamäleon-Strategie". Die erste bezeichnet eine unikulturelle Form der Adaptation: Die eigene Kultur wird bewahrt, das Kind wird behütet („im Känguru-Beutel"), von der „bösen" Gesellschaft des Gastlandes abgeschirmt. Die „Kuckucks-Strategie" deutet für die Autorin auf kulturelle Desorientierung hin: Das Kind wird wie ein Kuckucksei in fremde Nester gelegt, wird schnell an die Sozialisationsinstanzen der Gesellschaft abgegeben, der eigene Stil wird entwertet. Die letzte Strategie ist die des Chamäleons: bikulturelle Orientierung. Innerhalb der Familie wird auf die Regeln der heimischen Kultur geachtet, nach außen hin wird die Adaptation des Kindes gefördert, das Kind wird ermutigt, sich mit beiden Kulturen friedlich zu arrangieren.

Bei allen „Typologien" besteht die Gefahr, dass die betroffenen Familien in Schubladen gesteckt werden und die Vielfalt der Wege und Möglichkeiten übersehen wird, die nicht nur innerhalb einer Familie, sondern auch innerhalb einer Person möglich und denkbar sind. Dennoch bieten all diese Modelle die Chance, im Gespräch Hypothesen darüber zu entwickeln, wie wohl die bevorzugten Verhaltensformen einer jeweiligen Familie aussehen – sofern gleichzeitig die Offenheit für andere Perspektiven gewahrt bleibt. Und so wollen

---

pensation" und „Dekompensation" – vielleicht lässt sich hier einfacher und erlebensnäher sagen: Phase der Anstrengung und Phase der Erschöpfung.

	Wichtigkeit der Beibehaltung eigener kultureller Identität	
	+	−
Wichtigkeit der Beziehungen zum Gastland	+ Integration	Assimilation
	− Segregation	Marginalisierung

Tabelle 3.2: Akkulturationsstile in Bezug auf die Beziehungen zum Gastland und zur eigenen ethnischen Gruppe (nach Berry 1988, 1992)

wir abschließend auch noch einmal kurz auf das Modell des bereits erwähnten australischen Theoretikers Berry zurückkommen. Auch ihm geht es um die Frage, welche spezifischen Stile eine Person oder ein soziales System nutzt, um sich in der neuen Umgebung zurechtzufinden. Er unterscheidet vier Stile, die auch durch die jeweilige Stellung zum Gastland und zum Herkunftsland bzw. zur eigenen Gruppe definiert werden (s. Tabelle 3.2).

In diesem Modell wird ein Spannungsfeld verschiedener Stile skizziert. Es ist theoretisch einleuchtend, in der Praxis wird es nicht einfach sein, eine Familie eindeutig einem der Bereiche zuzuordnen, da natürlich innerhalb einer Familie zu unterschiedlichen Themen und bei unterschiedlichen Personen auch unterschiedliche Grade vorstellbar sind, je nach dem von der eigenen Kultur her mitgebrachten „adaptive adult image", das in Kapitel 2 beschrieben wurde (*Beispiel*: Die Familie ist sich einig, dass das Passah-Fest zu Hause in aller Abgeschiedenheit gefeiert wird, die Eltern erfüllen dem kleinen Kind den Wunsch, den Nikolausstiefel gefüllt zu bekommen, und zwischen Eltern und ältestem Kind gibt es heftigste Konflikte um den Umgang mit vorehelichem Geschlechtsverkehr). Die Perspektive Berrys ermöglicht es gleichwohl, wertneutral die verschiedenen Formen zu betrachten, die in Migrantenfamilien gewählt werden. Integration wie Segregation (Abgrenzung gegen das Gastland) oder Assimilation sind natürlich gangbare Wege des Umgangs mit Migration. Problematisch wird am ehesten die von Berry so bezeichnete Marginalisierung sein – vielleicht am ehesten vorstellbar bei russlanddeutschen Familien, die alle Verbindungen zum Herkunftsland gekappt haben, dort nicht mehr verwurzelt sind,

z. B. keine Bräuche und Rituale von dort weiterpflegen, denen aber die Verwurzelung in Deutschland ebenfalls nicht geglückt ist; nicht ohne Grund wird immer wieder betont, wie hoch das Suchtrisiko unter Russlanddeutschen ist.

Eine gelungene Integration dürfte der Zustand sein, der als am „friedlichsten" erlebt wird. Mit dem Wort Integration verknüpfen sich andere Assoziationen als mit „Akkulturation": Integration ist auch Aufgabe und Verpflichtung der aufnehmenden Kultur, die sich ihrerseits im Integrationsprozess verändert. Vielleicht spiegelt sich ein solcher am ehesten in Aussagen, in denen auf beide Kulturen mit Respekt und Wertschätzung geschaut werden kann: „Dieses Land hat sich verändert, es ist meiner Generation und denen, die noch kommen werden, zur ersten Heimat geworden. Das Land unserer Vorfahren ist an die zweite Stelle gerückt. Diese Veränderung kann nicht mehr rückgängig gemacht werden" (Özdemir 1999). In einer solchen Situation ist „Nation" vielleicht auch ein zu abstrakter Lebenszusammenhang geworden, als dass er im Alltag noch Identität stiftend wirken könnte, so zitieren Hildenbrand und Lanfranchi (1996, S. 66) die Antwort türkischer Kinder in Luzern auf die Frage, ob sie sich als Türken oder als Schweizer fühlten: „Wir sind keines von beidem! Wir sind Luzerner!" Diese Kinder haben offenbar für die Erfahrung von „Heimat" einen neuen Bezugspunkt gewonnen.

4. Niemand ist allein belastet

Belastung und eine jeweils unterschiedliche Konfliktsituation und -konstellation stehen im Allgemeinen am Beginn eines Beratungsauftrags. Alle Einwanderer haben Erfahrungen von Trennung, Abschied und Verlust gemeinsam, die allerdings sehr unterschiedlich erlebt und gestaltet werden, oft über einen langen Zeitraum hinweg – „Das Merkwürdige an dem Trennungsprozess ist sein Langzeittrauma" (Müller-Wille 2002b, S. 139). Für Migranten ist das Leben in der aufnehmenden Gesellschaft zudem immer mit einem Minoritätenstatus und einer entsprechenden sozialen und Selbstetikettierung verbunden. Auch wenn Migration nicht zwangsläufig mit Stress einhergehen muss, ist eine Person im Prozess der Akkulturation doch potenziell einer Vielzahl von Belastungen ausgesetzt und daher stressgefährdeter als eine andere (Faltermaier 2001), je nachdem, wie sich migrationsbedingte Belastungen und kritische Lebensereignisse[12] kombinieren und welche Akkulturationsstrategie sie wählt. Doch niemand ist allein belastet, niemand steht allein unter Stress. In einer systemischen Perspektive erscheint der von einer Person erlebte Stress nicht allein als intrapsychisches Phänomen, das eine Person nur für sich erlebt. Ja, es lässt sich mit Littlewood (2001, S. 38) sogar die kritische Frage stellen, ob nicht ein Konzept wie Stress selbst eine kulturbedingte Metaphorik darstellt, die von einem individualisierten Konzept eines „Selbst" ausgeht, das nicht in allen Kulturen geteilt wird (vgl. Kap. 2). Im Modell der systemischen Therapie wird die Art und Weise, wie die Mitglieder engsten sozialen Bezugssystems der betreffenden Person gemeinsame „Geschichten" erzählen, als sehr

---

12 Natürlich ist Migration kein „Ereignis". Faltermaier schlägt daher vor, eher vom „Lebensereigniskomplex" Migration zu sprechen (ebd.).

wesentlich dafür angesehen, wie ein Akkulturationsprozess *gemeinsam* gestaltet wird: „Unterschiedliche Erzählungen über Ursachen, Aufrechterhaltung und soziale Konsequenzen von Problemen führen eben auch zu unterschiedlichen Erzählungen über notwendige und hilfreiche Umgehensweisen und Reaktionen. Dies wiederum führt zu unterschiedlichen Erzählungen über erstrebenswerte Resultate, über Heilung und Erfolg" (Hegemann 2001, S. 119).

Beispiel: Ein junger Mann aus Bosnien entschied sich während des Bosnienkrieges, mit seiner Frau das Land zu verlassen. Auf der Flucht wurde das erste Kind geboren, die Familie fand in Deutschland eine Unterkunft. Der junge Vater durfte als Bürgerkriegsflüchtling mit Duldungsstatus nicht arbeiten, sodass alle drei lange Zeit des Tages in der engen Behausung verbrachten. Der Bruder der Frau wurde im Krieg schwer verwundet. Dieses Ereignis führte zu einer zunehmenden Verschärfung der familiären Situation: Sie warf ihrem Mann vor, ein „Drückeberger" zu sein, der sein Land im Stich gelassen habe, ja, dies ging bis zu der Aussage, er sei mittelbar für die Verwundung ihres Bruders verantwortlich – Spannungen, die in handgreiflichen Auseinandersetzungen des Paares und schließlich der Trennung mündeten. Nach Ende des Bosnien-Krieges zog die Frau mit dem Kind zurück, der Mann lebt bis heute in Deutschland (mit immer wieder für einige Monate verlängerter Aufenthaltsgenehmigung) und – offenbar von schweren Schuldgefühlen geplagt – beschreibt er sein Lebensgefühl so: „Ich habe weder in Bosnien noch in Deutschland eine Heimat. Ich kann nicht hier sein, ich kann aber auch nicht zurück."

In diesem Beispiel zeigt sich eine Dynamik, die Müller-Wille (2002a) mit dem Bild des „Popcorntopfes" charakterisiert hat: Die Spannungen haben aufgrund der abgeschlossenen Lebenssituation der Familie keinen anderen Ort als eben die Familie, wo sie ausgetragen werden müssen, wo sie schnell eskalieren können – wie im Popcorntopf mit fest geschlossenem Deckel. Stress wird eben nicht von einer Person allein erlebt, sondern er setzt sich schnell in den anderen Personen des engsten Bezugssystems fort, umso mehr, je weniger Ausweichmöglichkeiten (vor allem Freunde und Verwandte, aber auch andere Orte wie Kneipen oder Jugendzentren) zur Verfügung stehen. Und, wie gesagt, die Belastungserfahrungen werden ganz zentral durch die im jeweiligen Mikrosystem erzählten Geschichten und die jeweils vorherrschenden Glaubenssysteme bestimmt. Daher ist es aus unserer Sicht unerlässlich, im Allgemeinen die Familie eines Klienten direkt oder zumindest indirekt (über bestimmte Fragen, s. Abschn. 9. 4) in die systemische interkulturelle Beratungsarbeit mit einzubeziehen. Jeder erste Schritt in einer Beratung muss dabei darauf abzielen, die Einzigartigkeit der jeweiligen Familie zu verstehen – denn „gemeinsam ist dieser Personengruppe nur eine Migrationsgeschichte" (Schwabe u. Palmowski 1999). Es geht immer und zuerst darum, wie sich eine *spezifische* Migrationserfahrung auf eine *spezifische* Familie ausgewirkt hat (Fisek 1998) und wie die Familie vor dem Hintergrund ihres jeweiligen „Familienparadigmas" ihre Erfahrungen in Geschichten transformiert hat, die den Erlebnissen der Einzelnen Sinn und Bedeutung zuweisen.

„Aussiedler reisen mit großem Gepäck in Deutschland ein. Sichtbar, umfangreich und schwer. Unsichtbar sind dagegen die Koffer der Seele, die zuweilen genauso schwer sind, vielleicht irgendwo abgestellt werden und lange Zeit nicht mehr geöffnet werden. In der Beratung lasse ich mich von drei Fragen leiten, um diesen Koffer wieder sichtbar zu machen:

- *Wer trägt diesen Koffer, und ist er gut zu tragen?*
- *Wer hat die Schlüssel, und wer kennt die Knoten und Schnüre, ihn zu öffnen?*
- *Was ist drin?"* (Müller-Wille 2002b, S. 131).

Welche Fähigkeiten und Qualitäten sind aufseiten der Berater und Beraterinnen hilfreich, damit sie sich auf diese besondere Art von Belastung einstellen können? Hier bietet sich das Konzept der „interkulturellen Kompetenz" an, definiert als die Fähigkeit, angemessen und erfolgreich mit den Angehörigen einer anderen Kultur zu kommunizieren und sich in einer fremden kulturellen Umgebung angemessen zu bewegen (Hinz-Rommel 1994, 1996; Koray 2000; von Schlippe u. El Hachimi 2000). Das bedeutet im Sinne einer (nur selten voll erfüllbaren) Maximalforderung zunächst, über Hintergrundwissen über die jeweilige Kultur, Herkunft, Religion und Sprache der Migrantenfamilie zu verfügen; konsequenterweise verbindet sich dies mit der Forderung nach multikulturell zusammengesetzten Teams.

Hierzu ein kleines *Beispiel*: Eine Krankenschwester berichtet aus einer Kinderklinik, dass das Personal sich sehr wunderte, dass zu einem bestimmten Zeitpunkt auffallend viele türkische Kinder mit

Magen-Darm-Problemen in die Klinik kamen – bis dann ein muslimischer Arzt ihnen sagte: „Was habt ihr denn? Das ist doch normal am Ende des Ramadan!"

Ein wesentlicher kultur*un*spezifischer Faktor ist darüber hinaus die Haltung, die der Berater oder die Beraterin dem Anderen gegenüber einnimmt: eine respektierende und achtungsvolle Grundhaltung im Sinne einer „Steigerung sozialer Interaktionsfähigkeit". In der systemischen Therapie wird in diesem Zusammenhang von einer „Grundhaltung der respektvollen Neugier" gesprochen. Diese ist nicht als Sensationslust zu verstehen, sondern als offener, nicht von Wertungen oder Urteilen verstellter Zugang auf die jeweilige andere Kultur, etwa im Sinne Foucaults, der eine Form von Neugier fordert, die sich nicht anzueignen versucht, was zu erkennen ist, sondern die sich gestattet, sich von sich selbst zu lösen. Methoden und Zugänge der systemischen Therapie lassen sich unseres Erachtens als Werkzeuge zur Entwicklung und Erweiterung des Konzeptes der „interkulturellen Kompetenz" nutzen.

5. Von Anfang bis Ende bedeutsam: Sprache

„In den europäischen Sprachen entwickelte sich kein entsprechendes Vokabular, um andere, nichteuropäische Welten zu beschreiben. Das ganze riesige Gebiet des afrikanischen Lebens wird aufgrund der Armut der europäischen Sprachen nur oberflächlich gestreift, ja, es bleibt oft unberührt. Wie kann man das dunkle, grüne, drückend schwüle Innere des Dschungels beschreiben? Jene hunderte von Bäumen und Büschen – wie heißen sie? Ich kenne Namen wie Palme, Baubap, Euphorbia, doch diese Bäume wachsen nicht im Dschungel … Wie nennt man diese verschiedenartigsten Insekten, denen wir überall begegnen, die uns ständig attackieren und beißen? Manchmal kann man vielleicht einen lateinischen Namen für sie finden, doch was erklärt der dem durchschnittlichen Leser? Und das sind nur die Probleme mit der Botanik und Zoologie. Aber das ganze riesige Gebiet der Psyche, des Glaubens, der Mentalität dieser Menschen? Jede europäische Sprache ist reich, aber reich, was die Beschreibung der eigenen Kultur, die Darstellung der eigenen Welt angeht. Wenn sie sich dem Gebiet einer anderen Kultur zuwenden und diese beschreiben will, zeigt sich ihre Beschränktheit, ihre mangelnde Entwicklung, semantische Ratlosigkeit" (Kapuscinski 1999, S. 318 f.).

5.1 Allgemeine Überlegungen zur Rolle von Sprache

In der systemischen Erkenntnistheorie wird bekanntlich Sprache besonders akzentuiert als Instrument, durch das in sozialen Systemen „Wirklichkeit" im Prozess des gemeinsamen Sprechens erzeugt wird (z. B. Efran et al. 1992; s. a. von Schlippe u. Schweitzer 1996; Gergen 1996; Bruner 1999; Ludewig 2002). Unter Sprache ist dabei weniger nur „das gesprochene Wort" zu verstehen als vielmehr die spezifisch menschliche Fähigkeit, sich gemeinsam mit anderen eine Welt zu erschaffen und auf diese zu reagieren (Kriz 1999). Menschliches Leben findet nicht abstrakt in Sprache statt, sondern in einer Welt von gemeinsam geteilten und mit-geteilten Bedeutungen, d. h. in ständiger Konversation, im Gespräch und im Erzählen von Geschichten. Dadurch halten Menschen ihre Wirklichkeit stabil und bestätigen sich ihre Identität wechselseitig. Sprache, in diesem umfassenden Sinn verstanden, ist somit weniger als Mittel zu sehen, durch das die Welt angeeignet wird, als vielmehr als Mittel, durch das die Bedeutung von Welt erst (gemeinsam) konstituiert wird, ja durch das Welt erst entsteht: „Daß die Welt *meine* Welt ist, das zeigt sich darin, daß die Grenzen der Sprache (der Sprache, die allein ich verstehe) die Grenzen *meiner* Welt bedeuten" (Wittgenstein 1996, S. 37). Menschen sind als einzige Lebewesen in der Lage, über ihr aktuelles Leben in der dinglichen Welt hinaus auch auf einer weiteren Ebene zu leben, auf der Ebene der Sprache (Ludewig 2002). Und diese sprachliche Welt ist ein eigenes „Reich der Sprache", wie Maturana und Varela sagen (1987, S. 226), ein Reich, in dem wir manchmal intensiver leben können als im Reich der Dinge.

Da Sprache jeweils essenzieller Bestandteil einer Kultur ist, sind das Erleben und die Erfahrungen von Menschen, ihr Bewusstsein dessen, was ihre Wirklichkeit ist, also von dem jeweiligen kulturellen Hintergrund geprägt. Dieser wird in der Sprache scheinbar selbstverständlich vermittelt. In unterschiedlichen Kulturen (darüber hinaus auch zu unterschiedlichen Zeiten innerhalb einer Kultur) wird Sprache in so unterschiedlicher Weise verwendet, dass die Annahme, man „meine das Gleiche", zumindest als eine „kühne Hypothese" gelten kann.

In ihrem Buch *Mutterzunge* beschäftigt sich die türkische Autorin Özdamar (1998), in Deutschland aufgewachsen, damit, die Wörter ihrer Muttersprache (das türkische Wort *anadili* bedeutet übrigens sowohl Muttersprache als auch Mutterzunge) wieder zu finden: „Ich bin eine Wörtersammlerin." Das Wiederfinden ihrer verlorenen Mutterzunge wird zu einer Art therapeutischem Prozess – und die Autorin zeigt deutlich, wie anders in einer anderen Sprache das Erzählen über Wirklichkeit erfolgt. Für einen deutschen Leser erscheinen die Bruchstücke der wieder gefundenen Mutterzunge unmittelbarer und körpernaher als die Art der Sprachverwendung, wie wir sie kennen:

„Liebe ist ein Hemd aus Feuer" (S. 40) oder (S. 52): „Eine ältere Frau gab der schwangeren Frau einen Zug von der Zigarette und sagte: ,Rauch, rauch, das nimmt dir dein Herzbrennen weg, das setzt dein Herz wieder auf seinen Platz.'"

Ein *Beispiel* aus eigener Erfahrung: Auf einer Wanderreise durch den Atlas in Marokko sagt der Bergführer zu dem begleitenden Dolmetscher: „Bald kommen wir an eine Stelle, wo wir schwimmen können!" Der Dolmetscher ermahnt die Reisegruppe, ihr Badezeug bereitzuhalten. Als sie an den Ort kommen, findet sich ein kleiner Bach, etwa knöcheltief mit Wasser gefüllt. „Hey, du hast gesagt, wir können schwimmen!", sagt der Dolmetscher. „Können wir doch auch", ist die Antwort. Deutlich wird: Es gibt nur ein einziges Wort für Waschen und für Schwimmen – und in der Region ist es überhaupt nicht üblich, so zu schwimmen, wie wir es in unserem Kulturkreis gewohnt sind. Wasser tritt dort, wenn überhaupt, dann in Form von Rinnsalen oder kleinen Bächen auf.

In den 30er-Jahren prägten Sapir und Whorf die Hypothese von der *linguistischen Relativität*. Kurz gesagt, bedeutet sie, dass äußerlich vergleichbare Begriffe in verschiedenen Kulturen völlig unterschiedliche Bedeutungsfelder besetzen können.[13] Die Autoren gingen bereits damals von der Überlegung aus, dass die Sprache den Gedanken formt und dass in unterschiedlichen Kulturen durch unterschiedliche Sprachen ganz verschiedene Bilder von Wirklichkeit erzeugt werden: Wörter „haben" nicht ihre Bedeutung, sondern die Bedeutung der Wörter entsteht in ihrem sozialen Gebrauch. Es ist also von einem Wort „nicht zu erwarten, dass es eine einheitliche Verwendung habe; es ist vielmehr das Gegenteil zu erwarten" (Wittgenstein 1996, S. 152). Hierfür lassen sich in verschiedenen Kulturen Beispiele finden. Man vergleiche etwa den Gebrauch des Wortes „angreifen" in Deutschland, wo es im Sinn von „attackieren" verwendet wird, und im Österreichischen, wo es so viel bedeutet wie „anfassen".

Beispielsweise wird in vielen Kulturen die Zeit nicht durch die in der westlichen Kultur vorherrschenden Kategorien strukturiert:

---

13 Die Sapir-Whorf-Hypothese ist umstritten, die dazu vorgelegte Forschung widersprüchlich (D'Andrade 1990). In diese Debatte soll an dieser Stelle nicht tiefer eingestiegen werden. Wir verwenden sie hier, um die Bedeutung eines vorsichtigen Umgangs mit Sprache zu illustrieren.

– So geht in dem zentralafrikanischen Staat Sambia die Sonne das ganze Jahr über um sechs Uhr auf, um 18 Uhr beginnt die Dämmerung, um 19 Uhr ist Nacht. Da elektrisches Licht vielfach fehlt, ist der Tagesablauf ganz von der Sonne bestimmt, nach der auch Verabredungen getroffen werden: Durch Handzeichen wird für ein Treffen der Sonnenstand bestimmt, bei dem man sich sehen will. Ähnlich schreibt hierzu der polnische Journalist Kapuscinski, der als Korrespondent mehrere Jahrzehnte in Afrika verbrachte: „Die Zeit ist eine passive Kategorie und vor allem vom Menschen abhängig. Eine völlige Umkehrung des europäischen Denkens. In Umsetzung auf praktische Situationen bedeutet das: Wenn wir in ein Dorf kommen, wo am Nachmittag eine Versammlung stattfinden soll, aber am Versammlungsort niemanden antreffen, ist es sinnlos zu fragen: ‚Wann wird die Versammlung stattfinden?' Die Antwort ist nämlich von vornherein bekannt: ‚Wenn sich die Menschen versammelt haben.'" (1999, S. 20).

– In der türkischen Sprache gibt es interessanterweise kein Wort für das in unserer Kultur so wichtige Wort „Termin".[14] Es gibt wohl Bezeichnungen für „Treffen" (*görüšmek* für geschäftliche, *bulušmek* für freundschaftliche Treffen), doch eben nicht für die Einbestellung zu einem bestimmten Zeitpunkt. Manchmal wird dann das französische „Rendezvous" in einer türkisch-deutschen Neuschöpfung zu *randevu* verändert, oder Deutsch-Türken sagen *termin* und verbinden das Wort mit türkischen Affixen: *terminim* heißt dann: mein Termin.

Wenn ich als Therapeutin einen engen Terminkalender habe, dann sollte ich wissen, dass dies nicht für alle Menschen der selbstverständliche Zustand ist. „Was bedeutet in der anderen Kultur Zeit?", könnte man sich (und eventuell die Familie) dann fragen, ehe man sich über das Zuspätkommen einer Familie ärgert.

Hierzu ein praktisches Beispiel: Eine marokkanische Frau kam mit ihrer 15-jährigen Tochter zur Beratung, die ganze Familie lebte

---

14 Ganz zu schweigen davon, dass es in vielen Kulturen natürlich Begriffe wie „Gutachten" (oder gar „persönlichkeitspsychologisches Gutachten"), „Stellungnahme" usw. überhaupt nicht gibt.

seit zehn Jahren in Deutschland, die Mutter war mittlerweile von ihrem Mann geschieden. Es gab heftige Auseinandersetzungen zwischen Mutter und Tochter, vor allem um Fragen der Ausgehzeiten. Es entsteht folgender Trialog:

> *Th.:* Was möchten Sie von Ihrer Tochter?
>
> *Mu.:* Dass sie um 18 Uhr zu Hause ist! *(die Tochter verdreht die Augen)*
>
> *Th. (zur Tochter):* Was meinst du dazu?
>
> *To.:* Ich verstehe das nicht! Alle meine Freundinnen können bis 21 Uhr draußen bleiben!
>
> *Mu.:* Ich allein bestimme die Zeit!
>
> *Th.:* Und wenn nicht?
>
> *Mu.:* Deswegen sind wir hier!

Der Therapeut hat zugegebenermaßen in diesem Augenblick gewisse Sympathien für die Tochter: Nicht einmal seine Katze kommt vor 21 Uhr nach Hause, geschweige denn seine Töchter, die in einem ähnlichen Alter sind wie die Tochter der Klientenfamilie. So weiß er zunächst auch nicht recht, was zu machen ist. Doch gelingt es ihm, eine Haltung von Neugier auf das Bezugssystem der Mutter zu wahren und nachzufragen. Die Mutter stammt aus Casablanca, aus einem Milieu, wo es für halbwüchsige Mädchen nach 18 Uhr auf der Straße auch heute noch gefährlich ist, es gab keine Straßenbeleuchtung, und die Dunkelheit setzte schlagartig ein. Die Mutter war dort groß geworden und konnte sich keine anderen Regeln vorstellen. Die Tochter hatte ihre Referenzen in Bonn, die Mutter in Casablanca, und so hatten beide recht. Es wird über die Ängste der Mutter und ihre Erfahrungen in Casablanca gesprochen und über die Bilder, was passieren könnte, wenn beide starr in ihren Haltungen blieben. Beide werden aufgefordert, jeweils einen Sprung über den eigenen Schatten zu machen und über einen machbaren Vorschlag zu verhandeln. Die Mutter bietet 19 Uhr an, die Tochter wünscht 20 Uhr. So einigen sie sich als Experiment für einen Monat auf 19.30 Uhr.

Die von der eigenen Kultur vermittelten Standards stellen so etwas dar wie die Prämissen der eigenen Weltsicht. Für diese sind die Interaktionspartner in einer kulturellen Überschneidungssituation „in doppelter Weise blind" (Thomas 1999): Sie haben zum einen die Standards der eigenen Kultur unbewusst verinnerlicht, zum anderen gehen sie „blind" davon aus, dass der Partner über dieselben Standards verfügt wie sie – auch in diesem Zusammenhang können wir noch einmal auf Wittgenstein (1996) zurückgreifen: „Die Menschen sind im Netz der Sprache verstrickt und wissen es nicht." Im Kontext von Beratung und Therapie bedeutet dies eine Herausforderung zu großer Sensibilität und Wachsamkeit in Bezug auf die Kommunikation – darauf verweist auch ein arabisches Sprichwort: „Der Fremde ist blind, auch wenn er Augen hat." Es darf auch bei gelungener sprachlicher Koordination an der Oberfläche nicht zwangsläufig auf eine geglückte gemeinsame Konstitution von Sinn geschlossen werden. Sogar wenn der gleiche Begriff verwendet wird, bedeutet das nicht, dass auch das Gleiche gemeint ist, Tabelle 5.1 macht dies sehr anschaulich deutlich.[15]

Tuna (1998) verweist in diesem Zusammenhang auf die Unterscheidung zwischen internalisierenden und externalisierenden Kulturen (vgl. die in Kap. 2 beschriebene Spannung zwischen Individualismus und Kollektivismus bei Hofstede 2001, s. hierzu auch Tabelle 5.2). In Ersteren wird das Gewicht auf die Internalisierung von Eigenverantwortlichkeit bezüglich der Einhaltung von Richtlinien und Verboten gelegt (mit starken Anforderungen an die „Moral" und das „Gewissen" des Einzelnen). In einer externalisierenden Kultur wird durch strenge Kontrolle situativer Faktoren die Einhaltung gesellschaftlicher Regeln gewährleistet, dies schränkt zwar einerseits den Spielraum des einzelnen ein, führt andererseits aber zu einem viel stärkeren Bewusstsein von Verbundenheit und Gemeinsamkeit.

„Unterschiede in der Bewertung der Eigenverantwortlichkeit aus der Sicht der orientalischen Kulturen werden besonders in der Kindererziehung deutlich. Kindliches Verhalten, welches nicht den erwarteten Standards und Normen entspricht, wie z. B. ungebührliches Verhalten bei Besuchen, Lügen oder Stehlen, wird nicht als Schwäche der kindlichen Persönlichkeit, sondern als Schwäche und Versäumnis der Älteren, die Situation entsprechend zu strukturieren, angesehen" (Tuna 1998, S. 50).

---

15 Eine sehr informative Zusammenstellung der Sprachrituale und -traditionen im Chinesischen in Vergleich zum Deutschen findet sich übrigens bei Liang (1996).

Verhalten (Frage- und Antwortverhalten)	**Kognitionen** (Intentionen, Attributionen etc.)
Deutscher: Mich interessieren Ihre eigenen Erlebnisse oder Beobachtungen im Umgang mit Deutschen, bei denen sich die Deutschen anders verhielten, als sie es erwarteten, und was für sie völlig unverständlich und nicht nachvollziehbar war.	*Deutscher:* Ich spreche ihn als Experten für interkulturelle Probleme an. Er muss sie kennen, er wird sie mir schildern können. *Chinese:* Also, ich soll ihm von meinen Problemen mit Deutschen erzählen?
Chinese: In der Tat, es gibt da einen großen Unterschied zwischen der deutschen Mentalität und der chinesischen Mentalität.	*Chinese:* Probleme zwischen Deutschen und Chinesen auszubreiten schickt sich nicht, ist unhöflich. Mich als so unwissend darzustellen, dass ich deutsches Verhalten nicht verstehe, will ich nicht und ist eine Zumutung. Eine allgemein gehaltene Zustimmung, dass es Unterschiede gibt, wird den Frager wohl schon zufrieden stellen, und das heikle Thema ist so erledigt. *Deutscher:* Er ist für mich der richtige Interviewpartner, nun geht er in die Details.
Deutscher: Fällt Ihnen da eine konkrete Situation ein? Irgendetwas, was Sie selbst erlebt oder beobachtet haben?	*Deutscher:* Jetzt geht es los! *Chinese:* Was soll die Frage? Der hat noch nicht verstanden, dass ich darauf im Detail nicht eingehen will und kann.
Chinese: Im Moment nicht, nur generell so.	*Chinese:* Das ist doch wohl deutlich genug, aber nicht unhöflich. *Deutscher:* Der hat noch immer nicht richtig verstanden, auf was ich hinauswill. Da muss ich etwas deutlicher werden.
Deutscher: Wenn Sie vielleicht an Verhandlungen oder Besprechungen denken oder solche Bereiche?	*Chinese:* Dem muss ich jetzt klar machen, dass ich keine Probleme mit den Deutschen habe, damit er mich positiv einschätzt und mit der persönlichen Fragerei aufhört. Aber ich muss ihn auch höflich behandeln.
Chinese: Ja, für mich ist das natürlich ersichtlich, weil ich zwölf Jahre in Deutschland gewesen bin und die deutsche Mentalität ein wenig kenne, und ich bin selbst Chinese und kenne auch die Chinesen. Für mich ist das offensichtlich, aber für manche Chinesen, die	*Deutscher:* Also er kann doch von anderen etwas berichten, wenn er selbst keine Probleme hat. Jetzt nachfassen!

Verhalten (Frage- und Antwortverhalten)	Kognitionen (Intentionen, Attributionen etc.)
noch nie in Deutschland gewesen sind und sich nur über die Sprache mit den Deutschen verständigen können, aber nichts von dem sozialen Hintergrund wissen, da gibt es in der Tat Probleme.	
Deutscher: Haben Ihnen andere schon mal von solchen Problemen berichtet, oder was wäre für Sie eine Situation, wo es für Sie ersichtlich wäre und für jemand, der die Deutschen nicht so gut kennt, schwierig zu verstehen?	*Chinese:* Der Deutsche will einfach nicht verstehen. Jetzt wühlt er schon wieder in Problemen.
Chinese: Ich kann Ihnen momentan kein konkretes Beispiel nennen. Das fällt mir jetzt nicht ein. Es sind auch Kleinigkeiten, die im Alltag öfter passieren, das fällt auch nicht weiter auf. Denn was ist schon ein Missverständnis. Ein Missverständnis ist der Schmierstoff des Lebens. Damit kann man durchaus leben.	*Deutscher:* Der weicht mir wieder aus; aber so einfach kommst du mir nicht davon!
Deutscher: Aber es kann ja auch zu ernsthaften Missstimmungen kommen, wenn man etwas falsch versteht.	*Chinese:* Wenn er schon nicht von der peinlichen und primitiven Fragerei lassen will, dann wäre es erträglicher, wenn die Probleme deutscher Manager im Umgang mit Chinesen angesprochen werden könnten.
Chinese: Mit Chinesen ist das nicht so leicht.	*Deutscher:* Ich verstehe nicht, warum er meine konkreten Fragen nicht beantwortet. Warum weicht er immer aus? Versteht er immer noch nicht, worum es hier geht? Will er es nicht verstehen, oder will er nicht mit der Sprache heraus? Das ganze Drumherumgerede bringt nichts mehr. Ich werde das Interview wohl beenden müssen.

Das Interviewthema verlagert sich nun mehr und mehr auf die möglichen Probleme deutscher Manager, mit der Lebens- und Arbeitssituation in China zurechtzukommen.

Tabelle 5.1: Unterschiedliche Kulturstandards in einer Interviewsituation (nach Thomas 1999, S.100 ff.): In der linken Spalte ist der Interviewtext wiedergegeben, in der rechten Spalte der „innere Kommentar" der Beteiligten.

Hierzu ein *Beispiel* aus eigener Erfahrung: Bei einem gemeinsamen Essen am marokkanischen Abendbrottisch[16] kommt es zu einer Situation, in der der siebenjährige Sohn eines Verwandten schwindelt. Kurzer Kommentar eines anderen Cousins: „Schau mal, sein Vater hat ihm das Lügen beigebracht!"

Die „ethnozentrische Verzerrung" (von Quekelberghe 1991), die im Universalitätsanspruch vieler westlicher psychologischer Modelle liegt, wird im Spiegel der anderen Kultur deutlich, ja mehr noch, mit der Begrenzung der Prämissen westlicher Forschung wird auch die Begrenztheit psychologischen Wissens erkennbar. Hierzu ein *Beispiel*, das auch zeigt, wie schwer es sein kann, die Kulturabhängigkeit der eigenen Erkenntnisinstrumente zu bemerken: Eine Kollegin, die viel mit Sinti- und Roma-Familien gearbeitet hatte, erzählt, wie sie sich mit dem Direktor einer Schule anlegte, der die Kinder per se für die Sonderschule vorsah. Er bestand darauf, dass er eine kulturanabhängige Diagnostik vornähme. Eine Testaufgabe zeigte zum Beispiel einen Tisch mit drei Beinen, die Aufgabe des Kindes war, zu sagen, was fehlt: das vierte Bein natürlich. Was antwortete das Zigeunerkind? „Essen und Trinken fehlt auf dem Tisch!" In einer Kultur, in der die Kinder keinen Mangel kennen, ist nicht so wichtig, ob der Tisch gedeckt ist oder nicht. Ganz anders in einer armen Sinti-Familie! Da geht der erste Blick nicht auf die Tischbeine! Das Beispiel lässt vielleicht die überspitzte Aussage Gergens nachvollziehbar sein, „Tatsachen" über die westliche Psyche sollten besser als „Meinungen oder Mythen" betrachtet werden (1996, S. 36), denn, so Gergen, auch solche für westliches Erleben „naturgegebenen" Konzepte wie das der „instinktiven Liebe der Mutter zum Kind" lassen sich in ihrer Kulturgebundenheit erkennen, wenn man sich ihre Entwicklung in der Geschichte bewusst macht und westliche mit anderen Kulturen vergleicht. So kann die Sensibilität für multikulturelle Zusammenhänge dazu führen, dass scheinbar feststehende Konzepte wieder relativiert werden – ein durchaus erstrebenswerter Vorgang der „Dekonstruktion" unserer Begrifflichkeiten. Hierzu ein bemerkenswertes Zitat des englischen Psychiatrieprofessors Littlewood:

---

16 Übrigens während eines gemeinsamen Marokko-Aufenthaltes zur Vorbereitung dieses Buches.

Kollektivistisch	Individualistisch
– Die Menschen werden in Großfamilien oder andere Wir Gruppen hineingeboren, die sie weiterhin schützen und im Gegenzug Loyalität erhalten.	– Jeder Mensch wächst heran, um ausschließlich für sich selbst und seine direkte (Kern-)Familie zu sorgen.
– Die Identität ist im sozialen Netzwerk begründet, dem man angehört.	– Die Identität ist im Individuum begründet.
– Kinder lernen in „Wir" Begriffen zu denken.	– Kinder lernen in „Ich" Begriffen zu denken.
– Man sollte immer Harmonie bewahren und direkte Auseinandersetzungen vermeiden.	– Seine Meinung zu äußern ist Kennzeichen eines aufrichtigen Menschen.
– High context Kommunikation.	– Low context Kornmunikation.
– Übertretungen führen zu Beschämung und Gesichtsverlust für einen selbst und die Gruppe.	– Übertretungen führen zu Schuldgefühl und Verlust an Selbstachtung.
– Ziel der Erziehung: Wie macht man etwas?	– Ziel der Erziehung: Wie lernt man etwas?
– Diplome schaffen Zugang zu Gruppen mit höherem Status.	– Diplome steigern den wirtschaftlichen Wert und/oder die Selbstachtung.
– Beziehung Arbeitgeber/Arbeitnehmer wird an moralischen Maßstäben gemessen, ähnlich einer familiären Bindung.	– Beziehung Arbeitgeber/Arbeitnehmer ist ein Vertrag, der sich auf gegenseitigen Nutzen gründen soll.
– Einstellungs und Beförderungsentscheidungen berücksichtigen die Wir-Gruppe des Mitarbeiters.	– Einstellungs und Beförderungsentscheidungen sollen ausschließlich auf Fertigkeiten und Regelungen beruhen.
– Management bedeutet Management von Gruppen.	– Management bedeutet Management von Individuen.
– Beziehung hat Vorrang vor Aufgabe.	– Aufgabe hat Vorrang vor Beziehung.

Tabelle 5.2: Hauptunterschiede zwischen kollektivistischen und individualistischen Gesellschaften (nach Hofstede 2001, S. 92)

„Es ist auch durchaus fraglich, ob gegenwärtig populäre Stress-Konzepte irgendwelche signifikanten Vorteile gegenüber einem Konzept des ‚sinkenden Herzens' oder anderen lokalen Kategorien bieten. Da die lokalen Krankheitskategorien in vielen nichtwestlichen Gesellschaften weit in die ‚nichtmedizinischen' Bereiche des alltäglichen Lebens hineinreichen, kann eine ‚neue, kulturumfassende Psychiatrie' vielfach nur ein Aspekt einer breiteren anthropologischen Betrachtung sein. Begriffe wie ‚Krankheit' und ‚Therapie' werden vielfach als zu eurozentristisch abgelehnt und Begriffe wie ‚Beschwerden', ‚Ausdruck' (von sozialen Werten) und ‚Verständnis' werden bevorzugt. Im Gegensatz hierzu werden Begriffe oder Kategorien wie ‚medizinisches Wissen' oder ‚Psychopathologie' vernachlässigt.

Im Gegensatz dazu ist in zahlreichen traditionellen Gesellschaften die zentrale Einheit nicht der Körper der einzelnen Personen, sondern die Gemeinschaft, insbesondere die Familie, quasi als ein gemeinsamer Körper. Dieser ist dann nicht nur der Locus für das, was wir als ‚Psychopathologie' bezeichnen, sondern selbst körperliche Symptome erklären sich aus der Beziehung des Einzelnen zu anderen. Eine Störung im Körper drückt demnach eine Disharmonie der sozialen Ordnung aus, und die geeignete Behandlung ist daher eher somatisch oder moralisch und weniger psychologisch ... Ein solches Verständnis widerspricht der in westlichen Gesellschaften häufig vertretenen Ansicht, dass nichtwestliche Gesellschaften über ein undifferenziertes Selbst verfügen. Es zeigt eher, dass das Selbst nach sehr unterschiedlichen Kriterien differenziert werden kann, die dann etwa eher moralischen als psychologischen Konzepten folgen" (2001, S. 29). *Weiter heißt es: „Es scheint, dass je individualisierter und ‚cartesianischer' das Konzept des ‚Selbst' in einer Gesellschaft ist – als Konsequenz einer Industrialisierung oder ‚Verwestlichung"–, desto mehr Ideen von ‚Stress' oder ‚Druck' eingeführt werden, um Einschränkungen der Autonomie erklären zu können"* (S. 38).

Die Betonung der verbalen Seite könnte einen falschen Eindruck entstehen lassen, denn die Prozesse gehen weit über sprachliche Vorgänge hinaus. Unterschiedliche Kulturen vermitteln unterschiedliche Weisen des „In-der-Welt-Seins", und es ist wichtig, sich über diese möglichen Differenzen im Klaren zu sein. Als ein Beispiel seien hier die Unterschiede erwähnt, die im Umgang mit kleinen Kindern in verschiedenen kulturellen Kontexten zutage treten. So wird in der westlichen Mittelklassegesellschaft meist die ausschließlich auf das Kind bezogene Aufmerksamkeit (meist) der Mutter als angemessene

Verhalten	Attribution
Amerikaner: Wie lange brauchst du, um diesen Bericht zu beenden?	*Amerikaner:* Ich bitte ihn, sich zu beteiligen.
Grieche: Ich weiß nicht. Wie lange sollte ich brauchen?	*Grieche:* Sein Verhalten ergibt keinen Sinn. Er ist der Chef. Warum sagt er es mir nicht? *Amerikaner:* Er lehnt es ab, Verantwortung zu übernehmen. *Grieche:* Ich bat ihn um eine Anweisung.
Amerikaner: Du kannst selbst am besten einschätzen, wie lange es dauert.	*Amerikaner:* Ich zwinge ihn, Verantwortung für seine Handlungen zu übernehmen. *Grieche:* Was für ein Unsinn! Ich gebe ihm wohl besser eine Antwort.
Grieche: zehn Tage.	*Amerikaner:* Er ist unfähig, die Zeit richtig einzuschätzen; diese Schätzung ist völlig unrealistisch.
Amerikaner: Besser 15. Bist du damit einverstanden, es in 15 Tagen zu tun?	*Amerikaner:* Ich biete ihm eine Abmachung an. *Grieche:* Das ist meine Anweisung: 15 Tage.

In Wirklichkeit brauchte man für den Bericht 30 normale Arbeitstage. Also arbeitete der Grieche Tag und Nacht, benötigte aber am Ende des 15. Tages immer noch einen weiteren Tag.

Amerikaner: Wo ist der Bericht?	*Amerikaner:* Ich vergewissere mich, dass er unsere Abmachung einhält. *Grieche:* Er will den Bericht haben.
Grieche: Er wird morgen fertig sein.	(Beide attribuieren, dass er noch nicht fertig ist.)
Amerikaner: Aber wir haben ausgemacht, er sollte heute fertig sein.	*Amerikaner:* Ich muss ihm beibringen, Abmachungen einzuhalten. *Grieche:* Dieser dumme, inkompetente Chef! Nicht nur, dass er mir falsche Anweisungen gegeben hat, er würdigt noch nicht einmal, dass ich einen 30-Tage-Job in 16 Tagen erledigt habe.
Der Grieche reicht seine Kündigung ein.	Der Amerikaner ist überrascht. *Grieche:* Ich kann für so einen Menschen nicht arbeiten.

Tabelle 5.3: Divergierende Attributionen in einer kulturellen Überschneidungssituation zwischen amerikanischem Vorgesetzten und griechischem Mitarbeiter (nach Thomas 1999, S. 99)

63

Form elterlicher Pflege verstanden. Exklusive Aufmerksamkeit ist jedoch eine Ressource, die in vielen anderen kulturellen Kontexten gar nicht in dem Maße zur Verfügung steht wie bei uns. Daher ist das Muster der geteilten Aufmerksamkeit viel weiter verbreitet (Keller 2001), d. h., Alltagstätigkeiten und Versorgung des Kindes laufen parallel. In einer Untersuchung, die das Aufmerksamkeitssuchverhalten und die Reaktionen der Pflegepersonen in einem afrikanischen Jäger- und Sammlerstamm, den Efe, mit denen in einer euroamerikanischen Mittelklasse aus Salt Lake City verglich, zeigte sich, dass „Efe-Kinder selten Versuche unternahmen, die Aufmerksamkeit ihrer Mütter auf sich zu ziehen, und Efe-Mütter selten ihre Konversation mit dem Interviewer unterbrachen, um sich exklusiv an ihre Kinder zu wenden. Vielmehr versuchten sie, gleichzeitig die Bedürfnisse der Kinder zu beantworten und das Interview weiterzuführen. Die US-amerikanischen Stadtkinder haben im Gegensatz dazu häufig versucht, die Aufmerksamkeit der Mütter auf sich zu lenken, und die Mütter haben auch häufig das Interview unterbrochen, um sich den Kindern zuzuwenden … So wird durch unterschiedliche Aufmerksamkeitsstrukturen auch die Entwicklung eines jeweils unterschiedlichen Selbstkonzeptes unterstützt, sei es in einer mehr individuellen und einzigartigen Fokussierung, sei es als Teil eines kommunikativen Systems der Kooperation" (Keller 2001, S. 28).

Das Beispiel zeigt deutlich, in welchem Maß sich Kultur bis in unbewusste Verhaltensweisen hinein vermittelt: „Die gesellschaftlichen Strukturen arbeiten sich in den Körper, in die ‚Natürlichkeit' der Individuen hinein" (Eisenberg 1986, S. 80). In diesem Sinn schließen sich die hier beschriebenen Gedanken an zivilisationskritische Überlegungen an, etwa von Elias, der von „zivilisatorischer Gefühlspanzerung" spricht (1969). In der Berührung mit den Erfahrungswelten anderer Kulturen werden scheinbar selbstverständliche Formen des Seins hinterfragt – sofern man sich hinterfragen lässt.

5.2 Sprache, Verstehen und Beratungsarbeit

Der vorhergehende Abschnitt sollte dafür werben, nicht zu schnell zu verstehen, nicht zu schnell zu wissen, was der andere meint. Diese Forderung wird für die systemische Therapie generell aufgestellt, denn im Grunde genommen ist jedes andere Sozialsystem, also auch eine Rat suchende deutsche Familie eine eigene „neue Kultur". In der Arbeit mit Migranten fällt nur die Differenz schneller ins Auge: Das gegenseitige Sprachverstehen ist mehr oder weniger reduziert, die sprachliche Koordination gelingt von Anfang an holperig und unvollkommen.[17] Die Entwicklung gemeinsamer Beschreibungen ist umso schwieriger, je komplexer die Sinngehalte der Kommunikation sind: Es ist natürlich leichter, in einem ausländischen Restaurant ein Menü zu bestellen, als darüber zu sprechen, wie ein innerer Schmerz erlebt, gestaltet und bewältigt wird. Gerade für den Ausdruck affektiv geladener Erfahrungen steht oft die neue Sprache nicht zur Verfügung, da sie nicht mit den lebensgeschichtlichen Hintergründen verbunden sind, die im Lebensverlauf mit sprachlichen Aussagen verknüpft worden sind. Eigentlich wissen wir das alle. Ein Satz wie „Ich liebe dich!" ist mehr als nur die Übermittlung von trockener Information – denn wenn er ausgesprochen wird, schwingt in ihm die ganze Existenz eines Menschen mit.

So wird beim Thema Sprache auch noch etwas deutlich: Migranten haben meist im Prozess der Migration nicht nur offensichtliche Brüche in ihrem Lebensverlauf erlebt – wie den Ortswechsel, sondern auch unsichtbare, nämlich den Verlust von Sprache, ja „Sprachabstürze" (Varro 1997), die sogar so weit gehen können, dass die Betroffenen nicht sagen können, welches ihre ursprüngliche Sprache ist.

„Eine Frau, die durch die Einbürgerung ihrer Eltern nach dem Krieg Amerikanerin wurde, weiß immer noch nicht, welche Sprache ihre Muttersprache ist, d. h., in welcher Sprache ihre Mutter und ihr ungarischer Vater mit ihr gesprochen haben, als sie in Italien geboren wurde. Sie erinnert sich, dass ihre Eltern untereinander deutsch gesprochen haben, nie jedoch mit ihr ... Es ist sicher, dass ihr Genfer Kindermädchen französisch sprach. Als die Familie ... nach Südamerika emigrierte, lernte sie Spanisch, und schließlich, nach ihrer Emigration in die Vereinigten Staaten, Englisch ... Das

---

17 Dies mag übrigens vielleicht eine Erklärung sein für die vielfach bestätigte Erfahrung, dass Deutschkenntnisse mit Verlaufsvariablen psychiatrischer Erkrankungen direkt korrelieren: Migranten mit schlechten Kenntnissen werden früher hospitalisiert und verbringen längere Zeit in einer psychiatrischen Einrichtung (in einer Studie von Riecken et al. 2001 zeigte sich eine im Vergleich zu einer Kontrollgruppe fast doppelt so lange Verweildauer).

Deutsche, die ‚Geheimsprache' des Elternpaares, wurde als Familiensprache vermieden" (ebd., S. 163)

„Eine gemeinsame Sprache zu haben bedeutet nicht nur, Vokabeln und Grammatik zu beherrschen, sondern kulturell determinierte Symbole zu teilen … Der Sprachverlust im Rahmen der Migration bedeutet einen massiven Angriff auf die Identität, lässt den/die Erwachsenen als sprachlos und somit hilfloses Kind erscheinen und gibt die Tendenz zur Regression auf präverbale Konfliktmuster vor" (Kronsteiner 1995, S. 179). So mag auch ein Phänomen sich erklären, dem man in Migrantenfamilien, vor allem wenn sie Schweres erlebt haben, immer wieder begegnet: dem Schweigen. Es fehlen Worte, sich über Erfahrungen auszutauschen. Die Sprache, sogar die Muttersprache, steht nicht mehr als Medium zur Verfügung, um sich den anderen in der Familie mitzuteilen (Bar-On 1993).

Für die therapeutische Praxis bedeuten all diese Überlegungen, dass sich die Bemühungen von Anfang an darauf richten sollten, sorgfältig am Verstehen zu arbeiten und vielleicht auch mehr Zeit für das Joining mit den Rat Suchenden aufzuwenden als in einer Familie aus dem gleichen Kulturkreis. Hier investierte Zeit kann sich später durch weniger Reibungsverluste „auszahlen". Eine konstruktive „Neugier" auf die Bedeutungsfelder von Begriffen in den jeweiligen Kulturen würde heißen, sich einen Begriff (z. B. das Wort „Krise") in der Heimatsprache der Familie sagen zu lassen, um die Übersetzung des Wortsinns zu bitten und das Wort zu wiederholen: „Habe ich es so richtig ausgesprochen?" Die methodischen Aspekte werden in den folgenden Kapiteln noch ausführlicher behandelt (vor allem in Kap. 7), daher an dieser Stelle nur eine kurze Zusammenstellung der Konsequenzen für Beratungsarbeit, wir wählen die Form „kategorischer Imperative":

- Lass dir Zeit, dich und die Familie miteinander bekannt zu machen!
- Sorge für kompetente Dolmetscher und eine gute Übersetzung!
- Sei sensibel im Aufnehmen und Verwenden der Metaphorik des Klientensystems, frage immer wieder nach, welchen Sinn Begriffe in der jeweiligen Kultur haben!
- Rege an, dass wichtige Aussagen (etwa emotionale Sätze) in der Muttersprache wiederholt werden!

- Sprich langsam, benutze Bilder, Symbole, Zeichnungen und andere Hilfsmittel!
- Sprich die Klienten als Experten ihrer eigenen Kultur an!

Gerade der letzte „Imperativ" erscheint uns besonders wichtig.

Es gibt bei der Arbeit mit Migranten eine Tendenz, auf einen Jargon zurückzugreifen, für den es unter Deutschtürken sogar einen eigenen Begriff gibt: „tarzança", auch „tarzanisch" genannt, weil die Kommunikation auf Zweiwortsätze reduziert wird: „Ich Tarzan! Du Jane!" Meist wird dabei auch lauter gesprochen, so als würde die Lautstärke die Verständigung erleichtern, was natürlich gerade das Gegenteil bewirkt, denn der Stresspegel steigt schneller, wenn man angebrüllt wird. Dies geschieht in der Tat gar nicht so selten. Bei Zimmermann (2000, S. 16 f.) und bei Eberding u. von Schlippe (2001, S. 273 f.) finden sich Zusammenstellungen von entsprechenden Originalzitaten aus dem klinischen Alltag. Ein Beispiel: „Hallo, heute Essen sehr gut, prima, prima, Lammkotelette, Reis, Gemüse. Aber alles schön aufessen, sonst nicht gesund, immer Krankenhaus bleiben müssen, gell!" Es wird nicht zuletzt der zunehmende Zeitdruck gerade in Kliniken sein, der das Personal in eine solche Art der Kommunikation hineinsozialisiert, aber auch nicht reflektierte Stereotype (vgl. Abschn. 7.4) und damit verbundene ausländerfeindliche Entwertungen spiegeln sich darin, hierzu noch ein Beispiel aus Zimmermann (2000, S. 18): „Was! Nix Überweisungsschein, dann nix Behandlung, fertig aus, verstehschd? Nein, nix diskutieren. Hier nix orientalischer Basar, hier Krankenhaus, verstehschd?" Es versteht sich von selbst, dass diese Haltung in keiner Weise Grundlage für eine gelingende Beratung sein kann.

Stattdessen empfehlen wir als ein mögliches Kontraktangebot: „Ich gehe davon aus, dass Sie alle gerne möchten, dass die Beratung erfolgreich ist. Ich werde mich bemühen, verständlich zu sprechen. Bitte sagen Sie mir sofort Bescheid, wenn etwas für Sie unverständlich ist! Unterbrechen ist hier wichtig und höflich. Danke."

5.3 Ein Sonderfall: Die Bedeutung von Namen

Es lässt sich leicht vorstellen, welch unterschiedliche Konzepte vom „Ich" oder vom „Selbst" und seiner Beziehung zu anderen in diesen verschiedenen Kulturen konzeptualisiert werden (vgl. das Zitat von Littlewood 2001 in Abschnitt 5.1). Die eher individualistische Färbung des Begriffs „Ich" wie etwa in Deutschland ist in anderen Kulturen in der Form nicht zu finden, hier wird das „Ich" als „Ich in Beziehung" entwickelt: „Ich bin der Sohn von …!" (wie auch heute noch u. a. in der arabischen und russischen Kultur üblich). Gergen (1996, S. 32 f.) berichtet z. B. über den Umgang mit Namen in balinesischen Kulturen. Hier werden die Eltern als „Vater von …", „Mutter von …" bezeichnet, darüber hinaus geht die Namensverwendung generell viel „weicher" vor sich: Ein Kindername verschwindet, wenn das Kind die Adoleszenz erreicht hat, Namen werden verwendet, um die Position eines Menschen in seinem Sippengefüge zu kennzeichnen, nicht um ihn persönlich zu identifizieren: „… alle solchen Annahmen darüber, ‚wie wir wirklich sind'… sie sind Produkte einer bestimmten Kultur und eines bestimmten Zeitpunkts in der jeweiligen Geschichte" (Gergen 1996, S. 40 f.). Ähnliches berichtet Keller (2001): In manchen Kulturen gelten Säuglinge als Eigentum der (Dorf-)Gemeinschaft, wie beispielsweise bei den kamerunischen Nso.

Als Mohammed (El Hachimi) vor einiger Zeit in den Jemen flog, musste er an der Grenze ein Einreiseformular ausfüllen. In dem Formular war ein Platz für den Vornamen seines Vaters freigehalten, das kam ihm fremd vor. Er war es nicht mehr gewohnt, den Vornamen seines Vaters in den seinen zu integrieren. Hinweis des Beamten: „Sie heißen hier im Jemen: Mohammed ben Abd el Kader El Hachimi!" An diesem Ereignis wurde deutlich, dass durch seine Migration auch sein Name „migriert" war: sein Vater ist nicht mehr ständig in seinem Bewusst„sein" wie jedes Mal, wenn er früher seinen Namen sagte oder schrieb. Die Verbindung mit dem Vatersnamen hat in vielen Ländern des Orients und anderswo natürlich auch eine patriarchalische Haltung gestärkt und verfestigt (so war dem jemenitischen Beamten der Vorname der Mutter nicht wichtig).

Es kommt häufiger vor, dass die Klienten in ihrem Bewusstsein anders heißen, als es in den Papieren notiert ist. Formulare und Vereinheitlichungsbedürfnisse von Behörden (und damit verbunden die leichtere Kontrolle) haben ungewollt viele Identitäten verändert, teilweise gibt es dazu dramatische Geschichten über abrupte Einschnitte in das kindliche Leben. Wie Müller-Wille (2002 a) schreibt, sind dies gerade bei Aussiedlern bis heute überhaupt keine Einzelfälle. Aus Janina wird Johanna, Jerzy wird zu Georg, Malgorzata zu Margarete,

Agnieszka zu Agnes – und zwar oft übergangslos, in früheren Zeiten sogar mit dem streng strafbewehrten Verbot, den alten Namen
weiterzuverwenden.

Wir schlagen vor, die mögliche Veränderung des Namens in Sinn,
Schreibweise oder Aussprache anzusprechen und die Bedeutung für
den Klienten und seine Identität im Erleben zu thematisieren, damit
nicht aus einem Herrn Küçük[18] ein Herr „Kückück" wird (wenn nicht
gar „Kuckuck") – und dieser dann aus Respekt und Höflichkeit nicht
mehr wagt, dies zu korrigieren.

- Wie heißen Sie genau?
- Wie hießen Sie vor der Einreise nach Deutschland?
- Wie sprechen Sie Ihren Namen / Vornamen genau aus?
- Können Sie mir das bitte beibringen?
- Spreche ich es so richtig nach?
- Was denken Sie, was empfinden Sie, wenn Ihr Name falsch aus-
  gesprochen wird?
- Wie möchten Sie von mir angeredet werden?

18 Der Name würde richtig ausgesprochen wie „Kütschük" klingen.

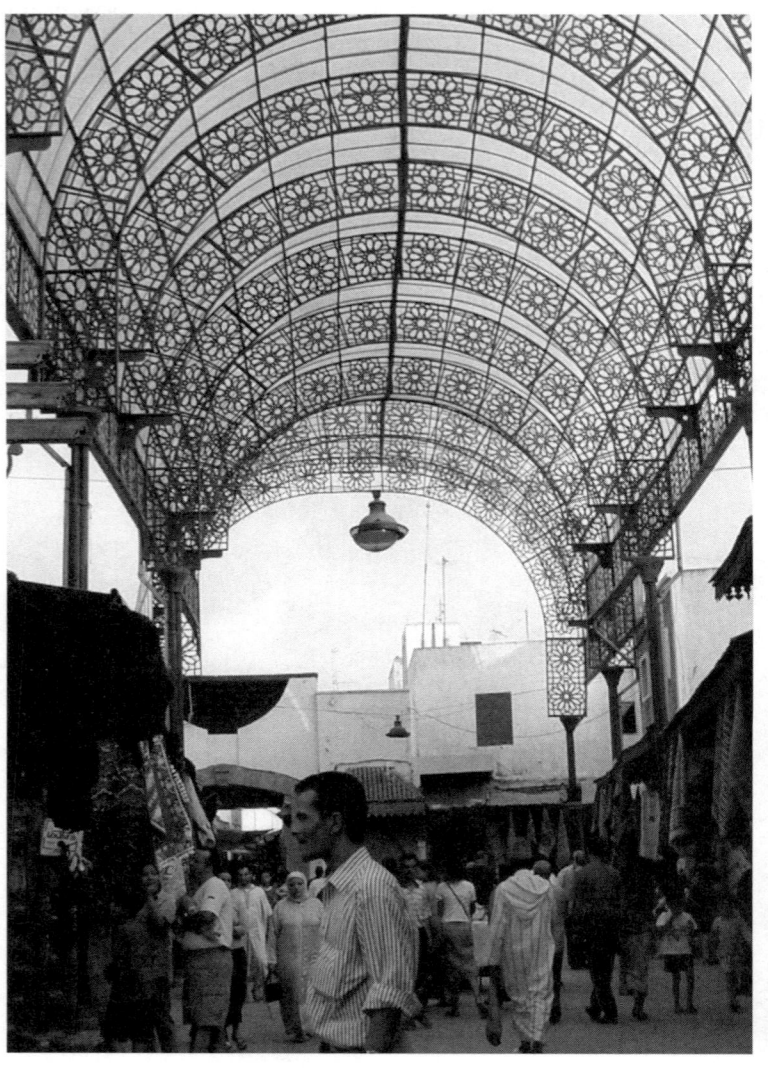

II. Prozesse von Therapie, Beratung und Supervision: „Sieben Täler"

6. Einladung zu einem Experiment

In diesem Kapitel möchten wir Sie zu einem Experiment einladen – nämlich, das Thema multikultureller systemischer Praxis aus verschiedenen Perspektiven zu betrachten. Viele der uns bekannten Beiträge zur therapeutischen Praxis in interkulturellen Kontexten gehen davon aus, dass es notwendig sei, für dieses Feld bestehende therapeutische Konzepte zu adaptieren, zu erweitern, umzusetzen, um Menschen anderer Kulturen mit Hilfs- und Beratungsangeboten zu erreichen. Dieses Kapitel wird auch davon handeln, doch ist es unser Interesse, an dieser Stelle noch einen Schritt weiterzugehen. Wir möchten Sie als LeserIn verstören, indem wir einen Text aus einer anderen Kultur und einer anderen Zeit dafür benutzen, eine Art „Kommentar" zu systemtherapeutischer Arbeit der Gegenwart zu erhalten.

Ein wesentliches Element systemischer Therapie ist es, mit Perspektiven zu spielen und danach zu suchen, wie die Vielfalt von Perspektiven genutzt werden kann, um Unterschiede zu bisherigen Beschreibungen herzustellen. Und welches Thema wäre besser geeignet, das Spiel mit den Unterschieden zu spielen, als das Thema Multikulturalität?

In diesem Teil werden sich also zwei Perspektiven abwechseln. Für die erste Perspektive wählten wir einen fiktiven Dialog, in dem wir uns mit der Schrift eines persischen Sufis und Mystikers des 12. Jahrhunderts auseinander setzen. Wir folgen Fariduddin Attar dabei durch „Sieben Täler", die er im Ringen um menschliche Erkenntnis beschreibt (El Hachimi 1996). Seine – jeweils kursiv gesetzten – Passagen verstehen wir dabei als Dialogangebote, indem wir sie aus der Sicht eines systemischen Therapeuten der Gegenwart kommentieren. Jedem der so vorgestellten „sieben Täler" ordnen wir anschließend einen Abschnitt aus einem bestimmten Praxisbereich zu, in dem das

Thema theoretisch und in Beispielen abgehandelt wird (El Hachimi u. von Schlippe 2000).[19] Wir sehen einen therapeutischen Prozess ebenfalls als einen Weg der Erkenntnisgewinnung an, ein Weg, auf dem es immer wieder gilt, Täler zu durchqueren – und wenn man denkt, man habe nun den „Gipfel der Erkenntnis" erreicht, öffnet sich ein neues Tal, durch das man hindurch muss.

Eine solche „Wanderung" möchten wir mit Ihnen im Verlauf dieses Buchteiles gemeinsam machen. Durch den Gebrauch der verschiedenen Stile muten wir Ihnen als Leser und Leserin etwas zu, das beim Thema Multikultur für alle Beteiligten die Regel ist: das ständige Wechseln zwischen verschiedenen Realitäten und Perspektiven. Unsere Hoffnung ist es, damit ein konkretes Beispiel dafür zu geben, wie „Fremdheit als Chance" gesehen werden kann und nicht nur als besonderes Problem in einem möglichst reibungslos zu organisierenden Versorgungssystem.

Sind Sie bereit? Dann geht es gleich los mit dem ersten Tal, es ist das Tal des Suchens.

---

19 Diejenigen unter unseren Leserinnen und Leser, die den Text aus dem Jahr 2000 kennen, in dem wir das Stilmittel der „sieben Täler" bereits verwendet haben, bitten wir um Nachsicht.

7. Das Tal des Suchens: Spezifische Problembereiche im Vorfeld multikultureller therapeutischer Arbeit

DAS TAL DES SUCHENS

Der erste Kontakt mit dem Rat suchenden System. Wir verstehen noch nicht, worum es geht, aber in uns ist die Suche auf vollen Touren.

„Sobald du in das Tal des Suchens eingetreten bis, wird hundertfache Pein dich wieder und wieder überfallen. In jedem Augenblick wirst du da hundert Prüfungen erfahren."

Die Familie kommt mit ihrem Anliegen – ohne Rücksicht darauf, ob du es verstehst oder nicht, Hypothesen werden dich begleiten und wieder verschwinden, und schließlich weißt du nicht mehr, ob die Hypothesen ihr Anliegen steuern oder das Anliegen deine Hypothesen steuert.

„Du wirst viele Jahre in diesem Tale in mühevoller Spannung und Wandlung deines Zustandes verbringen."

Fallen dir keine Hypothesen mehr ein, sei sicher, dass das System dich eingenommen hat. Nun, um dich wieder zu finden und um hilfreich für dich und für sie zu sein, geht es immer wieder darum, die Idee wieder loszulassen, dass du verstanden hättest.

„Du wirst deine Schätze verlassen und alles, was du besitzt, ins Spiel werfen müssen. Und hast du die Gewißheit gewonnen, daß du nichts mehr besitzt, mußt du noch dein Herz ablösen von allem, was ist ..."

… um offen zu bleiben, immer wieder neue Hypothesen und Ideen zu (er)finden …

„.... ist es von allem Anblick der Sonderung befreit, dann leuchtet ihm die göttliche Herrlichkeit auf, und durch dieses Licht, das sich dir offenbart, wächst dein Begehren ins Unendliche."

Nun beginnt die reine Neugier auf das, was du nicht besitzt und kennst aus dieser Familie.

„Und erschiene ein Feuer am Pfade des geistigen Wanderers, und tausend Schluchten öffneten sich immer unwegsamer ..."

74

Das Suchen leitet dich durch die Neugier und nicht durch Wissen ...
„Von der Sehnsucht bewegt, würde er wie ein Toller in die Schluchten dringen,
wie ein Schmetterling in die Flammen stürzen."
Die Landkarten der Familie sind vielfältig und voller Überraschungen,
falls du nicht zu schnell der Idee verfällst, verstanden zu haben und
eine Lösung zu wissen.
„Vom Liebeswahn getrieben, wird er dem Suchen leben, und auf dem Grunde
seiner selbst wird er dem Geheimnis der ewigen Schönheit nachfragen."
Leidenschaft leitet deine Suche. Deine Fragen werden dir neu und fremd
sein, denn du kannst ihre Herkunft nicht erfassen. Und wenn du sie
selbst nicht verstehst, hast du begonnen zu verstehen.

7.1 Joining und affektive Abstimmung

„Betritt nicht das Haus eines anderen, bevor er dich nicht dazu auffordert
und dich begrüßt!" (ägyptisches Sprichwort).
„Freundliche Rede lockt selbst eine Schlange aus ihrem Loch" (arabisches
Sprichwort).

Vor aller Veränderungsarbeit ist es die wesentlichste Aufgabe systemischer Beratung, ein „affektives Fundament" der gemeinsamen
Arbeit zu erarbeiten, also über Kontakt und Beziehungsaufbau einen
Rahmen bereitzustellen, innerhalb dessen der Beratungsprozess
zwischen den Polen Stabilität und Instabilität verläuft:

- Stabilität: der vom Therapeuten bereitgestellte klare Rahmen
  und die therapeutische Beziehung als verlässliches Fundament
  gemeinsamer Arbeit.
- Instabilität: Jeder therapeutische Prozess bedeutet eine Labilisie-
  rung. Gewohnte Muster werden infrage gestellt, intensive Aus-
  einandersetzungsprozesse innerhalb der Familie oder zwischen
  Ehepartnern erfordern Mut und machen Herzklopfen, wenn
  wirklich eine Veränderung angestrebt werden soll.

Als Joining wird dabei die therapeutische Aktivität bezeichnet, mit
der die Therapeutin sich an das Rat suchende System „anschließt",
mit den Einzelnen in Kontakt kommt und damit sowohl Mitglied
des therapeutischen Systems wird als auch die Funktion der Pro-
zesssteuerung übernimmt, besser sollte man eigentlich von „Prozess-
bei-Steuerung" sprechen (Loth 1998), da die Therapeutin hier natür-

lich nicht direktiv lenkt, jedoch das Geschehen aktiv mitbeeinflusst (vgl. Abbildung 7.1).

Dies erfolgt zunächst darüber, dass man versucht, einen kurzen, nicht problembezogenen Kontakt zu jedem Familienmitglied herzustellen. Dies geschieht nicht nur verbal, sondern vor allem durch eine *affektive* Einstimmung auf das jeweilige System und seine Mitglieder (Welter-Enderlin u. Hildenbrand 1998; Levold 1997; Ludewig 2002; von Schlippe 2003). Die Konzentration auf Sprache allein lässt die Aufgabe des Joinings dabei einfacher erscheinen, als sie ist (vgl. Kap. 5). Es geht um die komplizierte Frage, was alles erforderlich ist, um erfolgreich an den Verständigungsnetzen einer Kultur teilzuhaben, an ihnen anzuknüpfen und sich in ihnen zu bewegen. Schon die unterschiedliche Bedeutung von Blickkontakt in den jeweiligen Kulturen kann die Feinabstimmung erschweren: Ist es gut, wenn ein männlicher Therapeut eine Frau in Anwesenheit ihres Mannes direkt anschaut und anlächelt? Ist es richtig, dass dies für eine weibliche Therapeutin problemlos möglich ist – jedoch nur, solange sie ihrerseits nicht den Mann anlächelt? Was bedeutet es, wenn ein freundlicher Blick nicht erwidert wird? Wann passt es, die Kommunikation durch Körperkontakt zu unterstreichen, wie es – unter Männern! – in vielen arabischen Kulturen geschieht, und wann wäre das ein eklatanter Fauxpas?

Das allgemeine Schema in Abbildung 7.1 ist daher immer wieder auf die multikulturelle Arbeit zu beziehen. Die Aufgabe, sich an die Familie „anzuschließen", hängt nicht nur mit der gesprochenen Sprache zusammen, das gilt in multikulturellen Zusammenhängen natürlich ganz besonders. Es sollten auch die Atmosphären und die Unterschiede des gewohnten Umfeldes der Familie im Vergleich zur gegenwärtigen Situation deutlich werden. Das konkrete Alltagsleben in der Fremde unterscheidet sich oft gravierend von dem in der Heimat. Im Joiningprozess (der sich durch die gesamte Beratung wie ein roter Faden hindurchzieht) kann daher die Familie aufgefordert werden, über das Singen von Liedern, das Mitbringen oder Zubereiten eigener Speisen, das Zeigen von Symbolen (Fahnen, Gegenständen, Steinen usw.), das Suchen von Heimatorten auf der großen Landkarte im Sprechzimmer sich zu präsentieren und sich damit in ihrer Identität als besondere Familie erkennbar zu machen. Es empfiehlt sich daher, immer eine große Weltkarte parat zu haben, durch sie wird ein erster Kontakt im Joining leicht.

76

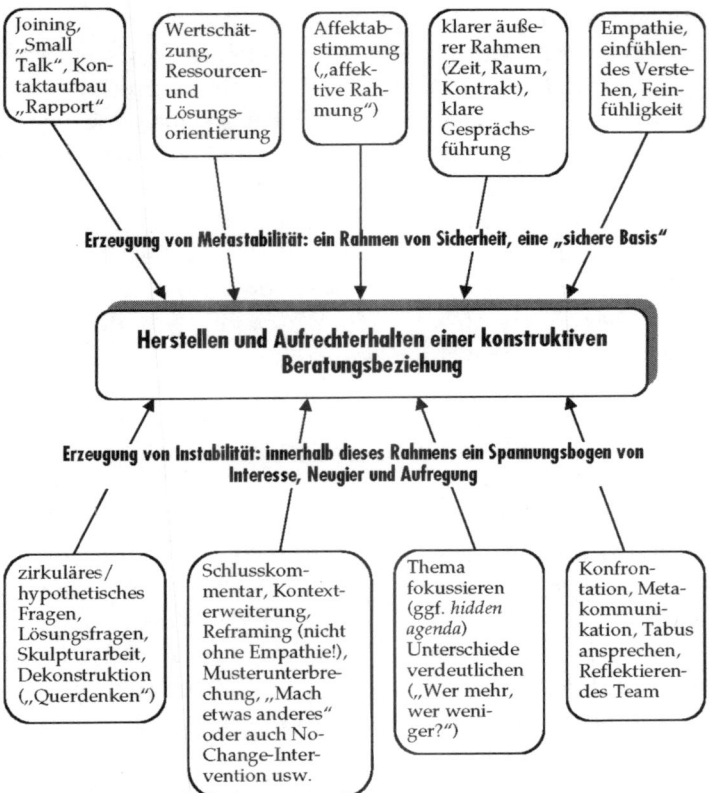

Joining, „Small Talk", Kontaktaufbau „Rapport"

Wertschätzung, Ressourcen- und Lösungsorientierung

Affektabstimmung („affektive Rahmung")

klarer äußerer Rahmen (Zeit, Raum, Kontrakt), klare Gesprächsführung

Empathie, einfühlendes Verstehen, Feinfühligkeit

Erzeugung von Metastabilität: ein Rahmen von Sicherheit, eine „sichere Basis"

Herstellen und Aufrechterhalten einer konstruktiven Beratungsbeziehung

Erzeugung von Instabilität: innerhalb dieses Rahmens ein Spannungsbogen von Interesse, Neugier und Aufregung

zirkuläres / hypothetisches Fragen, Lösungsfragen, Skulpturarbeit, Dekonstruktion („Querdenken")

Schlusskommentar, Kontexterweiterung, Reframing (nicht ohne Empathie!), Musterunterbrechung, „Mach etwas anderes" oder auch No-Change-Intervention usw.

Thema fokussieren (ggf. *hidden agenda*) Unterschiede verdeutlichen („Wer mehr, wer weniger?")

Konfrontation, Metakommunikation, Tabus ansprechen, Reflektierendes Team

- Steuerung des therapeutischen Prozesses bedeutet: In einem Rahmen von Vertrauen und Sicherheit für bedeutsame Interaktionen sorgen. Bei welchem Thema, welcher Frage ist die „Energie"?
- Diese Steuerung spielt sich zum einen auf der Mikroebene des Prozesses ab: Blicke, Lächeln, Bestätigen oder Infragestellen, zum anderen auf einer übergeordneten Ebene: Contracting, Aufträge abklären, Angebote formulieren, größere thematische Bögen schlagen usw.
- Erzeugung von Instabilität ohne sicheren Rahmen ist ethisch nicht vertretbar.
- Jedoch zu viel Vergewisserung von Sicherheit kann in eine Dynamik von Lähmung führen.

Abbildung 7.1: Prozess-bei-Steuerung

Ein weiteres Instrument des Joinings ist das Genogramm (genauer Abschn. 9.2). Viele Familien kommen aus Großfamilien bzw. lebten in hochgradig vernetzten Nachbarschaftsstrukturen. In der Fremde erleben sie sich ganz auf sich selbst gestellt, ohne die Selbstverständlichkeit von Kontakt. Zu diesen Familienwelten und ihren Atmosphären bietet das Genogramm Zugang an: Die Struktur der Familie wird auf dem Flipchart visualisiert, Namen, Alter und Herkunft der verschiedenen Angehörigen werden notiert. Damit ist ein guter Anknüpfungspunkt für das Erzählen vielfältiger Geschichten gegeben, über die die Atmosphären der Familie bzw. der jeweiligen Familienteile lebendig werden können.

Auf einen weiteren Aspekt soll an dieser Stelle verwiesen werden, auf den Daneshpoor (1998) für die Arbeit mit muslimischen Familien aufmerksam macht, u. E. gelten all diese Aussagen allerdings mehr oder weniger für alle Kulturen, in denen die Familien vorwiegend in bäuerlichen Großfamilien leben – ob es nun um das Osnabrücker Land oder eine süditalienische Familie geht: Der oft starke Zusammenhalt erfordert eine besondere Sensibilität der Therapeutin für die Ökologie dieser Großfamilie. Sie (bzw. er) muss in der Lage sein, über den Tellerrand der Kleinfamilie hinauszusehen, was z. B. bedeuten kann, dass ältere Familienmitglieder mit einbezogen werden und ihren Erfahrungsschatz einbringen und in ihrer sozialen Autorität angesprochen werden. Gerade Letzteres kann helfen, gefundene Lösungen im Großfamiliensystem zu verankern. Bei solchen Familien kann es wichtig sein, Interventionen jeweils daraufhin zu überprüfen, ob durch sie der Zusammenhalt der Großfamilie infrage gestellt werden könnte. Gerade weil in der islamischen Kultur vielfach im Konfliktfall die Bedeutung der verbalen Klärung hinter der des Gebetes zurücktritt (und zumindest das wird im Osnabrücker Land nicht mehr so häufig praktiziert!), hält Daneshpoor es für angeraten, genau zu prüfen, ob nicht die Familientherapie besser in Einzelgesprächen mit einzelnen Familienmitgliedern begonnen werden sollte, in denen die Konflikte angesprochen werden können, ohne dass es sofort zu einer Konfrontation der Parteien kommt. Denn wenn Konflikte stark tabuisiert sind, kann ihr vorschnelles Ansprechen für die Familie rasch zu einer großen Zerreißprobe werden.

7.2 Die Schwelle vor der Tür des Beratungszimmers

Die Bedeutung des ersten (meist telefonischen) Kontaktes als Auftakt von Therapie und Beratung ist in der systemischen Literatur vielfach thematisiert worden (von Schlippe u. Schweitzer 1996), nicht nur, weil sich in diesen Kontakten erste Regeln herausbilden und erste Beeinflussungsversuche deutlich werden können, sondern auch weil die Qualität dieses frühen Kontaktes für die Gestaltung einer vertrauensvollen Arbeitsbeziehung besonders bedeutsam sein kann. Das Sprechen mit ausländischen Klienten am Telefon verlangt mehr, als wir es von Telefongesprächen mit deutschen Klienten gewohnt sind. Die ausländischen Klienten können mehr Scheu vor Beratungseinrichtungen haben und stärkere Schamgefühle erleben, vor allem wenn sie wenig Informationen über den oder Vorstellungen vom Gang der Therapie haben. Freundliche Information und die Zusicherung, dass die Entscheidung über weitere Schritte erst nach einem ersten Kennenlernen fällt, können hier hilfreich sein.

Insbesondere gilt dies für Migranten der ersten oder zweiten Generation. Jüngere Leute lernen die Kulturstandards des Gastlandes meist schneller kennen und adaptieren sich schneller an diese. Werden im Rahmen von Familientherapien die Eltern eingeladen, mit in die Beratungsstelle zu kommen, müssen sie häufig viel größere Barrieren von Angst und Scham überwinden als ihre Kinder und Enkel.

„Was haben wir falsch gemacht? Wen von unseren Angehörigen entehren oder gefährden wir, wenn wir über so intime Dinge sprechen? Werden die Informationen weitergegeben, eventuell an die Ausländerbehörde, den Arbeitgeber oder die Polizei? Dürfen wir einem Fremden, der vielleicht Vertreter einer anderen Religion ist, unsere Geheimnisse anvertrauen?" Auf alle diese Ängste sollten sich Berater einstellen und sie zumindest bei der Einbeziehung der älteren Generation thematisieren („Viele der Menschen, die wir hier beraten, fragen sich anfangs …") oder durch sensible Nachfragen klären.

Eine weitere Besonderheit ergibt sich aus dem Postulat kultureller Relativität der Bedeutungen (vgl. Abschn. 5.1). Es kann nicht selbstverständlich davon ausgegangen werden, dass Beratungseinrichtungen in unterschiedlichen Kulturkreisen jeweils identisch als „unverbindliches Angebot" angesehen werden. Was bedeutet „Beratung", gibt es überhaupt ein entsprechendes Wort für professionelle Beratung oder Therapie? Was wird in einer entsprechenden Stelle erwartet? Kein Wunder, dass eine Auftragsklärung schwer ist, wenn die Klientenfamilie die Einrichtung als Teil einer (Kontroll-)Behörde definiert oder als klinische Instanz (miss)versteht, in der medizinische Maßnahmen angeboten werden, die vielleicht ja auch bezahlt werden müssen. Schwabe und Palmowski (1999) weisen darauf hin, dass die bestehende Struktur der Organisation von Beratungsangeboten gerade Migranten nur selten erreicht bzw. zumindest eine erfolgreiche Zusammenarbeit erschwert. Information über Beratung in anderen Sprachen gibt es nur sehr begrenzt.[20] Das Aufweichen einer Komm-Struktur und die Einrichtung niedrigschwelliger Angebote sind in diesem Bereich besonders zu fordern, z. B. Modelle stadtteilbezogener Gesundheitsförderung, Kooperationen mit Grundschulen, die Einrichtung von „Eltern-Cafés" usw. Ausführlich stellen Schwabe und Palmowski solche Konzepte vor (ebd.), über ähnliche Initiativen im Rahmen interkultureller Altenpflege berichtet Geiger (1998), siehe auch das Handbuch der Beauftragten der Bundesregierung für Ausländerfragen (2000c).

7.3 „DER DOLMETSCHER IST MEHR ALS EINE TELEFONLEITUNG"

Die Überlegungen zur Sprache machen die Forderung, dass Therapeutin und Supervisor die Sprache der jeweiligen ethnischen Gruppe beherrschen sollten, nachvollziehbar. Doch selbst für die Gruppe türkisch sprechender Rat Suchender, für die am ehesten sprachkompetente Therapeuten zur Verfügung stehen, bleibt man in vielen Fällen auf Dolmetscher angewiesen, doch auch sie sollten mehr leisten können als nur eine wörtliche Übertragung, denn es geht um die Vermittlung von komplexen Sinninhalten. Ein Satz wie „Ich habe mir meinen Kopf erkältet" ist für eine deutschsprachige Behandlerin nicht zu verstehen, wenn sie nicht weiß, dass er die Bedeutung hat: „Ich bin verrückt geworden!"

20 Eine Ausnahme: Imad Mohammed Karim produzierte 1999 ein Informationsvideo *Beratung für ausländische Familien,* der Film ist auf Deutsch und Arabisch erschienen und kann beim Autor bestellt werden (Günthersburgallee 50, 60316 Frankfurt a. M.).

Systemisch gesehen, stellt jedes Setting eine Intervention dar, weil über ein Setting immer auch Information übermittelt wird. Mit der Einführung einer zusätzlichen Person steigt die Komplexität exponentiell an, vor allem wenn es sich um nicht geschulte Dolmetscher handelt, deren Betroffenheit in Therapieprozessen genauso Verzögerung oder Verwirrung entstehen lassen kann wie gegebenenfalls eine mangelnde Feinfühligkeit für bestimmte Sprachnuancen.

Beispiel: Im Rahmen einer Fachtagung in Deutschland führt Harry Aponte, ein farbiger Therapeut aus den USA mit einer deutschen Familie (Eltern und drei Töchter – 13, elf und neun Jahre) ein Lehrtherapiegespräch durch. Nach einer Reihe von Sorgen mit der ersten und der dritten Tochter ist es nun aus der Sicht der Familie die mittlere, die zur Zeit allen die meisten Schwierigkeiten bereitet. Sie reagiert im Gesprächsverlauf immer verschlossener, das Gespräch gerät in eine Sackgasse. Der Therapeut versucht, über eine einfühlsame Metapher wieder Anschluss zu finden. Er spricht die Familie daraufhin an, dass es ihr in der Vergangenheit gelungen sei, zu den Problemen der beiden anderen Töchter „einen Schlüssel" zu finden. Er wünsche ihnen allen, dass sie für die gegenwärtige Situation ebenfalls den „Schlüssel" fänden – „to find the key". Die Dolmetscherin übersetzt: „Ich hoffe, dass Sie die dritte Sache auch in den Griff kriegen!" (Lehrvideo der Video-Cooperative Ruhr 1987).

Aus der Therapie traumatisierter Einzelklienten wird berichtet, dass sich ein „Opfer-Verfolger-Retter"-Dreieck konstellieren kann, in dem der Dolmetscher (oft von der gleichen Nationalität wie der Klient) die „Retterposition" übernimmt und aggressive Gefühle gegenüber dem Therapeuten entwickelt, der sich so in die Position des „Verfolgers" gedrängt sieht (Haenel 1997). Auch die klare Definition des Dolmetschers als Mitglied des therapeutischen Teams und nicht als Bestandteil des Klientensystems schützt nicht vor der Dynamik möglicher Konkurrenz (Koray 1991). Ein wichtiger Faktor, der mitbedacht werden sollte, ist auch das Geschlecht des Dolmetschers. So kann es sein, dass sexuelle Themen, vielleicht gar Missbrauch und Misshandlung, nicht vor einem Dolmetscher bzw. einer Dolmetscherin des anderen Geschlechts zur Sprache gebracht werden (Bühring 2002).

Innerhalb von Familien kommt es nicht selten vor, dass sich durch unterschiedliche Sprachkompetenzen in der Fremde traditionelle Familienstrukturen dramatisch verschieben (Hehl u. Ponge 1997). Dies gilt insbesondere für die Rolle von Kindern. Meist büßen die Eltern einen beträchtlichen Teil ihrer Autorität ein, weil ihre Kinder die neue Sprache schneller erwerben und sich insgesamt schneller in der neuen Umgebung zurechtfinden als sie. Kinder übernehmen oft Elternfunktionen, sie erledigen Behördengänge, füllen Formulare aus, gehen mit einkaufen und fungieren oft wie selbstverständlich als Dolmetscher. Hierdurch wird es in Beratung und Supervision zwar oft möglich, sprachliche Nuancen zu vermitteln, jedoch um den Preis einer ungewollten „strukturellen Intervention" in das jeweilige System. Wir warnen daher davor, Familienmitglieder, insbesondere Ehepartner oder gar Kinder, Beratungsgespräche übersetzen zu lassen. Das kann ein familiäres Machtgefälle zementieren und die Irritation vertiefen. Auch Küchen- oder Reinigungspersonal eignen sich nicht zum Dolmetschen. Solche Möglichkeiten sollten nur im äußersten Notfall oder in unverfänglichen Situationen genutzt werden (z. B. für Erklärungen alltäglicher Dinge). Wenn eine sprachliche Verständigung schwierig ist und keine muttersprachlichen Fachkräfte zur Verfügung stehen, sollte man sich Zeit nehmen, langsam und deutlich sprechen, mit Gesten und Mimik, mit Synonymen und Bildern sowie mit Papier und Bleistift arbeiten. Wichtige Gespräche sollten verschoben werden, bis eine sprachkundige Fachkraft oder Fachdolmetscherin zur Verfügung steht.[21] Für die Arbeit mit dem Dolmetscher selbst schlägt Salman (2001), dass dieser dicht neben dem Patienten bzw. Klienten sitzt, damit der Therapeut direkten Blickkontakt zu ihm hat. In einem kurzen Vorgespräch sollten Rollen, Ziele, Methoden und Hintergründe abgesprochen werden, vor allem sollte eine Verselbstständigung der Kommunikation zwischen Dolmetscher und Klient vermieden werden.

Zum grundsätzlichen Problem des Dolmetschers ein *Beispiel*: In einem ersten Treffen in einer Beratungsstelle übernimmt wie gewohnt das älteste Kind, in diesem Fall der elfjährige Sohn, die Dolmetscherarbeit für die Familie. Die Therapeutin würdigt zunächst die großen Sprach- und Vermittlungsfähigkeiten (und beglückwünscht

---

21 In Holland sind an Krankenhäusern bereits Dolmetscherzentren entwickelt worden, auch in Deutschland wird diesbezüglich eine systematischere Aufbauarbeit gefordert (Rodewig 2000; Salman 2001).

die Eltern zu ihrem klugen Kind) sowie das große Vertrauen und die Kooperationsbereitschaft, die zwischen Eltern und Kindern besteht. Sie leitet dann auf einen anderen Aspekt über: „Da hier in der Beratungssituation auch jeder für sich etwas bekommen soll, schlage ich vor, dass wir uns hier für unsere Arbeit einen Dolmetscher holen, der nicht direkt aus Ihrer Familie kommt."

Können die Eltern sich das vorstellen? Sicherlich ist das nicht ganz einfach für die Familienmitglieder, und mit dieser Irritation muss die Therapeutin umgehen, bis eine Lösung gefunden wird, mit der alle einverstanden sein können. Selbstverständlich muss die Person, die dann dolmetscht, integer sein und darf außerhalb der Therapie nicht über sie reden (Schweigepflicht). Schließlich wird eine Entscheidung getroffen. Der Junge äußert erst ein „komisches Gefühl", dann aber große Erleichterung, dass er jetzt nicht mehr Sprachrohr der Familie sein muss, sondern dass er kurzzeitig seine verantwortungsvolle Rolle abgeben kann, um altersangemessen fühlen und reagieren zu können.

7.4 Erwartungserwartungen, Stereotype und Faszination

„Stellen Sie sich vor, Sie als Bayer, Berliner, Friese, Sachse, Schwabe oder Westfale usw. würden in den USA (oder der Türkei) mit Paar-/Familienproblemen zu einem dortigen Therapeuten kommen und begrüßt werden mit: ‚Hello, you are Germans. Well, I know the Germans. I have been in Heidelberg years ago.' Würden Sie nicht postwendend den Raum verlassen, es sei denn, Ihre Probleme sind außergewöhnlich gravierend? Es ‚gibt' keine typisch türkische Familie und kein typisch bikulturelles Paar" (Gallisch et al. 2002, S. 607).

Wenn die Dynamik zwischen Behandlerin und Patient bzw. Patientenfamilie unter dem Gesichtspunkt von Kommunikation gesehen wird, dann rückt die Frage in den Blick, wie Kommunikation als *gemeinsame Konstruktion von Bedeutung* zwischen den Interaktionspartnern abläuft. Aus der gegenseitigen Einschätzung der Kommunikationspartner und ihrer Interpretationen der Aussagen des anderen resultieren wechselseitige Erwartungen an das zukünftige Verhalten des anderen. Wir haben uns in unseren Überlegungen auf die Theorie sozialer Systeme von Luhmann (1984) und den Symbolischen Interaktionismus bezogen. Dort wird thematisiert, dass diese Erwartungen auch rekursiv sind. Das heißt, man stellt eine Vermutung darüber an, was der jeweils andere von einem erwartet. Diese Erwartungen des einen im Hinblick auf die Erwartung des anderen, die gegenseitigen „Erwartungs-Erwartungen" (Luhmann) also, strukturieren den Kommunikationsprozess. Aus der gegenseitigen Einschätzung der Kommunikationspartner und ihrer Interpretationen der Aussagen des anderen resultieren Erwartungen an das jeweilige Verhalten des anderen. Das Verhalten und das Erleben von Menschen wird oft weniger davon bestimmt, was sie wollen, was sie denken oder was sie möchten, sondern viel öfter davon, was sie vermuten, dass andere von ihnen wünschen. In der Familientherapie kennen wir Familien, in denen nur wenig Zeit darauf verwandt wird, eigene Visionen zu verfolgen, es wird vielmehr darüber nachgegrübelt, ob man geschätzt, geachtet, geliebt wird, bzw. es wird sogar ganz sicher davon ausgegangen, dass man nicht geschätzt, nicht geachtet, nicht geliebt wird. Im Sinn sich selbst erfüllender Prophezeiung erzeugt das entsprechende Verhalten von Person A bei Person B genau das Klima von Anspannung, das nötig ist, um die negativen Erwartungserwartungen von Person B zu bestätigen: die „Selbstorganisation zwischenmenschlichen Unglücks". Im Laufe der Zeit entwickeln sich auf der Basis dieser Erfahrungen in Interaktionssystemen Erwartungsstrukturen, so genannte redundante Beziehungsmuster, deren Regeln ihrerseits die Kommunikation und das Erleben der Personen bestimmen. Nach Mead (1980) verfestigen sich die Erwartungsstrukturen im Laufe der Zeit zur Vorstellung eines „generalisierten Anderen" als Symbol dafür, was eine Person vermutet, welches Verhalten von ihr erwartet wird (s. a. Kriz 1999).

Etwas „Denksport" zum Thema:

„Die mehr oder weniger explizierten und rückgekoppelten Erwartungen der Personen darüber, was von ihnen in ihrer Eigenschaft als Systemmitglied erwartet wird, bilden für die Dynamik sozialer Systeme eben eine relevante (,Umgebungs'-)Bedingung, welche die Struktur aufrechterhält bzw. im Rahmen von Therapie auch eine selbstorganisierte Strukturveränderung ermöglichen kann. Das Bild, das jeder einzelne davon hat, wie andere ihn und seine Position in der Familie sehen könnten, bestimmt die Art, in der die kommunikativen Muster in der Familie aufrechterhalten werden. Diese

Erwartungen und Deutungen werden mit Hilfe von Skulptur und zirkulärem Fragen expliziert. Folgerichtig finden die größten Veränderungen dann statt, wenn es gelingt, auf der Ebene der Tiefenprämissen zu operieren" (von Schlippe u. Kriz 1993, S. 239).

Was bedeutet dies für interkulturelle Beratung? Welche Bilder bestehen auf beiden Seiten über den „generalisierten Fremden"? Der Fremde - das Fremde – kann Angst machen, kann jedoch auch als interessant, exotisch und faszinierend erlebt werden, und nicht zuletzt kann das Engagement für entrechtete Personen in der Dritten Welt intensive Bemühungen in Gang setzen, zu helfen, zu retten, zu trösten.–„Neugier" als therapeutisches Prinzip könnte dann in Aktionismus umschlagen und das Rat suchende System instrumentalisieren. Doch auch positive Stereotype bleiben Stereotype. Mitleid ist ebenso wenig eine gute Basis für Therapie und Beratung wie Faszination oder Empörung. Stereotype entstehen in dem Moment, da Gruppen kategorisiert werden („Der Ausländer an sich ist ..."). Es scheint sich um einen sozial- und kognitionspsychologisch erklärbaren Mechanismus zu handeln, der nahe legt, die Ähnlichkeiten *innerhalb* der jeweiligen Gruppe und die Unterschiede zur jeweils anderen überzubetonen und diese Unterscheidung dann zur Grundlage von Selbstbeschreibungen zu machen, die den eigenen Selbstwert stabilisieren („wir" sind besser, stärker als „die")[22]. Diese Stereotype bilden dann die Grundlage für „narrative Traditionen" einer jeweiligen sozialen Gruppe (von der Familie bis zur Gesellschaft) und tendieren damit dazu, sich über Generationen immer massiver zu stabilisieren und zu verewigen. Verschiedentlich sind diese Prozesse ausführlich beschrieben worden, etwa bei Metin (1990), Al-Issa (1997).

Stereotype sind u. a. deshalb so schwierig zu verändern, weil sie für den Einzelnen und für die soziale Gruppe wichtige Funktionen erfüllen. Roth (1998) unterscheidet die folgenden:

– Kognitive Funktion: Stereotype dienen der Informationsverarbeitung und damit der Orientierung.
– Psychohygienische Funktion: Stereotype dienen der Aufrechterhaltung des Selbst und der Klärung und Sicherung der eigenen

---

22 „Autostereotype", also Selbstbilder, sind in der Regel positiv, „Heterostereotype", Fremdbilder, oft negativ gefärbt (Tücke 1999, S. 314).

Identität. Da man „anders", mithin „besser" ist, wird das Selbstbild unterstützt und gesichert.

– *Soziale Funktion:* Stereotype erzeugen eine Identifikation mit der Gruppe, durch die abgrenzende Selbstdefinition wird kollektive Identität geschaffen, Zugehörigkeit gesichert.

Dies mag erklären, warum man Stereotypisierung auch als den bedauerlichen „Regelfall" verstehen sollte, während der Abbau von Stereotypen und das gegenseitige Verstehen als der immer wieder anzustrebende Sonderfall angesehen werden kann – um es in den Worten von Johann Wolfgang von Goethe zu sagen: „In der Begeg-

---

Einladung zu einer Übung zu den gelernten multikulturellen Erwartungen und Erwartungserwartungen

Denken Sie einmal über die folgende Frage nach: Wie wurde in Ihrer Ursprungsfamilie mit dem Thema „Fremdsein" umgegangen? An welche Regeln erinnern Sie sich zu Themen wie Fremdheit, Unterschiedlichkeit, Inländer und Ausländer, Gastarbeiter und Flüchtlinge?

Bitte notieren Sie hier Ihre Antwort.

In einer familientherapeutischen Ausbildungsgruppe ergaben sich folgende Antworten:

– Blutsverwandtschaft war entscheidend: Wer nicht aus unser Familie ist, bleibt fremd.
– Die Anderen sind Fremde.
– Das Fremde wurde bei uns zur Stabilität der Familie genutzt: „Wir sind anders, wir sind besser!"
– Zentrale Regel zum Umgang mit andersartigen Menschen: Wir sind liberal, aber es gibt Grenzen: „Du bist von uns eingeladen, aber du wirst nie zu uns gehören."
– Wir waren selbst die Fremden! Meine Eltern kamen aus Schlesien, wir wurden in Vierteln eingesiedelt mit Straßennamen wie Schlesische Straße, Pommernstraße etc. Fremdsein bestimmte unser Denken und Alltag.
– Bei uns wurde das Thema erfolgreich verdrängt, keiner wurde zu uns eingeladen.

- Meine Eltern haben Deutschland nie verlassen, Gründe gab es genug: ökonomische, religiöse, Unsicherheit.
- Wir sind besonders und haben daher die Pflicht, den anderen zu helfen, uns für sie einzusetzen.
- Heimvorteil: Wir nehmen die Fremden bei uns auf, das führt uns zur moralischen Stärke und Überlegenheit.
- Es war einfacher, wenn Fremde zu uns kamen, als dass wir hingingen.
- Fremde waren wichtiger als die Kinder (Eltern waren engagiert im Ausländerverein).
- In meiner Familie waren die Personen innen die Fremden, nach außen waren wir „weltoffen".
- Gut, dass es Fremde gab, es half uns zur Orientierung und Stabilität: Die anderen sind ganz anders als wir.
- Wir haben eine weiße Weste, aber die anderen …
- Ich fühlte mich fremd in meiner Familie, weil meine eigene Freude als fremd bezeichnet wurden.
- Bei uns war es ökonomisch legitim, uns mit Fremden abzugeben (z. B. Restaurant, Hotelbetrieb, Geschäft mit fremden Waren, Studium, etc.).
- Bei uns mussten die Fremden eine Demutsgebärde machen: „Lerne Deutsch, dann nehmen wir dich auf."
- Meine Eltern mochten keine Fremden, aber ich habe viele nach Hause gebracht, ich mache es anders als meine Eltern! (Veränderung der Regel durch eine Gegenregel)
- Beruflicher Mythos bzw. Auftrag aus dem sozialen Beruf der Eltern: Wir sind alle gleich, wir sind nicht gegen Ausländer.
- Schwule, Ausländer, Juden, lange Haare, Kommunisten: Wieso kannst du nicht anständige Leute kennen lernen?
- Ich habe Fremde nach Hause gebracht, damit sie stellvertretend für mich gegen die Meinung meiner Familie kämpfen.

nung mit Fremden kann die Toleranz nur der Anfang sein." So ist es in der interkulturellen Beratungsarbeit noch wichtiger als sonst, den eigenen Erwartungserwartungen nicht unreflektiert zu unterliegen, sondern sie ständig zu reflektieren – was die Notwendigkeit eines wie auch immer gearteten besonderen Selbsterfahrungsprozesses einschließt.

Beispielsweise kann eine Supervision dazu genutzt werden, sich selbst Fragen zu stellen: Was sind die eigenen unausgesprochenen Vorstellungen davon, was etwa „die türkischen Familien" besonders brauchten – z. B. entweder besonders viel Emanzipation der Frau: „Das ist ja unerträglich, wie die Frauen da unterdrückt werden", oder gerade nicht: „Da darf man nicht eingreifen, das muss man respektieren" gemeinsamer Nenner: Man „weiß", was gut ist für die jeweilige Familie! Selbst wenn man wohlwollend agiert, kann es geschehen, dass sich ein Stereotyp zwischen einen selbst und die Familie schiebt.

Zum Thema der Rolle weiblicher Familienmitglieder in türkischen Familien berichtet Eberding (1998) von einer interessanten Befragung von zehn deutschen Therapeuten und Therapeutinnen. Einhellig wurden folgende Bilder vertreten:

– Männer haben mehr zu sagen, Frauen wenig oder nichts.
– Die Frau drückt die Erziehungsvorstellungen des Mannes durch.
– Brüder spielen sich als Hüter der Moral auf.
– Die Mütter sprechen nicht deutsch, sind passiv, haben die Putzfrauenrolle in der Familie.

Dem stellt Eberding Ergebnisse gegenüber, die geeignet sind, das Stereotyp der „hilflosen Kopftuchtürkinnen" zu widerlegen. So waren im Vergleich türkischer Jungen und Mädchen wesentlich mehr Mädchen auf dem Gymnasium, beide Geschlechter verfügten in Bezug auf Schule und Leistung über ähnliche internale Kontrollüberzeugungen (Bewusstsein, über eigene Handlungsmöglichkeiten zu verfügen) wie deutsche Kinder. In Interviews zeigten sich viele der befragten Frauen und Mädchen leistungsmotiviert und zupackend - allerdings durchaus auf eine Weise, die sich von deutschen Frauen und Mädchen unterscheidet: Gümen et al. (1994) zeigten, dass westliche Weiblichkeitskonstrukte von türkischen Migrantinnen nur wenig geteilt werden (s. a. Herwartz-Emden 1996). Sie prägten hierfür den

Ausdruck: „nichtwestliche Modernität". Eberding (1998) folgert: „Das Stereotyp des ‚türkischen Kopftuchmädchens' schreibt sie auf eine einzige Identitätsform fest, spricht ihnen Entwicklungsmöglichkeiten ab und fixiert sie in der Rolle des Opfers" (S. 323). Hierzu noch ein interessantes Zitat aus einem Interview von Eberding mit einer 36-jährigen allein erziehenden türkischen Mutter von vier Kindern (S. 320), sie berichtet von einem Bewerbungsgespräch in einer Klinik: „‚Schauen Sie', habe ich zu ihr gesagt, ‚ich habe meinen Mann vor die Tür gesetzt, ich bin alleinerziehend, habe vier Kinder und möchte arbeiten. Zum Sozialamt gehe ich nicht gern. Zu Ihnen habe ich gesagt, daß ich gern arbeiten möchte, Sie geben mir die Gelegenheit nicht, dann dürfen Sie sich auch nicht beschweren, daß ich aus der Tasche des Sozialamtes lebe. Ich bin arbeitsfähig. Wenn Sie mir keine Arbeit geben, ist es ja ganz logisch, daß ich zum Arbeitsamt gehe!' Da hat die Frau aber geschaut. ‚Sie haben recht, Frau Demir', sagte sie. ‚Kommen Sie in einer Woche wieder, wenn ich nicht vorher anrufe.' Die Frau hat mich tatsächlich nach einer Woche angerufen und gesagt, ich könne kommen. Was hatte ich für eine Freude, Allah!"

Eine Anmerkung zum methodischen Umgang mit Stereotypen in der Beratung: Wenn wir die Aussagen dieses Abschnittes zusammenfassen, können wir sagen, dass ein Stereotyp ein kognitiver Mechanismus ist, der therapeutische Neugier im Sinne von Cecchin et al. (1993) zerstört: Man „weiß" schon, wie jemand ist, man braucht nicht mehr zu fragen. Das bedeutet aber, man macht aus etwas ein „gleich", was im besten Falle ein „ähnlich" ist. Hier schlagen wir vor, eine supervisorische Faustregel anzuwenden, die besagt: „Wenn etwas ähnlich wird, ist es besonders wichtig, auf die Unterschiede zu achten!" So kann man ein Stereotyp formulieren und fragen, ob es in der Familie zutreffe: „Mein Bild von der türkischen Familie ist, dass die Frauen eher wenig oder nichts zu sagen haben. Wie ist das bei Ihnen?" Ähnlich lässt sich danach fragen, welche Stereotype der Familie schon selbst begegnet sind, ja auch welches ihre Stereotype bezüglich der Stereotype der deutschen Gesprächspartner sind. Man kann, weiter gehend, über Fragen zu solchen eigenen oder vermuteten Vorannahmen Unterschiede herstellen. So kann man zu der Erkenntnis gelangen, dass bei der einen Familie die Konfliktlage zwar *ähnlich* sein kann wie in der anderen, dass es aber vor allem darum geht, zu einem *spezifischen Kontrakt* mit *einer spezifischen Familie* zu gelangen. Das bedeutet vor allem, immer wieder genau hinzugukken – in einer Fernsehsendung formulierte es eine junge Türkin, die auf ihr Kopftuch angesprochen wurde, so: „Man soll mich nicht in Schubladen stecken. Man soll mich fragen, wer oder was ich bin!"[23] Im Beratungsverlauf wird man dann möglicherweise feststellen, dass die Familientherapie „(fast) so ist wie bei deutschen", wie Akgün (1991, S. 36) ihre Erfahrungen mit türkischen Familien zusammenfasste. Stereotype sind es auch, die diametral dem entgegenstehen, was Fariduddin Attar den systemischen TherapeutInnen der Gegenwart als zweites Tal der Erkenntnis anbietet: das Tal der Liebe.

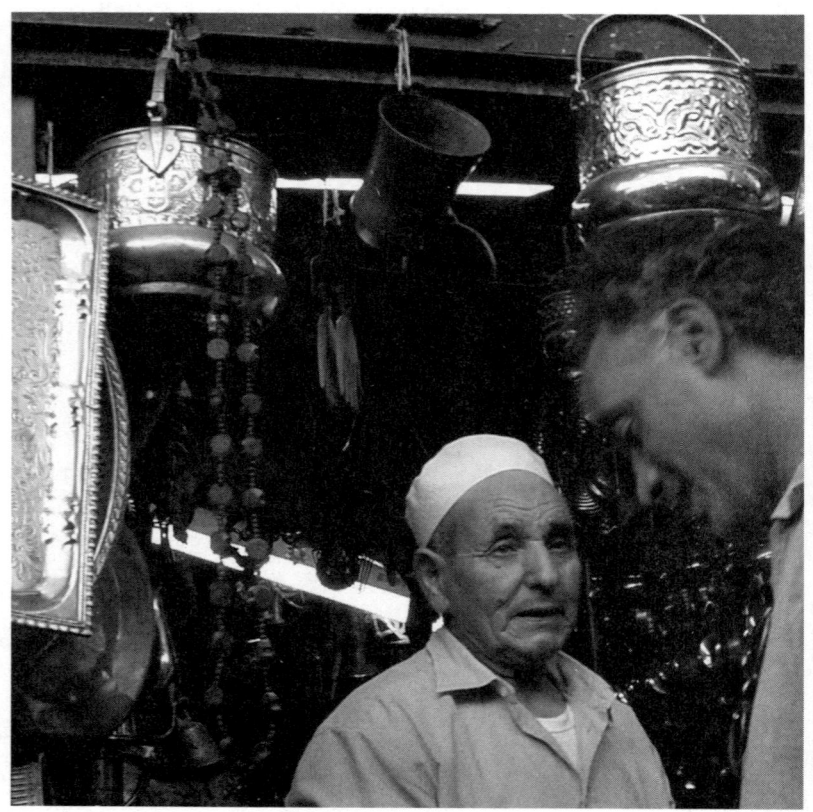

23 In der Sendung *Mein Kopf gehört mir*, ausgestrahlt von Phoenix, am 6.1.2002, 22.15–23.00 Uhr.

8. Das Tal der Liebe: Beginn der Reise in ein unbekanntes Land

DAS TAL DER LIEBE

„Um hier einzutreten, muß man ganz in Feuer tauchen, ja man muß selber Feuer sein, denn sonst könnte man da nicht leben."
Um in Kontakt zu kommen, spare nichts von deiner Liebe ...
„Der wahrhaft Liebende muß dem Feuer gleich sein, entflammten Angesichts, brennend und ungestüm wie das Feuer."
Und ...
„Um zu lieben, darf man keinen Hintergedanken haben; man muß bereit sein, hundert Welten ins Feuer zu werfen; man muß weder glauben noch Zuversicht hegen. Auf diesem Wege ist kein Unterschied zwischen Gut und Böse; wo die Liebe ist, sind Gut und Böse entschwunden ..."
Vergiss, was du weißt, und lass dich auf die Menschen ein, die vor dir sitzen!
„In diesem Tale ist die Liebe das Feuer, und sein Rauch ist die Vernunft. Wenn die Liebe kommt, entflieht die Vernunft in Eile. Die Vernunft kann mit der Liebe nicht zusammenwohnen; die Liebe hat nichts zu schaffen mit der Vernunft des Menschen."
Bleibe dir ungehorsam. Suche mit deinem Herzen und deinen Sinnen, nicht (nur) mit dem Kopf ...
Sei liebevoll, respektlos und frech ...
Denn das Leben ist Neugier.
„Gewännest du einen rechten Blick der unsichtbaren Welt, dann erst vermöchtest du erkennen die Quelle der geheimnisvollen Liebe, die ich dir verkünde ..."
Nimm die Familie in Liebe an, bilde weitere Hypothesen, und überprüfe die, die dir noch nicht eingefallen sind.

8.1 BETROFFENHEIT, ENGAGEMENT UND ABSTAND

„Wir haben nur die Welt, die wir zusammen mit anderen hervor-
bringen, und nur die Liebe ermöglicht uns, diese Welt hervorzu-
bringen" (Maturana u. Varela 1987, S. 267). Liebe ist eine zentrale
therapeutische Qualität. Gleichzeitig ist sie auch die Kraft, die uns
in der systemischen Therapie immer wieder das Thema von Nähe
und Distanz, von Kontakt und Abgrenzung vor Augen führt. Diese
Balance ist schon im therapeutischen Alltag schwer einzuhalten, bei
vielen multikulturellen Themen kann der Berater bzw. die Beraterin
mit Berichten konfrontiert werden, die es noch schwerer machen,
eine neutrale therapeutische Distanz zu wahren – und oft ist dies
auch gar nicht angebracht. Gerade in multikulturellen Problemkonstellationen geht es vielfach um Ereignisse, denen man als Berater
nie in der Weise ausgesetzt gewesen ist und von denen man sich
– vor allem bei Extremtraumatisierung – oft nicht einmal vorstellen
kann, dass man sie selbst hätte ertragen können. Sich betreffen zu
lassen und das eigene Engagement nicht hinter therapeutischer
Neutralität zu verstecken ist hier eine wesentliche Forderung.[24] Viel
mehr als in anderen Beratungskontexten geht es daher darum, die
Balance zu halten zwischen der Selbstverständlichkeit *solidarischer
Partizipation* und der gleichzeitigen Notwendigkeit, so viel Distanz
zum Erleben des Klienten zu bewahren, dass man nicht selbst in
Entsetzen versinkt und, hilflos, erstarrt, dem Klienten gerade die
Hilfe und Stütze versagt, deren er besonders bedarf. Der Berater
bzw. die Beraterin darf nicht mit der „leidenden Seite" der Ambivalenz in eine so starke Identifikation gehen, dass daraus eine
Festschreibung der Opferposition wird (Skutta 1998). Dies gelingt
aus unserer Erfahrung dann besonders gut, wenn man als Berater
nicht isoliert ist, z. B. durch eine gute Eingebundenheit im Team,
durch die Arbeit mit Reflektierenden Teams oder durch eine Supervisionsgruppe, womit die extremen Gefühle aufgefangen werden
können (vgl. auch Abschn. 10.2).

Ein *Beispiel* aus einer Livesupervision in Anwesenheit der Supervisionsgruppe: Eine kurdische Familie wird wegen extremer

---

24 Oesterreich (1998) verlangt in diesem Zusammenhang „engagierte Neutralität".

Verhaltensauffälligkeiten des dreijährigen Sohnes vom Jugendamt betreut. Der Vater befindet sich seit einem halben Jahr in Haft, nachdem er wegen des Verdachts auf Mitgliedschaft in der PKK mit einer dramatischen Polizeiaktion aus dem Haus geholt worden war. Seitdem wird die Mutter (23 Jahre) von den Nachbarn gemieden und lebt in der Wohnsiedlung völlig isoliert mit ihrer 16-jährigen Schwester und ihrem Sohn. Zum Gespräch kommen die Mutter, die Schwester und der Junge, alle sprechen einigermaßen gut deutsch. Die Mutter sagt, sehr zum Erstaunen der Gruppe, sie habe keine Probleme mit den vielen Menschen, sie sei so etwas von ihrer Familie her gewohnt. Zum Vorgehen wird vereinbart, dass in ein oder zwei Unterbrechungen des Gespräches alle Gruppenmitglieder jeweils kurz sagen, wo sie innerlich sind, sei es in Form eines Bildes oder eines Gefühls (angeregt durch Drees 1995, 2001). In einem ersten Austausch über diese inneren Bilder geht die Gruppe sehr auf die „Kraftseite" („Beeindruckend, was sie alles geschafft haben ...!") – wohl nicht ganz ehrlich, weil sich darin so etwas wie eine Tabuisierung des Schreckens abzeichnet. Glücklicherweise bringt dann ein Gruppenmitglied eigene Gefühle von Beklemmung und Angst zum Ausdruck. Das wirkt erkennbar erleichternd, wie eine Erlaubnis. Die Frau erzählt viel von den ständigen Tieffliegerangriffen durch irakische Truppen, vom schrecklichen Tod eines kleinen Bruders, die Schwester zeigt ihre von einer Granate verstümmelte Hand, die sie vorher verborgen hatte. Für die Therapeutin war es das Schlimmste, die eigene Sprachlosigkeit angesichts dieses Leids auszuhalten. Für sie war die atmosphärische Geborgenheit, die die Gruppe vermittelte, eine wichtige Ressource, um nicht vom Schmerz überwältigt zu werden. Die Klientin beschrieb es als Befreiung, diese Geschichten endlich einmal erzählen zu können: „Das ist das erste Mal, dass sich jemand dafür interessiert!" Hier vermittelte das von Liebe getragene Engagement der Gruppe eine Kontrasterfahrung zu der ansonsten überall erfahrenen Ausgrenzung.

Durch das Gespräch ergab sich übrigens ein vertieftes Verständnis der extremen Verhaltensauffälligkeiten des kleinen Sohnes. Dieser begann bei den Tränen der Mutter zunächst, laut zu schreien und krachend auf das Spielzeug zu treten. Als er sah, dass die Therapeutin zur Mutter ging und sie in den Arm nahm, wurde er ruhiger. Bei der zweiten Situation, in der die Mutter weinte, ging er nur noch zu ihr und fasste sie an, beim dritten Mal beobachtete er dann von der Spielecke aus genau, was passierte, am Schluss spielte er ruhig, still und konzentriert außerhalb des Kreises. Er war ganz offenbar entlastet, seine schwere Aufgabe, die Mutter zu trösten, loslassen zu können.

8.2 Haltung, Ethik, Anforderungen und Herausforderungen an BeraterInnen

Die Anforderungen an die Haltung des Therapeuten bzw. der Therapeutin sind in multikulturellen Bezügen eigentlich nicht anders als die Grundforderungen, die an Handelnde im Feld der Psychotherapie zu stellen sind – und bekanntlich sind dies einige: die Forderung, kongruent und klar zu kommunizieren, sich wertschätzend allparteilich zu verhalten und nicht vorschnell zu verstehen, sondern vielmehr von einer Haltung der Neugier und des Bemühens um Verstehen auszugehen, respektvoll den Rat Suchenden gegenüber, dabei gleichzeitig aber „respektlos" gegenüber den von Menschen hervorgebrachten Beschreibungen und Erklärungen zu sein (z. B. Cecchin et al. 1993; von Schlippe u. Schweitzer 1996). Sluzki (2001) benennt darüber hinaus eine „gezielte Aufmerksamkeit für Unterschiede in der Weltsicht" (S. 113) und eine grundsätzliche Bereitschaft, sich mit fremden Kulturen vertraut zu machen. Daneben fordert er: „Teil der Bemühungen jedes Therapeuten sollte es zudem sein, sich jeder Bewertung über kulturelle Unterschiede zu enthalten" (S. 114). Eine solche Idealforderung ist nicht unproblematisch. Natürlich ist es wichtig, sich selbst genau zu prüfen und zu fragen, ob eine wertende Empfindung in einer abstrakten moralischen Position wurzelt oder in persönlicher Betroffenheit. Doch aus unserer Sicht sollten wir uns nicht darüber täuschen, dass es Momente gibt, in denen man sich als TherapeutIn zeigen *muss*. Maßstab kann dann nicht unbedingt immer eine Orientierung an „richtig" oder „falsch" sein, der Orientierungspunkt liegt dann nur *„in mir"* und nirgendwo sonst. Es müssen nicht gerade solch extreme kulturelle Thematiken sein wie die Klitorisbeschneidung eines jungen Mädchens oder das „gewohnheitsmäßige" Schlagen der Frauen, das in Russland in letzter Zeit als zunehmend verbreitet beklagt wird. Wichtig ist, sich des Punkts, an denen man selbst sagt, sagen muss: „Das geht mir zu weit!", bewusst zu sein und sich gerade für diese Momente einer guten Supervision zu versichern. Denn aus diesen Ausführungen sollte natürlich nicht abgeleitet werden, diesen Punkt immer weiter nach vorn oder auch nach hinten zu verschieben.

Ein gutes *Beispiel* für ein konstruktives Umgehen mit einem Wertkonflikt schildert Hegemann (2001): Die behandelnde Ärztin hatte einem türkischen Patienten, der sich über Weigerung seiner Tochter beklagt hatte, sich gegen ihren Willen mit einem Türken verheiraten zu lassen, gesagt, dass sie sich sehr schwer tue, ihn zu verstehen. Sie konnte jedoch zu einer Haltung „Anteil nehmender Neugier" zurückfinden und damit zumindest ein Verständnis dafür entwickeln, dass dieser Mann

- sich massive Sorgen um den Familienzusammenhalt machte, und in der Verbindung mit einer türkischen Familie die sicherste Gewähr dafür sah, im Alter in einem gesicherten Familienverband zu leben;
- die Familienehre in Gefahr sah und damit auch sein eigenes Selbstwertgefühl, da ein „würdeloses" Verhalten der Tochter hinsichtlich „freier" Sexualität auch einen Schatten auf ihn als unbestrittenes Familienoberhaupt werfen würde;
- und besorgt um seine Tochter war, die nach seiner Ansicht durch ihr aufsässiges Verhalten ihre persönliche und soziale Zukunft gefährde.

Das im Laufe der Gespräche wachsende Vertrauensverhältnis zwischen Ärztin und Patient führte schließlich zu einer Reflexion seiner Wertvorstellungen und zu einer für die Familie befriedigend verlaufenden Lösung (S. 121 ff.).

Ein anderes *Beispiel* beschäftigt sich mit einer eigenen Erfahrung. Hier waren die Therapeuten mit einem abnormen Verhalten konfrontiert, das weniger ihr Wertesystem infrage stellte, als vielmehr bei ihnen Angst auslöste, dem Thema nicht gewachsen zu sein. Dabei führte eine Pause, in der beide Therapeuten ihre eigene Situation reflektierten, ohne zu werten, zu einer überraschenden Wendung. Es ist uns bewusst, dass es krassere und dramatischere Fälle gibt, in denen Therapeuten in Wertekonflikte geraten, doch liegt für uns der Fokus nicht auf dem Drama, sondern darauf, wie therapeutisch mit Situationen umgegangen werden kann, die fremd und ungewohnt sind. Die Lösung liegt dann darin, dieses Ungewohnte zu benennen, auch die eigene Position zu definieren – und gleichzeitig die Bereitschaft zu vermitteln, sich auf das Neue, auf die Andersartigkeit einzulassen:

Eine fünfköpfige Familie kommt zur Beratung. Anlass für die Eltern, sich Hilfe zu holen, sind ständige Probleme mit der jüngsten ihrer drei Töchter. Der Stress mit dem 14-jährigen Mädchen bestimme inzwischen schon den Alltag der ganzen Familie. Nach langem Suchen nach Bedeutungen und Beschreibungen wird dem Therapeutenpaar klar, dass sie überhaupt nicht verstehen, worum es eigentlich geht, irgendetwas „ist unterm Teppich". Sie bitten die drei Mädchen, eine Weile im Warteraum zu warten, es gebe vielleicht bei den Eltern etwas, was nur unter Erwachsenen besprochen werden könne. Dann fragen die Therapeuten das Paar direkt: „Worum geht Ihnen beiden eigentlich?" Der Mann wendet sich an seine Frau: „Jetzt kannst du es sagen!" Die Frau gibt die Verantwortung an ihn zurück: „Das ist deine Sache!" So teilt er in trockenen Worten mit: „O. k. also – ich gehe einmal die Woche zu einer Domina."

Die Therapeuten sind überrascht und fühlen sich aufgrund mangelnder eigener Erfahrungen in diesem Bereich nicht darauf vorbereitet, mit einem Paar zu arbeiten, bei dem ein Partner „Domina"-Erfahrungen sucht. Die Therapeuten tauschen sich in einem Reflektierenden Team aus und überlegen, wie sie eine gemeinsame Intervention finden könnten. Plötzlich wirft die Frau ein: „Wenn wir schon dabei sind, könnte ich auch sagen, dass ich mich in eine Frau verliebt habe." Der Mann glaubt seinen Ohren nicht zu trauen: Das ist etwas ganz Neues, das wusste er noch nicht. Eine völlig neue Lage ist entstanden. Die Therapeuten holen die Kinder rein, würdigen ihr Engagement und bitten sie, nach Hause zu gehen: Das, was ihre Eltern als Problem haben, habe mit ihnen nichts zu tun. Sie würden sie nach einigen Sitzungen, falls dies notwendig sei, noch mal dazu einladen.

Inzwischen ist das Paar als Paar geschieden, sie verständigen sich jedoch gemeinsam sehr gut als Eltern. Die Frau lebt nun mit ihrer Freundin und der jüngeren Tochter zusammen, und der Mann hat eine neue Freundin, das Thema „Domina" hat sich erledigt – wie übrigens auch die Verhaltensprobleme der Tochter.

Ist der Kontakt zum System hergestellt, und ist eine liebevolle, echte und akzeptierende Basis für die Kooperation gesichert, dann betreten wir das nächste Tal.

9. Das Tal der Erkenntnis: Der „Werkzeugkoffer" – Spezifische Zugänge zu multikulturellen Kontexten

DAS TAL DER ERKENNTNIS

„Wenn die Sonne der Erkenntnis an der Wölbung dieses Weges strahlt, den man nicht würdig zu beschreiben vermag, zeigt sich in Klarheit das Geheimnis des Wesens der Dinge …"
Bleibe deiner Intuition treu, und suche nicht für alles Worte. Erkenntnis entsteht in dir und der Familie gemeinsam, und ihr schafft es …
„… den feurigen Ofen der Welt zum Blumengarten"
… zu verwandeln. Lass die Familie in ihren Visionen wandeln, denn …
„… der Wanderer wird die Mandel unter ihrer Schale schauen …."
Lass dich von ihren Schicksalen und ihren Spielen nicht erschrecken, denn nur sie kennen die Regel, und vielleicht lassen sie dich zum Freund werden …
„Er wird sich selbst nicht mehr erblicken, nichts mehr wird er erblicken, als in jedem Atom die Sphäre des Alls; unterm Schleier wird er zahllose Heimlichkeiten betrachten, die leuchten wie die Sonne. Die sichtbare und die unsichtbare Welt sind für die Seele nichts; der Körper ist der Seele nicht verborgen noch die Seele dem Körper."
Sie werden versuchen, dich in ihre Verwirrung einzuladen und mitzunehmen. Wehre dich nicht und gehe mit, denn …
„… bist du aus der Welt ausgegangen, die nicht ist, dann findest du den Ort, der dem Menschen bestimmt ist."

Das Tal der Erkenntnis führt zum Kern systemischer Arbeit,[25] zu den Zugängen zu Wirklichkeitskonstruktionen im System. Wir können die Welt nicht anders erleben als über die Beschreibungen, die wir im Laufe unserer Sozialisation darüber erworben haben, „Landkar-

---

25 Darum wird dies auch das längste Kapitel werden!

ten" also, die uns Orientierung in der Welt bieten, die wir jedoch nicht mit der Welt selbst verwechseln sollten (vgl. Abschn. 5.1). Die Einbeziehung multikultureller Kontexte verlangt immer wieder, die jeweiligen Landkarten des betroffenen Systems genau zu erforschen und den eigenen Landkarten gegenüber besonders kritisch zu bleiben. Was für einen Deutschen „enge Wohnverhältnisse" sind, kann für eine Familie in einer anderen Kultur gerade richtig und gemütlich sein. Von dort aus wird auf die Isolation einer Kleinfamilie in einer westeuropäischen Wohnung vielleicht auch nur mit Kopfschütteln geschaut.

Zwei Beispiele aus der eigenen Erfahrung: Auf einer Marokko-Reise hält ein Polizist uns wegen einer Verkehrsübertretung an. Nachdem er den (deutschen) Ausweis des Fahrers (Mohammed) überprüft hat, lässt er uns ohne Strafe weiterfahren. Auf erstaunte Nachfrage: „Sie Armer, Sie müssen in der Fremde leben, Sie sind gestraft genug!" In der „Landkarte" des Polizisten war ein Aufenthalt in Deutschland nur als „Strafe" vorstellbar, in diesem Fall zu unserem Glück.

Das zweite: Im Gespräch mit der marokkanischen Familie von Mohammed kommen wir auf das Thema „Einsamkeit" in Deutschland. Spontan sagt einer unserer Gesprächspartner: „Einsamkeit ist für mich kein Problem, mein Problem ist eher, dass ich nie einsam bin: Immer ist jemand um mich herum!" So kann – je nach Kontext – Einsamkeit oder Gemeinsamkeit gleichzeitig das Problem oder die Lösung sein.

„Aber wir sind in Afrika … nicht die alte Klanstruktur außer Acht lassen, deren oberstes Gesetz lautet: Teile alles, was du hast, mit deinen Brüdern, mit den anderen Mitgliedern des Klans oder, wie man hier sagt, mit den Cousins (in Europa ist die Bindung zwischen Cousins ziemlich lose und schwach, in Afrika ist ein Cousin mütterlicherseits wichtiger als der eigene Ehepartner). D. h., wenn du zwei Hemden hast, gib ihm eines ab, wenn du eine Schüssel Reis hast, gib ihm davon die Hälfte. Wer gegen dieses Prinzip verstößt – verurteilt sich selbst zum Außenseiter, dazu, aus dem Klan ausgestoßen zu werden, zum Status des einsamen Individuums, ein Zustand, der jeden mit Schrecken erfüllt. In Europa wird der Individualismus hoch geschätzt, in Amerika sogar höher als alles andere; in Afrika hingegen ist der Individualismus ein Synonym für Unglück, ein Fluch, eine Tragödie" (Kapuscinski 1999, S. 39 f.).

Besondere Überlegungen gilt es daher bei der Erarbeitung von Therapiezielen anzustellen. So stellen moderne Problemlösungsansätze Werte wie Eigenverantwortlichkeit, Unabhängigkeit und Entscheidungskraft in den Vordergrund – damit werden jedoch u. U. Kompetenzen gefördert, die nach den Vorstellungen vom Zusammenleben aus Sicht einer anderen Kultur eventuell gerade nicht förderlich sind (Tuna 1998).

Beispiel: Bei einer Organisationsberatung im Jemen war es uns (einem Beraterteam aus Deutschland, an dem Mohammed beteiligt war) nicht möglich, den Teilnehmern und Teilnehmerinnen nach 14 Uhr eine Aufgabe zur Bearbeitung zu geben. Sie saßen wie auf Kohlen und bestanden darauf, den Workshop bald zu beenden. Alle unsere Versuche, sie doch noch für die Durchführung der Übungen zu motivieren, wurden mit dem Kommentar „Morgen ist auch ein Tag" abgelehnt. Erst als wir dieses energisch problematisierten,[26] wurde uns die Bedeutung ihrer strikten Ablehnung verständlich und ihr „Kat-Ritual" erklärt. Jeden Nachmittag vollzieht sich das gleiche Ritual. Ob in der Stadt oder auf dem Land: Der Nachmittag ist ab 15 Uhr „Kat-Zeit", die Zeit, in der man sich trifft, um gemeinsam Kat-Blätter zu kauen (Kat ist nach WHO eine Substanz, die chemisch den Amphetaminen sehr nahe verwandt ist).

Man hat schon am Vormittag abgesprochen, wo man sich später zur gemeinsamen Kat-Sitzung treffen will. Freunde, Arbeitskollegen, Nachbarn und Verwandte treffen nach dem Mittagessen im Hause der Gastgeberin bzw. des Gastgebers ein und steigen zum Mafraj hoch, dem schönsten und höchstgelegenen Raum des Hauses. Die Männer und Frauen haben jeweils ihren eigenen Mafraj, die Sitzungen finden getrennt statt.

Während sich der Körper entspannt, wird der Geist beflügelt, und jeder nimmt an der nun stattfindenden lebhaften Unterhaltung teil. In dieser Unterhaltung vermittelt eine Person ein eigenes Problem, und alle dürfen mitreden und diskutieren, wobei es eine interessante Regel gibt, die strikt einzuhalten ist: Keiner darf eine Lösung anbieten! Das Problem wird von allen Seiten beleuchtet, ohne dass eine Lösung angestrebt würde: Eine Lösung vorzuschlagen macht

26 Mit den Teilnehmern wurde dann später eine gangbare Lösung gefunden, nämlich früher zu beginnen

einen stärker als den anderen, zum Erhalt des Friedens darf also keiner sich so exponieren, dass er den Rat Suchenden schwächen könnte. Nach etwa zwei Stunden verebbt das heitere Gespräch. Man versteht sich jetzt auch ohne Worte mit den Nachbarn und hängt lieber eigenen Gedanken nach. Zuletzt ist nur noch das ruhige Blubbern der Wasserpfeifen oder das geräuschvolle Schlürfen der Männer oder der Frauen zu hören, jedes Mal gefolgt von einem Lob und Dank an Allah. Erst wenn die Sonne sich dem westlichen Horizont nähert, kommt es bei manchen Gästen zu einem Stimmungsumschwung. Nach einem Tee mit Milch wird die Sitzung beendet, und jeder verlässt das Haus.

Wir haben diese Erfahrung als Anregung für eine interessante Übung genommen, die wir in Seminaren, aber auch in Beratung und Supervision angeboten haben: ein Problem so zu behandeln wie in einer Kat-Sitzung, eben ganz bewusst im Problemgespräch keinerlei Lösungsideen zu entwickeln – für westlich trainierte Berater (vor allem für lösungsorientierte …) eine schwere, aber spannende Aufgabe.

In den Rat suchenden Familiensystemen sind unterschiedliche Strömungen oft auch unterschiedlich stark ausgeprägt (Güç 1991): „Progressiven" Familienmitgliedern, die sich an den Werten westlicher Kulturen orientieren, stehen Mitglieder gegenüber, die in den Werten der Heimatkultur verwurzelt sind. Die Betonung nur einer Seite kann dieses Spannungsfeld verstärken. Wenn es möglich ist, als Berater bzw. Beraterin sich zum „Anwalt der Ambivalenz" zu machen, kann eine wertschätzende Haltung gegenüber der Gesamtdynamik eingenommen werden.

Es ist eine zentrale Forderung der systemischen Therapie, bei ihren Interventionen darauf zu achten, dass die Zahl der zur Verfügung stehenden Möglichkeiten erweitert wird – entsprechend einem erkenntnistheoretisch fundierten Imperativ, wie ihn Heinz von Foerster (1988) formulierte: „Handle stets so, daß weitere Möglichkeiten entstehen." Beschreibungen aus einer anderen Kultur sollten entsprechend daraufhin überprüft werden, ob sie den Rahmen der Betroffenen, aktiv als Handelnde ihren Bereich zu gestalten, erweitern oder nicht. Auch hier zeigt sich eine multikulturelle Perspektive als Ressource: Was in dem einen Bezugssystem als krank, schlecht, böse oder als „eine Katastrophe" gilt – wie sieht das in einem anderen

Bezugssystem aus? Der jeweils andere Rahmen kann als Ausgangspunkt für ein Reframing des beklagten Problems genutzt werden.

„Die Menschen fragen uns, wie viele Götter es in unserer Religion gibt und ob wir einen eigenen Gott der Kühe haben. Wir erklären ihnen, dass es nur einen Gott gibt, das enttäuscht sie. Unsere Religion ist besser, sagen sie, wir haben einen eigenen Gott, der sich um die Kühe kümmert, die Kühe sind schließlich das Wichtigste" (Kapuscinski 1999, S. 151).

9.1 Erstkontakt und Erstgespräch

Über das Telefon wird gesagt, es sei ein Kommunikationsmedium. Tatsache ist, dass es besonders dann ein sehr schwieriges Kommunikationsmittel wird, wenn man sich sprachlich nicht problemlos verständigen kann. Das gilt meist für Personen aus multikulturellen Zusammenhängen, die sich bei einer Beraterin anmelden, deren Sprache sie nicht kennen. Wie groß mag das Herzklopfen auf der anderen Seite der Leitung sein, die Angst zu sagen: „Ich habe ein Problem und ich hätte gerne (… ähhh … ungerne …) einen Termin.[27]" Wir empfehlen in dieser Situation, das Telefonat mit nicht zu vielen Informationen zu befrachten. Erfahrungsgemäß werden nur etwa 20 % der Inhalte behalten, und in diesen 20 % müssen die wichtigsten Informationen für den Gesprächspartner enthalten sein. Eine langsames und einfaches Sprechen kann hilfreich sein, um Motivation und Neugier bei den Klienten zu wecken. Oft können aus verschiedenen guten Gründen nicht alle Familienmitglieder beim ersten Gespräch anwesend sein (Schule, Arbeit etc.). Es empfiehlt sich, dies zu respektieren.

Wichtige Fragen für den telefonischen Erstkontakt:
- Worum geht es?
- Wer lebt mit Ihnen, wie heißen die Einzelnen, wer sollte eingeladen werden? An dieser Stelle hatten wir ursprünglich geschrieben: „Wer lebt mit Ihnen unter einem Dach?" Das ist eine typisch deutsche Formulierung, sie trifft für viele Familien aus

---

27 Abgesehen davon, dass ja vielleicht nicht einmal ein Wort für „Termin" zur Verfügung steht, wie in Abschnitt 5.1 erwähnt.

anderen Kulturen nicht zu. Man lebt anders, etwa um einen gemeinsamen Hof herum, und fragt danach: Mit wem wohnst du? Diesen Unterschied kann man in der Beratung nutzen, etwa über die Frage: „Wir sagen hier ‚unter einem Dach' – was sagen Sie in Ihrer Sprache?"

- Wie sieht es mit dem Verständnis aus? Muss eventuell ein Dolmetscher zugezogen werden?
- Terminvereinbarung, gegebenenfalls finanzielle Regelungen (Kasse/Sozialamt).
- Adresse und Rückrufnummer.
- Schweigepflicht zusichern.
- Alles andere kann später besprochen werden.

Anhaltspunkte für das erste Gespräch

Die im Folgenden skizzierten Anhaltspunkte für die Durchführung eines systemischen Erstinterviews[28] wurden von uns auf multikulturelle Fragestellungen hin konkretisiert. Sie sind als Anregungen gedacht und sollten als grober Leitfaden verstanden werden.

1) Vorbereitung

- Erste Hypothesen bilden und gleichzeitig bereit bleiben, sie wieder loszulassen.
- Fantasien, Assoziationen, Vorerfahrungen mit Personen aus der fraglichen Kultur, Landkarte bereithalten.
- Überlegungen zum Zuweisungskontext.
- Parallelen zur eigenen Situation, eventuell eigene Migrationserfahrungen.
- Auf eigene Ressourcen besinnen („Selfcare", s. Abschn. 10.2)

2) Kontaktphase

Therapeutische Rolle: Gastgeber, Struktursetzer
Erster Teil: Spannungsreduktion, Entlastung, Verankerung

- Begrüßung.
- Jeden genau nach dem Namen und nach dessen Aussprache fragen.
- „Joining" (Abschn. 7.1): Zu jedem einen lockeren und unbela-

28 Quelle: Unterrichtsmaterialien des Instituts für Familientherapie Weinheim, Ausbildung und Entwicklung e. V.

steten Kontakt herstellen (jeden explizit begrüßen, freundlich lächeln, mit Namen ansprechen und über etwas Alltägliches reden, z. B. Hobbys, Berufe, Wohnort, wie sind Sie hergekommen?).

–   Für Migrantenfamilien wichtig: Informationen über das Land, aus dem die Familie stammt, austauschen (Landkarte), Sprache – wie geht es mit dem Deutschen, wie mit der Ursprungssprache? Kennt die Beraterin eventuell Wörter aus der anderen Sprache, spricht sie sie richtig aus?

–   Herkunft: Kommt die Familie vom Land, aus der Stadt? Was ist der Unterschied? Wie sah es zu Hause aus, „Was wäre das Schönste aus der Heimat, was Sie mir zeigen würden, wenn ich in Ihrem Land zu Gast wäre?".

–   Etwas finden, mithilfe dessen das Selbstwertgefühl von allen erreicht werden kann, z. B. Wertschätzung für alle, dass sie gekommen sind und dass diese Sitzung möglich geworden ist, in der gemeinsam nach guten Wegen gesucht werden kann.

Zweiter Teil: Klärung des Rahmens

–   Zeitrahmen.

–   Erwartungen von jedem erheben: „Was wäre ein gutes Ergebnis für heute?"

–   Problemdefinitionen von jedem: „Was bringt Sie hierher, wobei können wir Ihnen bzw. Dir behilflich sein?" – Wie sieht das damit verbundene Anliegen der Einzelnen aus?

–   Erwartungen des Zuweisenden besprechen: „Was erwartet er bzw. sie von uns heute? Was müssten wir tun, damit er bzw. sie garantiert unzufrieden wäre?"

–   Rahmen der eigenen Beratungseinrichtung: „Zu wem wären Sie in der Heimat mit dem Problem gegangen? Was, denken Sie, hätten Sie dort bekommen?"

3) Interviewphase

Therapeutische Rolle: „Moderator", Beobachter, Prozessbegleiter

–   Information sammeln.

–   In dieser Phase ist auch der Einsatz des Genogramms möglich (Abschn. 9.2).

–   Klärung der Migrationsgeschichte: Wer ist zuerst gekommen, wer kam dann? Wer kam gern, wer ungern?

–   Systemwahrnehmung und gegebenenfalls „Enactment" (In-Szene-Setzen), das System ist hier und jetzt anwesend: „Können Sie sich einmal direkt darüber unterhalten?", direkte Interaktionen fördern: „Was sagen Sie dazu, wie geht es Ihnen damit?"

- Zirkuläre und direkte Fragen bzw. Einsatz des gesamten Methodeninventars.
- Defokussierung (z. B.: „Gesetzt den Fall, das Anliegen wäre gut geklärt, was wäre dann anders?", oder auch: „Was könnte ein nächstes Problem sein, das sich Ihnen stellen würde?") und Reframing (Abschn. 9.3) als Erweiterung der Problemsicht.
- Neue Bezugsrahmen anbieten.

4) Kontraktphase (besser: „Contracting"-Phase)
Therapeutische Rolle: Vertragspartner (mit jedem Einzelnen und mit der Familie als Ganzer)

- Gibt es bei den Beteiligten eine Vorstellung davon, dass das Gespräch hilfreich ist bzw. war bzw. sein könnte? Sind sie zufrieden? Was hätte z. B. ein *Abi* (auf Türkisch: „großer Bruder") am Schluss des Gespräches noch geraten?
- Gibt es eine Idee davon, dass hier etwas weiterbearbeitet werden könnte – und was (möglichst spezifisch)?
- Wer sollte bei einem nächsten Gespräch dabei sein? Hier kann auch nach Personen gefragt werden, die eigentlich dabei sein müssten, auch wenn sie es nicht können, weil sie in der Heimat geblieben sind (für sie könnte dann beim nächsten Treffen ein leerer Stuhl bereitstehen).
- Was ist der „kleinste gemeinsame Nenner"? Gibt es z. B. zumindest ein Interesse oder die Bereitschaft, zu einem „zweiten Erstgespräch" wiederzukommen? Im Zweifelsfall besser: die Familie bitten, es sich noch einmal zu überlegen, als auf weiteren Termin zu dringen.
- Formaler Kontrakt (Setting, Raum, Zeit, Geld, Video usw.).
- Gegebenenfalls „Hausaufgaben", Vereinbarungen.

5) Abschlussphase
Therapeutische Rolle: Gastgeber

- Klares und respektvolles Ende setzen.
- Offen Gebliebenes ansprechen und vertagen, aber nicht mehr vertiefen.
- Kontrakt wiederholen, gegebenenfalls Vereinbarungen.

– „Wir sehen uns dann also am … um …", eventuell auf einem Zettel notieren.
– Abschied nach Landes Sitte, wenn möglich und stimmig.

6) Auswertung
– Protokoll.
– Gefühle, Assoziationen und Hypothesen „fließen lassen".
– Skizze, Genogramm, Kontrakt, Vereinbarungen notieren
– Innerlich loslassen (keine „nächtlichen Überstunden"!).
– Gegebenenfalls in Peergruppe oder Supervision besprechen.

9.2 GENOGRAMMARBEIT

Als Genogramm wird in der systemischen Familientherapie eine Art „Stammbaum" der Familie bezeichnet, der mit der Familie gemeinsam oder auch mit Einzelnen erarbeitet wird und in den wesentliche Familiendaten eingetragen werden (von Schlippe u.

„Aus dem Nähkästchen" – Einige Erfahrungen aus Erstgesprächen
Wenn ein Therapeut gewöhnt ist, Probleme direkt und offensiv anzusprechen und im Allgemeinen bei deutschen Familien damit erfolgreich ist, könnte es ihm passieren, dass dieses Muster bei Angehörigen einiger anderer Nationalitäten[29] nicht passt, wenn die Familie dieses von ihren kulturellen Gegebenheiten her nicht gewohnt ist. Dann gilt es, die bisher erlernten Vorgehensweisen, Routinen und Instrumentarien zu erweitern oder zu reduzieren auf die entsprechenden kulturellen, sprachlichen, sozialen und bildungsmäßigen Gegebenheiten der Klienten. So ist es – wie wir von einer indischen Familie erfuhren – bei ihr in der Regel nicht peinlich, Probleme zu haben, aber es gilt als peinlich, auf Probleme angesprochen zu werden. Hier kann es hilfreich sein, vor dem direkten Ansprechen eines Problems eine „Metafrage" zu stellen:

---

29 Wir sollten immer wieder wiederholen, dass die Gewohnheit, bestimmte beobachtbare Muster auf die „Nationalität" zu beziehen, sehr holzschnittartig bleiben muss: Natürlich wird es auch deutsche Familien geben, bei denen ein direktes Vorgehen unpassend sein wird, und ausländische, bei denen es genau „richtig" ist.

„Ich habe schon erlebt (bzw. gehört oder gelesen), dass es für eine Familie aus einem anderen Land sehr unangenehm sein kann, auf ein Problem angesprochen zu werden. Wie wollen wir das hier handhaben? Wäre es besser, dass ich Sie frage, oder wollen Sie von sich aus erzählen, was Sie hierher führt?" Mit etwas Mut, Geschick und Geduld seitens des Therapeuten ist dann in der Regel das Unbehagen nach einer Weile vorbei und in Motivation verwandelt.

In manchen Familien kann es geschehen, dass, wenn der Therapeut ein Problem anspricht, die Systemmitglieder als erste Reaktion beginnen, sich gegenseitig anzuschauen. Es ist nicht so, dass sie die Frage nicht verstanden haben! Sie suchen nur eine innere Systemordnung, die klärt, wer die Erlaubnis haben könnte, die Frage zu beantworten. Oft beginnen sie dann, genau dies in ihrer Heimatsprache unter sich zu besprechen. Haben Sie Geduld für diese Klärungsphase, und merken Sie sich die Systemordnung, soweit erkennbar. Die Beobachtungen können zur Hypothesenbildung dienen bzw. an anderer Stelle hilfreich sein. Achten Sie jedoch auch darauf, dass diese Phase nicht zu lange dauert, denn dann könnten Sie vom Entscheidungsprozess ausgeschlossen werden. Schalten Sie sich ein mit Äußerungen wie: „Ich habe viel Respekt dafür, dass Sie noch wichtige Dinge miteinander besprechen wollen, ehe Sie mir antworten. Doch würde ich gern über eine Regel in diesem Raum sprechen. Mir ist es nämlich sehr wichtig zu hören, was jeder Einzelne denkt, Sie und Sie, und genauso wichtig, was du und du davon hältst."

Wenn die Phase der „internen Absprache" zu lange währt, besteht die Gefahr, dass das Familiengespräch von einer impliziten Regel beherrscht wird: „Keiner darf spontan agieren!" Diese Regel spiegelt oft ein „mehr desselben" wie zu Hause wider, und manchmal ist genau das das Problem.

Schweitzer 1996, S. 130 ff., s. a. Stachowske 2002). Vor Beginn einer Genogrammarbeit ist es natürlich wichtig zu überprüfen, ob zu den einzelnen Personen im System genügend Kontakt aufgebaut worden ist und ob überhaupt ein Kontrakt besteht, der eine systematische Erforschung und Darstellung der Familiensituation erlaubt. Wenn ein „guter Boden" besteht, ist das Genogramm gerade für multikulturelle Zusammenhänge ein sehr brauchbares Instrument, da es nur wenig Sprache erfordert. Die Visualisierung macht schnell Zusammenhänge erkennbar und erlaubt es, schwierige Verknüpfungen einfach darzustellen, Kinder verstehen die Zusammenhänge rasch, können auf die betreffenden Personen zeigen, und jeder weiß, wer gemeint ist.

Ein Beispiel: In der türkischen Sprache gibt es drei Begriffe für das deutsche Wort „Tante": Die Schwester des Vaters wird anders bezeichnet als die der Mutter und beide wiederum anders als eine angeheiratete Tante. Dies mühsam zu klären erübrigt sich: Ein Fingerzeig auf das Genogramm genügt und man weiß, um wen es geht.

Für den Beratungsbeginn kann es dabei ausreichend sein, wenn die Therapeutin den Vorschlag, ein Genogramm zu zeichnen, als eigenes Anliegen kennzeichnet (z. B.: „Ich möchte Sie erst einmal näher kennen lernen und etwas verstehen von dem, wie Sie vor dem Hintergrund Ihrer irischen Familie groß geworden sind.")

In Lebenssituationen, die sehr komplex und „neuartig" sind, ist es sinnvoll, von der augenblicklichen Wohnsituation und von dem gegenwärtigen Ressourcensystem auszugehen und so einen nicht-problemzentrierten Boden vorzubereiten, der erlaubt, in die Familiengeschichte einzusteigen. Der Therapeut sollte sich im lockeren Gespräch einfach davon leiten lassen, was im näheren Umfeld der Klientenfamilie wahrzunehmen ist, und im Zweifelsfall auch Nachbarn und Freunde mit ins Genogramm einzeichnen, denn es geht ja darum, die Familie in ihrem soziokulturellen Kontext einzuschätzen (Estrada a. Haney 1998). Es kann beispielsweise sein, dass die Klientenfamilie aus einem Land stammt, in dem Dorfgemeinschaft, Großfamilie und das engste soziale Umfeld weit bedeutsamer sind als Kleinfamilie und Blutsverwandtschaft. Wichtig ist in diesem Zusammenhang, dann auch Migrationsdaten in das Genogramm mit einzuzeichnen: In welcher Reihenfolge kamen welche Personen, wann kamen sie (Jahreszahlen)? Wer wohnte zeitweilig zusammen oder getrennt (dies lässt sich durch farbige Markierungen kennzeichnen)? Auch Ressourcen lassen sich einzeichnen, etwa: Wer kann welche Sprache bzw. Sprachen?

Wichtig zu erfassen sind: Namen, Geburtstage, Sterbedaten und -anlässe, Berufe, Wohnorte, Ressourcen, Religionen, Krankheiten, gestorbene oder abgetriebene Kinder, Herkunftsländer und Sprachen. Sprachen sind dabei ein „Kapitel für sich". Es kann sein, dass in einer Familie eine Sprache „gekappt" worden ist, etwa wenn die Muttersprache eines Elternteils nicht an die Kinder weitergegeben wurde, dieser also seine Sprache „geopfert" hat (Varro 1997). Auch über solch einen Vorgang kann anhand des Genogramms gesprochen werden. Bei Migrantenfamilien ist dann natürlich die Frage, welche Teile der Familie migrierten, welche zu Hause blieben oder in andere Länder gingen, bedeutsam – vor allem auch die Frage, wie die verschiedenen Familienteile zueinander stehen. Für einzelne Familien, die durch eine Linie umkreist werden können, können Begriffe für die jeweilige Familienatmosphäre hinzugefügt werden („streng", „fröhlich").

Die Zeitrechnung unterscheidet sich übrigens bei vielen Völkern von der in Deutschland üblichen. Der islamische Kalender beispielsweise beginnt mit der Auswanderung der muslimischen Gemeinde von Mekka nach Medina im Jahre 622 der westlichen Zeitrechnung,[30] der persische Kalender ist wieder völlig anders. Bei einer Kurdenfamilie aus einem abgelegenen Bergdorf etwa mögen sogar gar keine genauen Daten ermittelbar sein.

So kann man miteinander eine neue Beschreibungsform finden (z. B. „Sevim wurde geboren, als die Mandeln in voller Blüte standen, in dem Jahr vor dem großen Krieg"). Mithilfe von Geschichtsbüchern kann zusätzlich eine Zeitleiste erstellt werden, die es allen Beteiligten ermöglicht, biografische Daten gesellschaftlich einzuordnen. Die Einbeziehung von Landkarten ermöglicht allen, Orte ausfindig zu machen und eine Verständigung ohne Worte zu erleichtern. Schließlich ist darauf zu achten, eine Darstellungsform zu finden, die die Herkunftskultur nicht übergeht, schluckt oder entwertet (z. B. indem für „Sterben" automatisch das christliche Symbol des Kreuzes verwendet wird).

Sind die Klienten Papier- und Stiftarbeit nicht gewohnt, oder hat das therapeutische System noch keine gemeinsame Sprache (z. B. durch Dolmetschen) gefunden, so kann es für beide Seiten leichter

---

30 Und da das islamische Jahr am Mondkalender orientiert ist, ist es etwa zehn Tage kürzer als das am Sonnenjahr orientierte. Das Jahr 2000 fällt auf das Jahr 1420 der Hedschra.

Bild 9.1: Haustür mit islamischem Datum. Die Jahreszahl entspricht dem Jahr 1912 nach westlicher Zeitrechnung.

sein, das Familiensystem mit Puppen, Bauklötzen oder mit anderen Symbolen aufzubauen[31] oder durch Fotos, Zeichnungen oder Stühle zu kennzeichnen (vgl. auch Abschn. 9.5 über die Arbeit mit Skulpturen).

In den meisten Fällen ist die Arbeit mit dem Genogramm eingebettet in einen längeren begleitenden Therapieprozess. Es kann mehrere parallele Darstellungen des Stammbaumes geben, die sich über die Zeit entwickeln und verändern. Therapeutin und Klientenfamilie können vereinbaren, während einer oder zweier Sitzungen schwerpunktmäßig nur auf eine Seite zu schauen (z. B. „die Vorfahren der Mutter"). So werden die Klienten ermutigt, Verwandte anzurufen, sie zu befragen und sie um Daten und Informationen zu bitten. Manche Angehörige in der Ferne sind – wenn sie dieses Interesse spüren – auch bereit, Tonbänder zu besprechen oder Videos und Dokumente zur Verfügung zu stellen.

---

31 Ein Kasten mit geschnitzten Figuren aus marokkanischem Wurzelholz ist übrigens über die Autoren zu beziehen.

Der Suchprozess und das Gespräch, das durch die Erstellung eines Genogramms in Gang gesetzt wird, ist das eigentlich Bedeutsame für den therapeutischen Prozess. Die Genogrammarbeit kann viel Bewegung und Entwicklung im Individuum, in der Familie, aber auch im größeren Familienverbund auslösen.

Ein Beispiel: Eine arabische Großfamilie hatte den Auftrag erteilt, eine Beziehungsklärung in der erweiterten Verwandtschaft zu moderieren. Der größte Teil des Tages bestand in der Entwicklung eines großen Genogramms, das auf mehreren Flipchartblättern für alle sichtbar im Raum entwickelt wurde. Die Familie zeigte großes, ja begeistertes Interesse, und atemlose Stille beim Aufzeichnen mancher Informationen wechselte mit heftigem Stimmengewirr ab, das sich ergab, wenn – was immer wieder der Fall war – für zumindest einige Angehörige etwas Neues ans Licht trat: „Komisch, so etwas haben wir früher nie gefragt, hätten wir nie gewagt zu fragen!" In diesem spannenden Prozess wurden eine ganze Reihe von Aspekten deutlich, die die „Familienepisteme", das kulturspezifische Weltbild dieser Familie, prägten. Wir führen sie an dieser Stelle einmal auf:

–   Für viele war erstaunlich, dass Namen nicht nur in männlicher Linie weitergegeben wurden: Plötzlich zeigte sich, dass ein Familienname aus der mütterlichen Linie weitergeführt worden war.

–   Eine Person, die den Anwesenden nicht bekannt war, wurde als „nicht zugehörig" gewertet: Die erste Frau des Großvaters, „die kennt doch keiner", also sollte sie nicht auf dem Blatt auftauchen – hier zeigten sich natürlich auch verdeckte Loyalitäten, die verhandelt werden mussten, bis auch sie einen Platz im Genogramm erhielt.

–   Ähnlich verhielt es sich mit Scheidungen, die nur ungern aufgeschrieben wurden, weil sie als „peinlich" empfunden wurden: So etwas kam in der früheren Generation praktisch nicht vor – während für die jüngere Generation das als „ganz normal" galt, umgekehrt erlebte die jüngere Generation die Tatsache als peinlich, dass ein Großvater nach dem Tod seiner Frau deren Schwester geheiratet hatte.

–   Es wurde gewünscht, Adoptivkinder und Pflegekinder als normale Kinder einzuzeichnen, erst wiederholtes Nachfragen ließ ihre besondere Position erkennen, und auch da wurde intensiv darüber diskutiert, wohin sie gehören, was ein guter Platz für sie ist. Schließlich wurde die Lösung gefunden, sie in die Geschwisterreihe einzuzeichnen, aber mit einem längeren Strich, sodass sie ein wenig aus der Reihe herausfielen.

– Kinder, die von einer Tante mit Muttermilch aufgezogen wurden, dürfen einander nicht heiraten, sie werden de facto als Geschwister behandelt (auch in Deutschland gab es früher die Bezeichnung „Milchgeschwister", erst seit der Erfindung künstlicher Babynahrung und dem Aussterben des Ammenberufes gerät dies in Vergessenheit).

– Tote Kinder wurden nur dann erwähnt, wenn sie in höherem Alter gestorben waren (ab etwa 3–4 Jahren). Bei Nachfrage ergab sich, dass dies nicht geschah, weil sie nicht zählten. Vielmehr seien sie so unschuldig, sie hätten noch gar nichts getan auf der Welt, und es sei eine Frage von Respekt, sie ruhen zu lassen. Der Eintrag ins Genogramm hätte sie sozusagen in die Dynamik der Familie hereingezogen.

Es gibt inzwischen verschiedene Computerprogramme, die eine sehr exakte Darstellung von Genogrammen ermöglichen.[32] Während des Gesprächs scheint es uns jedoch hilfreicher und vor allem lebendiger zu sein, die Genogramme auf einem Flipchart oder auf einer Tafel zu entwerfen, wobei die Familie gebeten werden kann, das Genogramm in ihrer eigenen Weise zu zeichnen und bedeutsame Wörter, Namen usw. auch in der eigenen Sprache aufzuzeichnen. Alle Personen können sich so orientieren und Ergänzungen und Korrekturen vornehmen.

9.3 Reframing: „Stroh zu Gold spinnen"

Multikultur kann als Reichtum oder als Makel angesehen werden, je nachdem, aus welcher Perspektive man darauf schaut. Das Reframing, die Umdeutung, ist vielleicht die wichtigste systemische Intervention überhaupt (von Schlippe u. Schweitzer 1996, S. 177 f.). Einem Geschehen wird ein anderer Sinn gegeben, indem man es in

---

32 Ein sehr ausgearbeitetes Softwarepaket bietet z. B. R. Stachowske an (Schlesienstraße 2, 21391 Reppenstedt, www.stachowske.de).

einen anderen Rahmen *(frame)* stellt, einen Rahmen, der die Bedeutung des Geschehens verändert. Die Frage etwa, wie im Lichte der eigenen Kultur ein Problem gesehen und beschrieben wird, stellt in diesem Sinn bereits ein Reframing dar, wie im folgenden *Beispiel*:

Ein bikulturelles Paar kommt zur letzten Sitzung. Durchgehende Themen der Therapie waren Konkurrenz, Kampf um Identität, Nähe und Distanz gewesen. Das Paar – eine Afrikanerin und ein Deutscher – hatte sich entschieden zusammenzubleiben. Einige Zeit vor der Sitzung hatte die Frau einen schweren Unfall gehabt, der sie beinahe das Leben gekostet hatte. Mitten in der Stunde erzählt sie einen Traum: „Ein Monster sitzt im Stuhl und hat einen riesigen Käfer in den Händen mit der Absicht, ihn zu fressen. Der Käfer zittert, und ich zittere mit ihm. Nach einer Weile verschluckt der Riese das Tier, dieses schreit, während es geschluckt wird, nach Hilfe." Sie selbst, so die Frau, sei dieser Käfer. Der Therapeut stellt diesen Traum in einen bestimmten Rahmen: „Gesetzt den Fall, Sie haben mit ihrer Grenzerfahrung gegenüber Ihrem Mann und mir einen Vorsprung. Vielleicht haben Sie einen besonderen Zugang zu der Welt der Vorahnungen. Wenn das so wäre – was glauben Sie, wie diese Vorahnung von Ihren Vorfahren daheim für Ihre Beziehung gedeutet werden würde?" Sie antwortet nach einigen Minuten: „Wir sollten darauf achten, dass keiner den anderen schlucken darf."

Reframing ist mehr als nur eine Technik. Vielmehr spiegelt sich darin eine Haltung der „systemischen Beschreibung der Welt" wider, der konsequente Versuch, in eine neue Tradition von Beschreibungen einzutreten, eine Tradition, die sich aus der Faszination an den Defiziten löst, den Blick auf Chancen und Möglichkeiten richtet und nach den „Geschichten unter der erzählten Geschichte" sucht. So kann eine dramatische Geschichte von Flucht und Verfolgung auch als eine Geschichte von Stolz, Mut und Opferbereitschaft erzählt werden („Wer in der Familie würde sie eher als traurige, wer eher als stolze Geschichte erzählen?" – „Wer von den Menschen im Heimatland würde sich freuen, wenn Sie lernen würden, beide Geschichten nebeneinander zu stellen?"). Menschen, die ein schweres Schicksal leben und gelernt haben, es zu gestalten, verfügen über einen viel größeren Erfahrungsschatz als andere – und mit einem solchen Reframing kann das Gefühl, zu ewigem Leid verurteilt zu sein, sich wandeln zum Bewusstsein einer besonderen Kraft und Reife: „Würden Sie sagen, dass Sie durch die Erfahrungen der Migration stärker oder schwächer geworden sind?" Oft, nicht immer, bekommt man hier eine positive Antwort, die hilft, den Blick auf die besonderen Qualitäten zu lenken, die in der erworbenen Erfahrung liegt. Reframing ist ein vorwiegend sprachliches Instrument, und es wird nicht immer leicht sein, mit einer Familie zu einem guten Reframing zu finden – manchmal besteht die ganze Therapie genau darin: danach zu suchen.

9.4 Fragen und „Fragen über Fragen" – Zirkularität

Spezifische Fragen, vor allem wenn sie zirkulär gestellt werden, können geeignet sein, multikulturelle Kontexte zu erhellen und die Relativität der Standorte von Klientensystem, Berater und Supervisor zu verdeutlichen. Insbesondere können Außenstehende mit diesem Instrument spielerisch miteinbezogen werden. Die folgende Liste möglicher Fragen ist eine Zusammenstellung, die vorwiegend eigener Erfahrung entstammt (s. u. a. Jürgens et al. 1996; von Schlippe et al. 1997; El Hachimi u. von Schlippe 2000), Bezugnahmen auf fremde Literatur[33] sind gesondert vermerkt. Wir laden alle Leser und Leserinnen herzlich ein, diese Liste durch eigene Erfahrungen zu ergänzen und zu erweitern.

- Wie begrüßen Sie sich zu Hause? Wie würden wir uns begrüßen, wenn wir uns in Ihrem Heimatland treffen würden?
- Was bedeutet Ihr Name/Vorname/Name des Kindes[34] in Ihrer Sprache bzw. im heimatlichen Kontext?
- Was bedeutet es für Sie, dass ich Sie als Deutscher bzw. Ausländer berate? Worin könnte die Chance liegen, worin eine Schwierigkeit?
- Zu wem würden Sie in der Heimat gehen? Wie sähe sein Rat aus, wie würde er bzw. sie sich das Problem erklären, welche Ursachen würde er suchen oder annehmen?

33 Ein besonders ausführlicher und sehr brauchbarer Fragenkatalog findet sich bei Oesterreich (2001).
34 In dem Fallbeispiel der kurdischen Flüchtlingsfamilie (Abschn. 8.1) bedeutete beispielsweise der Name des Kindes: „Retter der Kurden", was natürlich Ausgangspunkt eines intensiven Gespräches wurde.

- Wer traf die Entscheidung zur Migration? Unter welchen wirtschaftlichen, politischen, familiären Umständen? Wer war am ehesten einverstanden mit der Entscheidung, wer am wenigsten? Welche anderen Optionen hätten bestanden? Wie sehen etwa die Großeltern diese Entscheidung? (Oesterreich 1998).
- Was würde aus der Sicht der verschiedenen Personen in der Großfamilie eine gelungene Migration bedeuten?
- Gesetzt den Fall, es wären „gute Geister" mit Ihnen in die Emigration gegangen, welche wären dies? Wer wäre es, der sie Ihnen – bewusst oder unbewusst – mitgegeben hat, und was könnte ihr Sinn hier sein?
- Was haben Sie von wem in Ihrem Herzen mitgenommen, das Ihnen Kraft gibt (auch wenn der Betreffende vielleicht nicht mehr lebt)? Was würde er oder sie sagen, wenn er jetzt hier wäre bzw. wenn Sie ihm Ihre Stimme leihen würden?
- Angenommen, Sie wären hier in Ihrem Heimatland – wie würden Sie dann das Problem beschreiben? Würden die gleichen Probleme eine andere Bedeutung haben? Wer in Ihrer Familie oder Nachbarschaft würde das Problem wie erklären, Ihnen welche Vorschläge zur Lösung machen?
- Wer im weiteren Familienkreise könnte am ehesten das „progressive" Familienmitglied verstehen, wem ist er bzw. sie vielleicht am ehesten verbunden? Wer könnte das traditionelle Familienmitglied eher verstehen? Was würde verloren gehen, wenn eine der beiden Seiten in der Familie verschwinden würde, z. B. weil sich die andere durchsetzt? (Daran kann sich ein Reframing der Lösung der Familie anschließen, die es schafft, sich einerseits den Herausforderungen dieser kulturellen Spannungssituation zu stellen, andererseits aber auch die Verbindung zur Heimat und zu ihren Werten zu bewahren).
- Angenommen, ich wäre mit *meiner* Familie in *Ihrem* türkischen Heimatdorf. Wie würde es meiner Familie dort ergehen? Von wem würde ich am ehesten Unterstützung bekommen? (Schwabe u. Palmowski 1999).
- Wer schätzt hier in diesem Lande, was Sie bis jetzt geschafft haben, wer unterschätzt es eher?
- Wer würde als Erstes merken, wenn sich das Problem verschärft? Welchen Einfluss hätte das auf die Frage, ob die Familie in die Heimat zurückkehren würde, würde es die Wahrscheinlichkeit

einer Rückkehr erhöhen oder verringern (Oesterreich 1998)? Wer
würde eher mitkommen, wer unter Umständen entscheiden, hier
zu bleiben?

– Wie war zu Hause Ihre Familie organisiert – welche Regeln gab
es für Hierarchie, Frau-Mann- und Eltern-Kinder-Beziehungen,
für den Umgang mit schwierigen oder tabuisierten Themen?
Wie haben Sie zu Hause Entscheidungen getroffen, wie hier?
Welche dieser Regeln haben Sie mitgenommen, welche haben
Sie verändert, welche, glauben Sie, müssen oder werden Sie hier
noch verändern? Welche Veränderungen fallen Ihnen bzw. Ihrem
Partner leichter, welche schwerer?

– Eine wichtige Frage kann auch die danach sein, was Status in der
Optik der verschiedenen Kulturen bedeutet: Was heißt es etwa,
arbeitslos zu sein oder zu putzen?[35] Was sind die Bedingungen,
unter denen man als Mann, als Frau, als Kind, als Jugendlicher
geachtet wird?

– Wenn etwas geschieht, wie beurteilen Sie es eher – nach den
Regeln von Zuhause oder/und nach den hiesigen Regeln?

– Sie wissen, dass es in der Entwicklung einer Familie oft eine Auseinandersetzung zwischen den Generationen gibt. Wie ist das bei
Ihnen? Denken Sie, dass diese Auseinandersetzung stärker oder
schwächer wäre, wenn Sie in Ihrem Heimatland leben würden?
Wie würde in Ihrer Kultur ein „typischer Generationenkonflikt"
aussehen? Sind Sie da eher eine typische oder eine untypische
Familie?

– Wie ist es mit der Sprache – welche Sprache „springt" zuerst
hoch bei Ihnen, ist es die neue oder die alte? Sagen Sie doch
Ihren Ärger, oder Ihre Freude oder Ihre Trauer einmal in Ihrer
Muttersprache!

– Wenn Sie das Gefühl von Zugehörigkeit zu Ihrem Land in Ihrem
Körper verorten sollten, wo würden Sie es fühlen, wie fühlt es
sich an, welche Farbe, welchen Ton, welche Musik, welches Bild
usw. hätte es? Wenn ich Ihnen diese Frage in Ihrem eigenen Land

---

35 Ein Juristin, während des Bürgerkrieges als Kontingentflüchtling aus Sarajevo
gekommen, beispielsweise verdiente sich durch Putzarbeit ein wenig Geld zur
Sozialhilfe hinzu: „Meinem Mann, der zu Hause geblieben ist, darf ich das nicht
erzählen, das wäre für ihn die größte Schande!"

stellen würde, würden Sie mir das Gleiche antworten oder andere Symbole finden?

– Mit welchen Bildern, vielleicht gar mit welchen Speisen könnten Sie mir Ihre Heimat vorstellen? (Jeden Einzelnen genau befragen, auch die Kinder; eventuell malen lassen usw.) Welches Musikstück, welches Lied aus Ihrer Heimat ist für Sie besonders bedeutsam, welches hören Sie am liebsten? Mögen Sie es vorspielen, singen?

– Welche Jahresfeste, welche religiösen Rituale aus der Heimat feiern Sie hier, welche nicht? Haben Sie neue Rituale, z. B. aus dem Gastland, aufgegriffen? Dies ist eine besonders wichtige Frage. So kann die Differenzierung nach Familienmitgliedern einen Einblick in die Familienstrukturen gewähren (wer nimmt teil, wer nicht?), das Fehlen jeglicher Rituale könnte einen Hinweis auf Marginalisierung darstellen (im Sinne von Berry 1988, 1992; vgl. Abschn. 3.2).

– Welche Sprichwörter sind in Ihrem Leben am wichtigsten, und wonach leben Sie? Welche Geschichten, Märchen werden bei Ihnen erzählt? Welche fallen Ihnen zu Ihrem Problem (bzw. zu Ihrer Familie, Ihrem Kind usw.) ein?

– Wie würde ein Weiser bzw. eine Weise in Ihrem Heimatort Ihnen helfen, dies Problem zu lösen? Bei welchem Thema hätte er bzw. sie (und damit ich) nicht das Recht, zu fragen?

Auch deutsch-deutsche Beziehungen sind alles andere als „monokulturell" (Klein 2001). Zirkuläre Fragen eignen sich daher auch dazu, die Besonderheiten dieser „multikulturellen" Begegnungen zu besprechen. Folgender Fragenkatalog entstand in einer Ausbildungsgruppe, an der Personen aus Ost- und Westdeutschland teilgenommen hatten:

– Wie hast du reagiert, als du mitbekamst, dass sich die Grenze öffnete?

– Mit wem konntest du damals darüber sprechen, mit wem geht es heute?

– Über welche Themen hast du damals nicht gesprochen, über welche würdest du auch heute nicht sprechen?

– Welche Erleichterungen, welche Belastungen hast du erlebt?

– Hast du bzw. hat deine Familie Angehörige gehabt, die in den Westen geflüchtet sind, oder sogar Angehörige verloren? Wie bist

du bzw. seid ihr mit dem Verlust umgegangen? Wie ist heute der Kontakt zu diesen Personen?
- Welche Visionen haben dir oder deiner Familie geholfen, in dem jeweiligen Teil Deutschlands zu leben?
- Gab es bei dir bzw. euch Wünsche nach Umsiedlung?
- Was hat deine Spielräume damals erweitert, was hat sie verengt?
- Wie hast du bzw. hat deine Familie den Prozess der Wiedervereinigung erlebt?
- Was, denkst du, wäre jetzt nötig zu tun oder zu lassen, dass Kinder und Erwachsene in 50 Jahren sagen könnten, es war eine gute Entwicklung?
- Bei welchem Thema, denkst du, kann ein Mensch aus dem jeweils anderen Teil Deutschlands deine Lebenssituation am besten oder am schlechtesten nachvollziehen? Hast du damit schon Erfahrungen gemacht?
- Welche Art von Fragen sollten neu aus Ost und West zusammengesetzte Paare bzw. Familien heute gestellt bekommen?

9.5 Aspekte der Skulpturarbeit mit ausländischen Familien

Wie das zirkuläre Fragen gehört auch die Arbeit mit Familienskulpturen zum Basishandwerk der Familien- und systemischen Therapie, Letztere werden darüber hinaus auch als Form der Selbsterfahrung im Rahmen der Ausbildung von Therapeuten in Seminaren (z. B. zur Familienrekonstruktion) eingesetzt.[36] Als Instrument, das über weite Strecken hin ohne Sprache auskommt und universell verstanden wird, ist Skulpturarbeit auch für multikulturelle Aufgabenstellungen sehr zu empfehlen. Die Aufgabe, die Beziehungen der Familie in Haltung und Position darzustellen, braucht wenig Worte, wenn

---

36 Familienaufstellungen im Sinne Bert Hellingers bilden eine besondere Variante von Skulpturarbeit. Sie werden meist im Rahmen von Selbsterfahrungsseminaren oder in Gruppentherapien mit Stellvertretern durchgeführt (ausführlich hierzu: Weber 1993; vgl. hier die „Fallgeschichte Serdar" in Abschn. 17.2). Da wir hier die Skulpturarbeit mit Familien beschreiben, gehen wir auf die Methode der Aufstellung nicht gesondert ein. Die Übergänge zwischen Skulpturarbeit und Aufstellungen sind fließend, wie das Beispiel am Ende dieses Abschnitts zeigt.

überhaupt, und so wird ein ganzheitlicher Zugang zum Familiensystem möglich.

Was das Vorgehen betrifft, so wird entweder ein Familienmitglied aufgefordert, die Familie so aufzubauen, wie es diese im Moment erlebt, oder die Beraterin wählt ihrerseits die Möglichkeit, ihren eigenen Eindruck der Familie im Bild zurückzumelden. Wenn ein Familienmitglied sich bereit findet, die Skulptur zu stellen, ist es wichtig, dieses gut zu schützen: jeder hat eine andere Sicht auf die Familie, wir „sammeln einfach verschiedene Bilder". Es gibt dabei kein richtig und falsch, sondern es geht darum, sich gegenseitig besser kennen zu lernen. Es müssen nicht zwangsläufig alle Personen aufgestellt werden, es können Skulpturen auch symbolisch mithilfe von Stühlen, Geldstücken, Schuhen, Puppen, symbolischen Gegenständen etc. gestaltet werden, sehr bekannt wurde hier das „Familienbrett", das auch zur Diagnostik und als Forschungsinstrument eingesetzt wurde (Ludewig 2002, S. 214 ff.).

Beispiel: Im Gespräch mit einem Paar, der Mann stammt aus Pakistan, die Frau ist Deutsche, werden beide gebeten, verschiedene Symbole für Pakistan und Deutschland im reichhaltig ausgestatteten Therapieraum zu suchen. Was schätzen sie in den beiden Ländern, woraus schöpfen sie Kraft?

Der Mann beginnt und wählt für Deutschland eine Pflanze: „Ich kann mich hier, weitab von meiner Familie, ganz anders entfalten." Seine Frau wählt für Pakistan ein Teeglas „als Symbol für Gemeinschaft und für engen Austausch". Schnell entwickelt sich eine Atmosphäre von Reichtum und Fülle, insgesamt stellen die beiden schließlich an die 30 Symbole in den Raum.

Die Methode zielt zunächst auf eine Intensivierung des Erlebens der beteiligten Familienmitglieder ab und damit auf einen direkten Austausch. Auf der anderen Seite geht es um Transparenz der Beziehungen, der Aufgaben, Haltungen und Positionen der Familienmitglieder im System. Die Bildersprache einer Skulptur wird bei Familien und insbesondere bei Migrantenfamilien prägender und intensiver erlebt als über Worte. Die gestellten Bilder bleiben prägnant im Gedächtnis und tauchen oft noch viele Monate später auf.

Die jeweils konkrete Arbeit mit und an der Skulptur ist von dem jeweiligen Therapeuten und seinen Schwerpunktsetzungen abhängig. Die Skulptur kann genutzt werden:

- um Muster herauszuarbeiten. Die Anwendung zirkulärer Fragen und ihre unmittelbare Umsetzung in Skulptur kann hier hilfreich sein: „Wenn Ihre Frau sich so Ihrer Tochter zuwendet, wie reagieren dann Sie? Und was tut dann die Tochter?";
- um der ganzen Familie ein Bewusstsein für die Gleichzeitigkeit der ablaufenden Muster zu vermitteln, da sie sich selbst von außen betrachten kann;
- um das Verständnis einzelner füreinander zu vertiefen und die Sensibilität für die gegenseitige Wahrnehmung zu steigern: „Sehen Sie, hier schauen Sie zu Ihrer Frau, und sie nimmt dies auch wahr!";
- um neue Sichtweisen einzuführen, Optionen durchzuspielen, z. B.: „Sie haben davon gesprochen, wie es wäre, den Platz zwischen Ihrer Frau und Ihrer Schwiegermutter zu verlassen. Stellen Sie das doch mal in der Skulptur dar, wie wäre das, wie reagieren die anderen, wie fühlen Sie sich dabei?"

Bei der Skulpturarbeit mit arabischen oder orientalischen Klienten haben wir erlebt, dass diese vielfach dazu neigen, bei der Aufforderung, ihr System aufzustellen, dieses zunächst linear zu stellen, d. h., alle Personen werden nebeneinander aufgestellt. Diese Aufstellung ist das innere Bild, das ihre Loyalität ausdrückt. Es ist wichtig, als Berater dann nicht die Hypothese zu entwickeln, dass der Klient bzw. die Familie Angst habe, Widerstand zeige oder nicht kooperativ sei. Wir schlagen vor, mit dem angebotenen Bild anzufangen und es dann langsam zu verändern zu einem aktuellen Bild.

An dieser Stelle wird die Kenntnis der Methode der Arbeit mit Familienskulpturen vorausgesetzt (von Schlippe u. Schweitzer 1996). Neben den Dimensionen „Nähe vs. Distanz", „Hierarchie" und „Dynamik/Gestik/Mimik" bietet dieses Vorgehen noch ein Universum von Möglichkeiten und Anknüpfungspunkten an, vor allem, weil in der „fortgeschrittenen Skulpturarbeit" auch Themen – beispielsweise die Migration selbst oder Möglichkeiten, Institutionen, Tabus und Gefühle, ja auch Gedanken in der Skulptur – über Symbole dargestellt werden können. In der Vielfalt der Aspekte, die sich hier ergeben, kann man sich durchaus verlieren. Wir schlagen daher vor, sich in der Skulpturarbeit jeweils auf eine spezifische Fragestellung bzw. Aufgabenstellung aus der Fülle, die wir im Folgenden als „Markt der Möglichkeiten" zusammengetragen haben, zu beschränken. Alle die beschriebenen Aspekte und Dimensionen hätten wir genauso unter der Überschrift des zirkulären Fragens abhandeln können, ja, viele der Fragen können auch direkt, ohne in einer Skulptur sinnlich wahrnehmbar umgesetzt zu werden, zirkulär gestellt werden. Da jedoch die Visualisierung durch Skulpturen aus unserer Sicht in der Arbeit mit multikulturellen Systemen einen besonderen Stellenwert hat, haben wir uns für eine ausführliche Diskussion der Aspekte an dieser Stelle entschieden. Die Skulpturarbeit sollte dabei eher wie das zirkuläre Fragen auch *leicht* genutzt werden: Sie muss nicht unbedingt anderthalb Stunden umfassen, manchmal ist es eine angenehme Unterbrechung des Gesprächsverlaufes, ein kleines Skulpturelement für fünf oder zehn Minuten einzuführen. Insgesamt haben wir 14 verschiedene Aspekte und Dimensionen zusammengetragen, die jeweils unterschiedlich intensiv nutzbar sind. Wir haben uns dabei in großen Zügen an einem Modell orientiert, das wir bei Breuer (1999) gefunden haben.

Das Spannungsfeld zwischen gewünschter Zugehörigkeit und der Tendenz zur Abgrenzung

Menschen streben danach, von der Kultur des Gastlandes nicht nur an-, sondern auch aufgenommen zu werden, auch als Fremde dazuzugehören. Gleichzeitig gibt es aber auch die Tendenz, sich gegen die aufnehmende Kultur abzugrenzen und in dieser Abgrenzung die eigene Identität zu wahren. Dies findet sich insbesondere dann, wenn – und das ist vielen Migranten passiert – die Außenwelt sich diskriminierend und entwertend verhalten hat: Wenigstens ein Bereich soll ein Schutzraum bleiben, in dem keine Entwertung stattfindet (auch wenn dieser dann manchmal zu eng werden kann ...).

Hier sind Fragen nach dem Stand der Dinge, nach Erfolgen und Enttäuschungen hilfreich:

– Wie sehen Sie Ihre Familie in Bezug auf das aufnehmende Land (es könnte als Symbol aufgestellt werden) bzw. Vertreter dieses Landes? Wie stehen Sie zueinander, schauen Sie auf „das Land", ist es Ihnen zu- oder abgewendet? Welche bedeutsamen Personen oder Institutionen sind mit aufzustellen, und wie stehen sie zur Familie (etwa mit dem zugekehrten Rücken)?

- Erleben Sie es eher so, dass diese Personen oder Institutionen Ja zu Ihnen sagen, oder sagen sie Nein? Und wie ist Ihre Antwort darauf? Beides kann in der Skulptur durch das rituell ausgesprochene Wort oder sogar einen „Sprechchor" verdeutlicht werden.
- Entspricht das Ihren Hoffnungen und Wünschen? Wie würde eine Erfüllung und wie eine Nichterfüllung aussehen? Was ist gelungen, und was kann noch getan werden?
- Wie steht es mit dem Zugehörigkeitserleben in Bezug auf eventuell zurückgelassene Familienteile? Es kann symbolisch ein Onkel, eine Kusine aus dem Heimatland aufgestellt werden: wie steht es mit der Bindung an diese zurückgelassenen Personen bzw. mit der Loyalität ihnen gegenüber?

Dimension Kontextualität

Probleme treten auf und können je nach Kontext und zu verschiedenen Zeiten anders oder gleich definiert und gedeutet werden. Auch dies kann spielerisch in die Skulpturarbeit einbezogen werden:

- Wie sah Ihre Familie vor der Migration aus?
- Wie stellen Sie Ihre Familie heute?
- Angenommen, Sie würden jetzt zurückgehen: Wie würde ihre Familie nach der Migration aussehen?
- Welche Probleme hätten Sie dann mit Erfolg bewältigt?
- Angenommen, Sie wären nicht nach Deutschland gekommen: Wie würde Ihre Familie dann heute aussehen? Was wäre dann das wichtigste Ereignis im Leben der Familie geworden? Stellen Sie für dieses Ereignis einmal einen Stuhl in die Skulptur: Wie beziehen sich die einzelnen Mitglieder jetzt darauf?

Bedrohte Zugehörigkeit

Hier lassen sich bedrohliche Themen wie das gewollte oder ungewollte Herausfallen aus der Familie in der Skulptur ausdrücken. Auch Themen, die die Familie als Ganzes angehen, können in die Skulptur einbezogen werden wie die, dass gewohnte Denkweisen, Überzeugungen, Haltungen, Selbstbilder, Familienregeln etc. infrage stehen, brüchig werden oder verloren gehen.

- Welche konkreten Themen, welches konkrete Verhalten bedrohen Ihren Zusammenhalt? Geben Sie ihnen bzw. ihm mit einem symbolischen Gegenstand einen Platz in der Skulptur.
- *Beispiel:* Der immer größer werdende Einfluss der Peergruppe auf die Tochter wird als Stuhl außerhalb des Familienkreises gestellt, darauf liegt ein großer Zettel: „Komm zu uns!"
- Wie lassen sich die Versuche der Familienmitglieder, damit umzugehen, in der Skulptur darstellen?
- *Beispiel:* Die Mutter zieht die nach außen strebende Tochter am Ärmel wieder in die Mitte der Familie.
- Wie könnte eine andere Strategie aussehen?
- Im Beispiel könnte die Mutter das Am-Ärmel-Ziehen in eine freundliche, einladende Geste verwandeln und erfahren, wie die Tochter darauf reagiert.
- Gesetzt den Fall, das Thema hätte „frei" (das Symbol wird z. B. für eine Zeit aus dem Therapieraum verbannt): Wie geht es den Einzelnen dann, was wird möglich, was wird aber vielleicht auch nicht möglich?
- *Beispiel:* Der Stuhl steht draußen, es ist eine gewisse Erleichterung spürbar, aber auch Bedauern. Auch die Eltern spüren dies: „Wir gönnen dir ja den Kontakt zu den gleichaltrigen Deutschen!"
- Was wäre eine neue, freundliche Form, mit dem Thema umzugehen?
- *Beispiel:* Das Mädchen geht zum Stuhl, sagt aber vorher: „Ich komme wieder zu euch zurück!", die Eltern sagen: „Hab viel Spaß, pass auf dich auf und bleibe uns verbunden!"

Dimension Körperlichkeit

Skulpturarbeit kann ein guter Zugang sein, um Fragen nach Gesundheit und Stärke, nach körperlicher Unversehrtheit, aber auch nach Symptomen und Erkrankungen, körperlichen wie psychischen, zu thematisieren und symbolisch darstellen. Zusammenhänge zwischen Symptomen, Migration und der Familie können in der Skulptur dargestellt werden, ja, aus der Skulpturarbeit ist das Phänomen geläufig, dass Rollenspieler in der Verkörperung einer Rolle die Entstehung starker Symptome erleben können, die sie dem „Platz" in der Skulptur zuschreiben.

Beispiel: Ein Vater steht zwischen der Familie und dem Symbol für die Heimat. Wenn er auf die Heimat schaut, spürt er einen Schmerz im Bauch, der schwächer wird, wenn er Gelegenheit hat, darüber zu sprechen und wieder auf die Familie zu schauen.

– Was erleben Sie bei sich, in Ihrer Familie als gesund, stark und stabil, was als schwach, krank? Hier können Symbole für die Gesundheit, Krankheit, für Freunde zur Hilfe genommen werden.
– Was machen Sie, um gesund zu bleiben, was bräuchten Sie in Zukunft? Wer unterstützt sie dabei? Was machen Sie, um krank zu bleiben oder Ihren Zustand noch zu verschlimmern? (Dies kann dann durch eine Dramatisierung in der Skulptur überzeichnet werden.)
– Was ist der Platz der Krankheit in Ihrer Familie? Wer schaut auf sie, wer ignoriert sie?

Dimension Sichtbarkeit/Unsichtbarkeit

Damit sind Probleme und Möglichkeiten des Verbergens und Versteckens bzw. des Offenbarens und Zeigens von sozialem Verhalten, von Sprache und Eigenart gemeint.

– Was machen Sie, um nicht aufzufallen? Stellen Sie das einmal in der Skulptur dar.
– Was zeigen Sie gerne und stolz von Ihrer Kultur, von Ihrer Familie? Suchen Sie dafür ein Symbol, und zeigen Sie es anderen!
– Welche Elemente sind Ihnen unangenehm, sodass Sie sie ungern zeigen? Suchen Sie auch dafür ein Symbol. Was würde geschehen, wenn Sie auch das anderen zeigen würden?

Dimension Reversibilität/Nichtreversibilität

Hier ist die Idee zurückzukehren (oder auch gegebenenfalls hier zu bleiben) gemeint. Wo steht sie symbolisch zur Familie (z. B.: Sitzt sie vielleicht auf dem Schoß der Mutter)? Wie wird darüber gesprochen (oder nicht gesprochen)? Ist sie möglich oder unmöglich, realistisch oder utopisch im Glaubenssystem der Familie? Steht ein Datum fest, oder wird es ständig verschoben? Wie hat sich der Bezug zur Heimat im Laufe der Zeit und mit den geschaffenen Fakten verändert: Immer wollten sie zurück, doch nun ist ein Haus gebaut worden, Kinder sind geboren worden, haben Ausbildung, vielleicht gar besondere

Berufschancen und machen deutlich, dass sie nicht mehr zurückgehen wollen – oder es ist nun endlich das Haus in der Türkei fertig, und die Großfamilie wünscht die Rückkehr. All dies kann symbolisch in der Skulptur repräsentiert werden.

– Angenommen, Sie kehren in Ihre Heimat zurück, wie würde dies für die Familie, für die Familienmitglieder aussehen?
– Gesetzt den Fall, Sie entscheiden zu bleiben – wie werden Sie das gestalten?
– Gesetzt den Fall, Sie entscheiden zurückzugehen – wie werden Sie das gestalten?
– Was denken Sie, wo Sie begraben werden wollen?

Zu dieser Dimension passt die Skulpturarbeit mit Dilemmata sehr gut, wie sie von Sparrer und Varga von Kibed (2000) entwickelt wurde, die so genannte Tetralemma-Arbeit. Die Grundidee der Methode ist es, aus der Dichotomie des Entweder-oder hinauszugelangen, indem die 3. Position, „Beides", und die 4. Position, „Keines von Beiden", eingeführt werden, noch ergänzt um die so genannte „5. Position", die den Kontext noch einmal für völlig ungeahnte Möglichkeiten öffnen soll: „Dies alles nicht, und auch diese Position ist es nicht." Dies kann natürlich auch ohne Skulptur in Form von Fragen angesprochen werden: „Was gibt es zwischen den beiden Möglichkeiten, entweder hier zu bleiben oder zurückzugehen? Was haben Sie schon praktiziert?" Es gibt Migranten, die sich lange in der Heimat aufhalten und kurz vor dem Ablauf der gesetzlichen sechs Monate (danach muss eine neue Aufenthaltserlaubnis beantragt werden) für einige Tage zurückkommen, um die Möglichkeit zu behalten, sich in beiden Ländern zu bewegen (dies wäre ein Beispiel für die Tetralemmaposition „Beides"). Wieder andere wählen die Option, nicht mehr zurückzugehen, aber auch nicht in Deutschland zu bleiben: „Ich werde nach Kanada auswandern!" In der konkreten Arbeit empfiehlt es sich, die Positionen mit Klötzchen auf dem Tisch oder mit Kissen im Beratungsraum aufzustellen, ihre Beziehungen zueinander zu besprechen und nach „guten inneren Bildern" zu suchen, in denen die Positionen gleichermaßen wertgeschätzt sein können: „Wie könnte es aussehen, dass Sie hier leben und trotzdem dort Ihre Wurzeln haben – oder dort leben und die Zeit hier freundlich anschauen?"

Dimension Absolutheit und Relativität der Grenzen

Dabei geht es um den Umgang mit Raum und Grenzen: Sind die Spielräume der Familienmitglieder in sozialen Interaktionen gering und rigide, oder existieren mehr gleitende Übergänge?

– Der Raum kann durch Klebestreifen in mehrere Unterräume sichtbar unterteilt werden (Heimat, Hier, Wohnung etc.). Die Einzelnen können dann aufgefordert werden, sich zwischen den Bereichen zu bewegen.

– Wie fühlen sich die Einzelnen in den verschiedenen Bereichen oder Räumen: Was bedeutet es, wenn Vater sich in dem einen Bereich gut fühlt, Mutter aber nicht? Wie stellen sich die Kinder dazu?

– In Migrantenfamilien kann es sehr wichtig sein, Geschlechterräume deutlich zu markieren, vielleicht auch durch abgetrennte Bereiche im Raum, in denen „die Männer" und „die Frauen" sich versammeln. Gibt es diese Bereiche (noch) in der Familie? Was wird in ihnen möglich, was kann besprochen werden, was vielleicht anders nicht ansprechbar ist? Das Gespräch darüber kann eventuell dazu führen, auch einmal getrenntgeschlechtliche Sitzungen anzubieten.

– Wie flexibel können sich alle zwischen den Bereichen bewegen, wird der Raum in allen Facetten genutzt, oder besteht die Familie darauf, dass auch räumlich ein hoher Zusammenhalt der Familie dokumentiert wird, usw.?

Problemhypnose und Wertschätzung

Das Problem kann für seinen Träger zum Kernbereich seines Selbstbildes und Selbstwertes werden: Die kognitive Organisation sämtlicher (oder fast sämtlicher) Lebensbereiche wird um die Identität als „Problemträger", als „Migrant" o. Ä. gestaltet. Dies kann von Einzelnen so massiv erlebt werden, dass es auch für die anderen Familienmitglieder eine suggestive Kraft entwickelt. So kann die Identität der Familie als „Wir Armen!" beschrieben sein. Alles, was schief geht, lässt sich darauf attribuieren: Wir sind ja Migranten – und die Erfahrung „Es geht uns eigentlich ganz gut" hat gar keinen Raum mehr. Die Beschreibung „Wir können unser Problem nicht lösen, weil wir Migranten sind!" hat keinen Ausgang.

Die Skulptur kann demgegenüber auf einen anderen Fokus ausgerichtet werden, der der Problemhypnose entgegengesetzt ist: die Wertschätzung.

– Wie sieht eine Skulptur von Ihnen als „Flüchtlingsfamilie" aus? Wie sähe sie anders aus, wenn Sie ein neues Wort für sich finden würden?
– Wie sähe eine Skulptur aus, in der Sie Ihre Sorgen erfolgreich bewältigt haben werden?
– In welchen Bereichen des Lebens hier fühlen Sie sich nicht als Ausländer?
– Wie sähe eine Würdigung beider Eltern oder Elternteile aus für das, was sie in der Migration geschafft haben? Welches Symbol würden Sie für diese Leistung wählen?

Bilder der Verläufe von Problemen und Problembeschreibungen

Probleme sind nicht statisch, sondern sind Beschreibungen in sozialen Systemen, die kontextabhängig sind und mit der Dynamik in diesen Systemen verbunden sind. Prozessverläufe können sich besser oder schlechter entwickeln, Ausnahmen vom Problem können Zugänge zu besonderen Ressourcen darstellen.

– Haben Sie das Gefühl, dass die Schwierigkeiten abnehmen oder zunehmen?
– Welche haben zu-, welche abgenommen? Wählen Sie jeweils ein Symbol dafür. Welches Symbol steht Ihnen im Moment näher, welches weiter weg?
– Wie sieht das Bild der Zunahme bzw. der Abnahme aus?
– Wie stellen Sie die Beziehung zu Ihrem Problem, wie die zu einer Ausnahme vom Problem dar?

Bilder von kurzfristigen und langfristigen Perspektiven

Diese Dimension betrifft die Bilder von Veränderungsprozessen und Planungsbereichen.

– Zeigen Sie mir ein Bild von Ihnen nach erfolgreichem Abschluss unserer Arbeit bzw. in fünf, dann zehn, dann 15 Jahre nach der Migration.
– Wie könnte es aussehen nach 30 Jahren?

– Welche Veränderungen sind Ihnen aufgefallen?

Vergangenheit – Gegenwart – Zukunft

Bei dieser Dimension geht es um die eigenen und die sozialen Konzepte (Denkweisen und Handlungen) in Bezug auf früher, heute und morgen. Unterschiede in der Zeit und aus den Perspektiven der einzelnen Familienmitglieder haben große Bedeutung für das System.

– Hier können drei Skulpturen zu „früher", „jetzt" und „morgen" aus der Sicht der Eltern und der Kinder gestellt und verglichen werden.

Schicksalhaftigkeit und Freiwilligkeit

Die Migration wird häufig aus Betroffenensicht nicht als freie Wahl erlebt und dargestellt. Die Migration ist jedoch im Allgemeinen nicht ohne Anteile eigener Entscheidungen möglich (auch bei Flüchtlingen).

– Das Element „Schicksal" kann extra als Symbol in die Skulptur eingeführt werden.
– Dann können sich die Einzelnen dem Schicksal gegenüber verhalten, es z. B. anschauen (und sich gegebenenfalls vor ihm verneigen), statt ihm den Rücken zuzukehren o. Ä.
– Ähnliches ist mit einem Symbol für „Freiwilligkeit" möglich.

Transparenz/Intransparenz

Hier sind die Rekonstruktion und der Nachvollzug der wie auch die Einfühlung in die Situation der Eltern vor der Migration, aber auch in der Migration gemeint.

– Die Eltern können für die Kinder die Phase der Vormigration in einer Skulptur modellieren und anschließend darstellen, wie sie ihre Situation in der Migration erfahren haben. Die Kinder schauen zu.

Antizipierbarkeit

Die Möglichkeit der Rückkehr in die alte Heimat hängt von vielen Faktoren ab (dortigen Verhältnissen, Finanzen, Kindern, politischer Situation etc.). Auch wenn eine Migrantenfamilie davon ausgegangen ist, dass die Rückkehr über kurz oder lang erfolgen würde, blieb doch ungewiss, wann dies der Fall sein würde. Hier sind Fragen für einen solchen „Unzustand" zu formulieren und in der Skulptur symbolisch zu gestalten.

- Angenommen, es bleibt, wie es ist, was würden Sie anders machen als bis jetzt?
- Angenommen, es verändert sich plötzlich, was würden Sie konkret tun?
- Wer von Ihnen würde nicht mitmachen?

Der Therapeut kann in jedem Schritt der verschiedenen Skulpturen innehalten und mit der Familie bedeutsame Gespräche beginnen – denn darum geht es in der Therapie natürlich nach wie vor und vor allem. Hier lassen sich Fragen zur Skulptur stellen wie: Wie ist es Ihnen bzw. dir ergangen, was war neu, was fehlt? Ist es jetzt besser oder schlechter als vorher? Die Therapeutin kann gemeinsam mit den Klienten experimentieren, immer wieder die Skulptur gemeinsam von außen ansehen und den Kontrakt immer wieder neu abstimmen.

Ein Beispiel: Stephan, ein 30-jähriger drogenabhängiger Klient, absolviert in einer Drogeneinrichtung eine Therapie. Er stellt sich als Däne vor, die Familie hatte nahe der dänischen Grenze in Deutschland gelebt. Die Oma mütterlicherseits hatte bei der Familie gewohnt und damals sehr die Richtung der Familie bestimmt, alles geregelt. Als Stephan zwölf Jahr alt war, hatten sich die Eltern getrennt, der äußere Anlass war der Alkoholismus des Vaters. Er blieb beim Vater wohnen, während seine kleinere Schwester zur Mutter zog. Der

THERAPEUTISCHE GRUNDHALTUNGEN IN DER ARBEIT MIT SKULPTUREN
- Jeder hat ein Recht auf Zugehörigkeit zum System.
- Daher sollte auch und gerade auf ausgeklammerte Personen geachtet werden.
- Geben und Nehmen in Einklang bringen.
- Leistungen genauso anerkennen wie Leiden.
- Veränderung darf sein, ja sie ist zwangsläufig.
- Was da war, hat Berechtigung und wird geachtet, was nachkommt, ebenfalls.
- Gehen dürfen und bleiben dürfen gilt gleichermaßen.

Vater verlor immer mehr soziale Kontakte, seinen Arbeitsplatz und schließlich auch die Wohnung. So wurde der Klient in einem Heim in Dänemark untergebracht, für ihn die schönste Zeit seines Lebens. An dieser Stelle wird deutlich, dass Stephan wohl in Deutschland geboren und Deutscher war, dass sein Gefühl, Däne zu sein, sich jedoch an diese Zeit im Heim geheftet hat. Dies habe auch, sagte er, mit dem Gefühl zu tun, irgendwie „nicht richtig" zu sein – in seiner Familie, in seinem Land.

In einer Gruppentherapiesitzung innerhalb der Einrichtung baut er eine Skulptur auf. Er stellt die Mutter ganz nach vorne, dicht hinter ihr die Oma. Die beiden Kinder stehen nebeneinander mit etwas Abstand hinter der Oma; recht weit hinten im Raum, mehr hinter dem Sohn, steht der Vater. Alle schauen geradeaus nach vorne, nur der Vater schaut aus der Entfernung auf seinem Sohn. Auf die Frage „Was fehlt?", antwortet Stephan: „Es ist schwer zu sagen, es gibt da etwas, ein Gefühl in mir, das ich nie richtig nennen konnte, und wenn ich es als Kind sagte, hat es mir keiner geglaubt!" Dieses Gefühl wird durch einen Rollenspieler symbolisiert, der die Aufgabe bekommt, sich seinen Platz in der Skulptur selbst zu suchen. Er geht auf den Platz, auf den alle schauen und sagt, dass er genau das möchte: „Alle sollen auf mich schauen! Ich möchte gesehen werden." Auf die Frage des Therapeuten, für welche Person in der Familie diese Figur stehen könnte, erinnert Stephan sich an eine Information, die er zwar seit seinem 19. Lebensjahr kannte, der er jedoch nie größere Bedeutung beigemessen hatte: Er hatte einen Zwilling (Bruder oder Schwester), der nach dem dritten Schwangerschaftsmonat verstorben war. Er schaut die Person an: „Ich will zu meinem Bruder!", geht zu dem nun als Bruder identifizierten Rollenspieler und zieht ihn aus der Skulptur heraus zur Seite. Der „Bruder" reagiert: „Nein, das ist nicht richtig!" Und so stellen sie sich nebeneinander an den alten Platz von Stephan. Der sagt: „Jetzt geht es mir hier viel besser, ich bin entspannter. Mein Gefühl von Gehetztsein, von Suchen ist verschwunden. Ob das meine Zerrissenheit gewesen sein könnte?"

Die Skulptur wurde an dieser Stelle abgeschlossen. Stephan bekam die Anregung zu folgendem Ritual: Er solle sich einen Ort suchen, an dem er den Bruder auf eine für ihn passende und angemessene Weise „begraben" könne. Er solle dort dann an dieser Stelle den folgenden Satz sagen, erst deutsch und dann in der Muttersprache:

„Es ist schade, dass du gestorben bist, ich wäre gern mit dir zusammen groß geworden. Aber nun ich nehme dich als meinen Bruder in mein Herz und werde dir nun die Welt zeigen." – Stephan reagiert berührt: „Das ist eine schöne Aufgabe!" Sein Körper entspannt sich weiter, und er zeigt so, dass ihn diese Skulpturarbeit ein großes Stück weiter gebracht hat.

9.6 ELTERLICHE PRÄSENZ

Viele Migrantenfamilien haben – wie gesagt – während des Migrationsprozesses zumindest Zeiten von Destabilisierung erlebt mit familienspezifischen Regelveränderungen im Versuch der Anpassung an die neuen Rahmenbedingungen in der Fremde. Von besonderer Bedeutung erscheint uns, wie schon im Zusammenhang mit den Äußerungen zu Sprache und Dolmetschen erwähnt, dass sich das Familiengefüge verschieben kann und damit die „elterliche Präsenz" verloren gehen kann: Die Eltern rücken an den „Rand der Familie", d. h., sie sind zwar körperlich anwesend, aber eben nicht „präsent" im Sinne der Übernahme elterlicher Funktionen (Omer u. von Schlippe 2002). Manchmal haben die Eltern mit der Heimat auch den „festen Boden" verloren, ihre Vorstellungen angemessen umzusetzen, insbesondere wenn sie erleben, in dem neuen Land ständig entwertenden Zuschreibungen ausgesetzt zu sein („Ihr Kind spricht ja nur deswegen so schlecht deutsch, weil Sie zu Hause nicht mit ihm deutsch reden!"). In der fremden Kultur erleben sie sich als verunsichert: Welche Werte gelten noch, welches sind die „richtigen" Maßstäbe? Damit drohen jedoch alle Maßstäbe verloren zu gehen und mit ihnen die Orientierungsfunktion der Eltern.

Beispiel: Im Gespräch mit einer türkischen Familie, die erst seit fünf Jahren in Deutschland lebte, kam es dazu, dass die beiden halbwüchsigen Kinder ihren Eltern vorwarfen, sie „überhaupt nicht erzogen" zu haben. Es gab natürlich eine positive Seite dabei, nämlich Freiheit von Kontrolle, doch war das eher negative Gefühl, „Ich habe mich selbst erzogen", vorherrschend; negativ deshalb, weil die Eltern zwar wenige Grenzen setzten, jedoch über die Induktion von schlechtem Gewissen ihr Missfallen und Bedauern über den Weg der Kinder ausdrückten. Die Eltern wirkten verunsichert, der Berater fragte sich, ob sie kein Erziehungskonzept hatten oder ob sie sich nicht trauten, es durchzusetzen. Daher schickte er die Kinder nach Hause und setzte das Gespräch allein mit den Eltern fort. Schnell berichteten die Eltern von sehr klaren Vorstellungen, wie sie sich die Erziehung dachten, sie trauten sich jedoch in der für sie noch fremden Kultur nicht, sie so durchzusetzen, wie sie es in der Heimat getan hätten. Diese Erziehungsvorstellungen wurden ausgiebig in mehreren Sitzungen besprochen. Schließlich wurden die Eltern mit einer Reihe von Hausaufgaben entlassen, die darin bestanden, in verschiedenen Gesprächen den Kindern ohne Schuldinduktion ihre allgemeinen Vorstellungen von Erziehung zu vermitteln und eine Reihe von spezifischen Vorstellungen (z. B., was die Zeit des Heimkommens und Zubettgehens betraf) eindeutig, mit klaren, vorhersehbaren Sanktionen, aber gewaltlos durchzusetzen, auch gegen die Widerstände der Kinder.

Die Beratung veränderte sich damit zu einer Art Coaching der Eltern, bei dem sie darin unterstützt wurden, ihren Platz als Eltern wieder einzunehmen, die elterliche Präsenz wiederherzustellen und gleichzeitig ihre jeweiligen Erziehungsvorstellungen mit dem Berater auf die „interkulturelle Tauglichkeit" zu prüfen – von den Eltern wurde immer wieder ein klares Feedback des Beraters abgefragt (z. B. bei Themen wie dem Kontakt des Mädchens zu gleichaltrigen Jungen). Gegen Ende der Therapie wurden die Kinder erneut eingeladen und befragt. Sie bestätigten die Präsenz der Eltern – auch wenn es nun mehr Auseinandersetzungen gebe. Die Tochter formulierte es so: „Ich weiß, wer meine Eltern sind, ich erkenne jetzt meine Grenzen, für mich ist es jetzt einfacher." Die Familie wurde entlassen mit der Einladung, dass jedes der vier Familienmitglieder sich melden könne, wenn deutlich werde, dass das Familienleben wieder in das alte Muster umkippe.

10. Das Tal der Selbstgenügsamkeit I: Anerkennen vergangener Wege und Lösungen, Self-Care

DAS TAL DER SELBSTGENÜGSAMKEIT I

Sorge dafür, dass es dir gut geht …
„Hier ist keine Sucht, kein Forschen …"
Erkenne, was du bist, was du sein willst, und sei dir selbst genug, denn …
„Aus dieser Bereitschaft der Seele zur Genügsamkeit erhebt sich ein Sturm, dessen Gewalt in einem Augenblick einen ungeheuren Raum verwüstet. Die sieben Ozeane sind dann nur eine Wasserlache, die sieben Wandelsterne ein Funken, die sieben Himmel ein Leichnam, die sieben Höllen zerschelltes Eis."
Lässt du die Einengung deiner Wahrnehmung zu, nimmst du nur dich, nur sie oder nur ihre Beschreibungen wahr …
„… sähest du eine ganze Welt, deren Herz ein Feuer fräße, du hättest nur einen Traum gehabt."
Habe Vertrauen in deine Intuition und Kreativität, denn …
„… dieses Tal ist nicht so leicht zu durchschreiten, wie du es in deiner Einfalt glauben möchtest."
Bleibe mit dir in Bewegung, und mache nicht zu viele Schritte …
„Wenn das Blut deines Herzens sich in dieses Meer ergösse, könntest du nur die erste Station erreichen. Und durchliefest du alle Straßen der Welt, du fändest dich immer, wenn du drauf wohl achtetest, beim ersten Schritt."
Dieser Schritt mag für dich klein erscheinen, für andere ist er groß, erscheint er dir groß, mag er für andere klein sein.

Im Text zu diesem Tal sind wichtige Themen angesprochen: das Anerkennen vergangener Wege und Lösungen – „Dieser Schritt mag für dich klein erscheinen, für andere ist er groß" und das Thema Self-Care des Therapeuten: „Sorge dafür, dass es dir gut geht"– und natürlich Intuition und Kreativität, die für beides benötigt werden.

10.1 DAS ANERKENNEN VERGANGENER WEGE UND LÖSUNGEN

Viele Migrantenfamilien haben eine Fluchtphase oder zumindest eine Zeit der Destabilität in der Migration erlebt. Diese Phase kann dazu geführt haben, dass die Familien sich enger zusammengezogen haben, um diese Zeit zu überstehen, ja in der ersten Phase ist dies oft sogar eine „gesunde" Reaktion, wenn man sie mit Familien vergleicht, deren Kohäsion so schwach ist, dass sie bereits in dieser Phase zerfallen (vgl. Abschn. 3.2). Dazu wurden eventuell bestimmte Regeln außer Kraft gesetzt, andere Regeln wurden neu geschaffen: aufgesetzte Harmonie statt Trauer, Kontrolle statt Freiheit, Gemeinsamkeit statt Individualität. Nicht selten wird auch versucht, mehr die Sprache des Gastlandes zu sprechen als die eigene.

Hier ist es wichtig, den Überlebenswert dieser zu einem bestimmten Zeitpunkt sinnvollen, „not-wendigen" Regeln wertzuschätzen. Therapeuten sollten sie als Ausgangspunkt für die Entwicklung neuer Lösungsformen wahrnehmen lernen. Es kann dabei wichtig sein, dass gerade die Elterngeneration Raum bekommt, ihre für sie bedeutsamen Erfahrungen zu erzählen. Die Therapeutin bzw. der Therapeut sollte in dieser Situation demjenigen, der von sich spricht, einen besonderen Schutz vor Anklagen und Vorwürfen geben. Wenn es möglich ist, dass die Familienmitglieder einander Wertschätzung aussprechen, kann dies zu Frieden im System führen.

Beispiel: Ein jugoslawischer Student kommt in die Einzelberatung: Er habe doch alles, was er brauche, seine Eltern zahlten sein Studium, er habe eine eigene kleine Wohnung, warum nur fühle er sich denn so depressiv? Deutlich ist, dass er in einer Form von Problemtrance steckt, deren Hintergründe dem Therapeuten noch verborgen bleiben. Er schlägt daher vor, die Eltern mit einzuladen. Der junge Mann reagiert mit Spannung: „Oh, die würden nie kommen!" – „Wie wäre es, wenn Sie sie überzeugen würden? Wenn sie alles für Sie tun, wie Sie es beschrieben haben, dann werden sie auch mitkommen!" – Und tatsächlich: Die Eltern kommen mit, ein offenes, freundliches Paar. Im Gespräch wird deutlich, dass sie planen, dass die Familie in die Heimat zurückgeht, wenn der Sohn sein Studium beendet hat. Er jedoch hat andere Pläne. Das Gespräch läuft sich fest. „Ist das etwas, was Sie aus dem heimischen Wohnzimmer auch kennen?" – „Ja, an dem Punkt kommen wir schon lange nicht weiter."

Der Therapeut fordert die Eltern nun zu einer Skulptur auf. Sie sollen sich so aufstellen, wie sie sich in der Zeit vor und während der Migration erlebt haben. Der Sohn sitzt abseits und schaut und hört nur zu. In einer Folge von kleinen Skulpturen sprechen sie darüber, wie sie sich kennen gelernt haben, wie sie migrierten, wie sie in einer kleinen Wohnung lebten (übrigens in der, in der der Sohn nun lebt), wie sie sich schon vor Geburt des Sohnes alles vom Munde absparten: Unser Kind, das einmal geboren werden wird, soll es einmal besser haben als wir. Der Sohn beginnt zu weinen: Das habe ich nicht gewusst. Sie hatten nie darüber sprechen wollen, um ihm nicht ein schlechtes Gewissen zu machen. In dem Feedback des Sohnes erfahren die Eltern dann Wertschätzung für ihren Weg. In der nächsten Sitzung kann dann der junge Mann seinerseits seine Visionen erzählen, Bilder, wie er sich sein Leben vorstellt"– was die Eltern in der Form bisher nicht gehört haben. Er kann von seinem Vater hören, dass dieser ihn gut verstehen kann: „Wenn ich er wäre, würde ich genauso entscheiden." Schließlich findet die Familie in liebevoller Weise eine Lösung: Die Eltern gehen zurück in die Heimat, und es werden Wege besprochen, wie Eltern und Sohn in Verbindung bleiben können.

Oft kann es bei derartigen Problemkonstellationen nicht um Lösungen gehen, schon gar nicht um schnelle (vgl. Skutta 1998) – ja, ein lösungsorientiertes Vorgehen kann hier sogar als Zynismus erlebt werden. Eine ausschließlich auf die Lösung eines spezifischen Problems bezogene Beratung kann dann auch so gewertet werden, als wollte der Berater die Konfrontation mit Trennungsschmerz und Verlusterfahrung vermeiden. In Kapitel 4 wurde kurz auf das „Langzeittrauma" verwiesen, das der Verlust von Heimat[37] bedeuten kann. Begleitende Trauerarbeit braucht Zeit, und oft wird es darum gehen, als Therapeut als „Zeuge" anwesend zu sein, wenn Klienten, vielleicht erstmals, wagen, sich zu öffnen und von erlittenen Demütigungen und von Schmerz erzählen. Mehr noch als in anderen Beratungen ist es hier wichtig, eine stabile Grundlage von Vertrauen und Beziehung zu erarbeiten und zu festigen. Die bereits erwähnte

---

37 Insbesondere – wie gesagt – der Verlust, bei dem auch die Fantasie, noch einmal zurückkehren zu können, nicht mehr zur Verfügung steht. Dies ist bei Spätaussiedlern fast immer der Fall (Müller-Wille 2002a, 2002b).

Gefahr, von den Schilderungen so erschüttert zu werden, dass die eigene Handlungsfähigkeit verloren geht, erfordert eine besonders gute Einbindung in ein förderliches Team, sorgfältige Supervision, durch die eine Erlaubnis zur klaren Grenzziehung gegeben wird.

10.2 SELF-CARE: DIE SORGE FÜR SICH SELBST

„Auch das beste Pferd kann nicht zwei Sättel tragen."
(chinesische Weisheit)

Dieser Abschnitt verweist auf die Bedeutung der „Self-Care" des Therapeuten und der Therapeutin: Ohne eine gute „Sorge für sich selbst" wird das wichtigste therapeutische Instrument stumpf: die eigene Person (von Schlippe 1992; Gussone u. Schiepek 2000). An dieser Stelle möchten wir dieses wichtige Thema über einen Katalog persönlicher Fragen thematisieren, die jeder Leser sich stellen kann.

- Welche Muster kenne ich von mir, wie reagiere ich typischerweise unter Belastung?
- Wie passen diese zu denen meiner Klienten, dem Thema oder ihrer jeweiligen Kultur?
- Wie lange kann eine Sitzung dauern, damit ich in meinem Rhythmus und Stil arbeiten kann?
- Wie merke ich, dass ich mich oder den roten Faden in der Therapie verliere?
- Was brauche ich an speziellen Bedingungen als Therapeut bzw. Therapeutin, um „in meiner Kraft" zu bleiben?
- Über welche Sinneskanäle (Sehen, Hören, Fühlen, Riechen) kann ich mich wieder „verankern"? Also: Brauche ich eher ein schönes Bild, eine duftende Blume, einen besonderen Stein oder eine Klangschale in meinem Raum, also etwas, das mir hilft, mich aus einer Blockierung zu befreien?
- Habe ich viele verschiedene Arbeitsmaterialien griffbereit (z. B. Symbolkiste, Landkarten, Puppen), die mir helfen, auf eine nichtsprachliche Ebene zu gehen?

- Erlaube ich mir, Sitzgelegenheiten und Sitzordnung zu verändern, wenn mir das sinnvoll erscheint (z. B. mit der Familie auf dem Boden zu sitzen)?
- Erlaube ich mir, Sitzungen zu unterbrechen, um Abstand zu bekommen, um mich zu klären oder mich mit Kollegen auszutauschen?
- Was tue ich, wenn ich merke, dass mir eine Familie „nächtliche Überstunden" bereitet, ich die Gedanken an bestimmte Klienten und ihre Probleme nicht mehr loswerden kann?
- Darf ich meine eigene Betroffenheit sichtbar machen, ohne den anderen zu überfordern?
- Darf ich Klienten auch weitervermitteln, wenn ich mich überfordert fühle?
- Wie viel Zeit gebe ich mir nach der Sitzung zur Regeneration?
- Habe ich nach sehr belastenden Themen „Reinigungsrituale" für mich und gegebenenfalls auch für meinen Raum zur Verfügung?
- Wie helfe ich mir, um nach Abschluss der Sitzung aus der Therapeutenrolle auszusteigen?
- Wie gut habe ich mein eigenes soziales Netz geknüpft? Kann es mich gegebenenfalls auch einmal auffangen, wenn ich das brauchen sollte?

11. Das Tal der Selbstgenügsamkeit II: Multikulturelle Schätze als Bereicherung der Beratungsarbeit

DAS TAL DER SELBSTGENÜGSAMKEIT II

„In der Tat hat kein Wanderer das Ziel seiner Reise geschaut und die Heilung seiner Liebe gefunden ..."
Aber mache den Schritt, auch wenn du Angst hast ... Habe Angst, und mache den Schritt.
„Hältst du inne, wirst du versteinert, oder du stirbst!"
Genügsamkeit ist keine Gefälligkeit. Gefälligkeit ist Gift für deine Seele und deine Leichtigkeit. Genügsamkeit bleibt immer durstig nach Kreativität.
„Setzest du den Schritt weiter und schreitest immer weiter vorwärts in deinem Laufe bis zu Ewigkeit, wirst du den Schrei hören – weiter noch – weiter noch!"
Gestatte dir weiterzugehen, erlaube dir, dich selbst auf die Suche mitzunehmen ... Nimm deinen Kopf unter den Arm und dein Herz auf die Zunge!
„Es ist dir nicht gestattet fortzuschreiten, noch stehenzubleiben. Es ist dir nicht ersprießlich zu leben, noch zu sterben."
Therapeutische Prozesse können paradox sein. Gestehe dir und ihnen zu, die Freiheit zu finden, und du wirst frei in deinen Handlungen sein.

11.1 RITUALE UND RITUALBESTANDTEILE AUS ANDEREN KULTUREN IN DER THERAPIE

Multikulturelle Einflüsse können das Handwerkszeug nicht nur systemischer Beratung bereichern. Denn oft lassen sich Ritualbestandteile aus anderen Kulturen in der Beratungsarbeit nutzbar machen.

Beispiel: Ein bikulturelles Paar kam zur Therapie mit dem Anliegen, sich über den weiteren gemeinsamen Weg klar zu werden. Die deutsche Frau wollte ein Kind, der ägyptische Mann war unentschieden. Ambivalenz kennzeichnete den Weg dieses Paares über Jahre hinweg: Seit 20 Jahren waren sie zusammen, hatten sich in der Zeit siebenmal getrennt und waren wieder zusammenkommen. Der Mann war drogenabhängig, mit einer langen Geschichte von Therapie und Rückfällen mit Gefängnisaufenthalten.

Nach einem ausführlichen Gespräch über dieses Muster der Ambivalenz zeigten sich beide entschieden, auf keinen Fall so weiterzuleben wie bisher, auch wenn sie diese Entscheidung in heftige Turbulenzen führen sollte. Daher wurden sie aufgefordert, sich jeder für sich zehn Minuten Zeit zu nehmen und zu entscheiden, wovon sie Abschied nehmen müssten, um aus dem bekannten Muster herauszutreten, und was sie in ihrem Leben auf keinen Fall aufgeben wollten. Nach der Pause sagte der Mann: „Ich werde meine Sucht nicht aufgeben. Abschied nehme ich von der Vorstellung, clean zu leben, und von der Vorstellung, Vater zu werden!" Die Frau entschied, auf keinen Fall den Wunsch nach einem Kind aufzugeben, und damit entschied sie sich, von ihrem Mann Abschied zu nehmen. Dieser für beide klärende und gleichzeitig sehr schmerzliche Prozess der Beendigung eines langjährigen quälenden Musters wurde durch ein Ritual besiegelt, in das der Therapeut Elemente seiner eigenen (marokkanischen) Kultur einfließen ließ: Er nahm zwei Tongefäße und füllte sie mit Milch. Der Mann sagte zur Frau: „Ich trinke diese Milch als Symbol für das, was du mir an Jahren geschenkt hast, und als Symbol für all das, was ich von dir mitnehme." Sie antwortete: „Ich trinke diese Milch als Symbol für das, was du mir an Jahren geschenkt hast, und als Symbol für all das, was ich von dir mitnehme." Im nächsten Schritt überreichte der Mann ihr das leere Gefäß mit den Worten: „Ich schenke dir dieses leeres Gefäß als Symbol dafür, dass es nichts gibt, was ich dir vorwerfe." Mit den gleichen Worten überreichte die Frau ihr leeres Gefäß.

Es gilt für alle Menschen, alle Kulturen und Nationen, dass Rituale, wie etwa Gebete zu festen Zeiten, gemeinsam eingenommene Mahlzeiten, zum einen alltägliche Lebensvollzüge strukturieren, zum anderen Übergänge und besondere Lebenseinschnitte kennzeichnen, die in irgendeiner Form erfordern, dass Abschied genommen wird. Ihre Funktion ist es daher einerseits, Ordnung und Struktur zu vermitteln (jeder, der Kinder hat, weiß, wie bedeutsam die Einhaltung von kleinen Alltagsritualen – etwa der Zubettgehritus – für sie ist … – abgesehen vielleicht vom Ritual des Zähneputzens), zum anderen dienen sie dazu, den Betroffenen und dem jeweiligen Bezugssystem bedeutsame Übergänge zu erleichtern (von Geburtstagsfeier über Hochzeit bis zur Beerdigung) – in diesem zweiten Sinn sind sie für psychotherapeutische Fragestellungen wichtiger.–Rituale sind Verdichtungen von Abläufen, die sich im Sinne einer symbolischen Handlung wiederholen. Als solche gehören sie in die Traditionen aller Kulturen, ja, sie stellen vielleicht auch die älteste Form der Psychotherapie dar und damit eine machtvolle nichtverbale Sprachform. Als Bestandteile eines Rituals sind in Anlehnung an Imber-Black (1998) zu nennen:

- *Wiederholung:* Eine bestimmte Handlung wird mehrfach ähnlich begangen.
- *Aktives Tun:* Es wird nicht nur geredet.
- *Rituelle Zeit:* Sie brauchen einen bestimmten Zeitpunkt (Weihnachten) oder/und eine bestimmte Zeitdauer (Fastenzeit, Ramadan).
- *Etwas Besonderes:* Das Tun wird stilisiert, aus dem Alltäglichen herausgehoben.
- *Ordnung:* Sie haben einen definierten Anfang und ein definiertes Ende.
- *Sinnträchtigkeit:* Sie drücken einen „Sinn" aus, der über die bloße Handlung hinausweist.
- *Accessoires:* Sie benötigen bestimmte Gegenstände (Kerzen, Blumen), die z. T. spezifisch nur für das Ritual bestimmt sind (Weihrauch, spezielle Kleidung, Leuchter oder andere Gerätschaften).
- *Gemeinsamkeit:* Sie werden gemeinsam vorbereitet und ausgeführt.

Die Weitergabe von Ritualen mit Inhalt und Sinn an die nächste Generation liegt bzw. lag früher in der Verantwortung der Eltern bzw. älterer Familienmitglieder. Zunehmend wird diese Aufgabe inzwischen Bildungseinrichtungen und Medien überlassen.

Beispiel: Dialog in einem Erstgespräch:
Th. (an das neunjährige Kind): „Kennst du Bräuche aus deiner Heimat?"
Kind: „Ja!"
Th.: „Welche?"
Kind: „Das Opferfest!"
Th.: „Weißt du, was es bedeutet?"
Kind: „Ja, wir machen das, weil meine Eltern aus Jugoslawien kommen!"

Der Sinn des Rituals war dem Kind von den Eltern nicht erklärt worden.

Rituale wandeln sich. Es passt, ein fünfjähriges Kind ins Bett bringen, ihm ein Lied zu singen und eine Geschichte zu erzählen. Wenn es älter wird, tritt ein Wandel ein, das Lied passt nicht mehr, die Geschichten wandeln sich und werden irgendwann auch gar nicht mehr erzählt, machen Eltern und Kindern keine Freude mehr, dafür tritt ein gemeinsames abendliches Fußballspiel an die Stelle, ein gemeinsames Musizieren oder, im bedauerlichsten Fall, nichts. Diese Erfahrung von Wandel kann für multikulturelle Familien schwierig sein, hat doch das Ritual ein Stück Stabilität vermittelt, und mit jedem Wandel muss vielleicht auch ein Stück Heimat losgelassen werden. Spannende Fragen, die in Familiengesprächen besprochen werden können, sind dann die danach, wie sich die Rituale wandeln können, sodass weiter (oder wieder) gemeinsam Freude entsteht – hat etwa der Sohn seinen Vater schon mal ins Café begleitet, wie wäre es, wenn beide Kinder zum sonntäglichen Angeln mitkämen? Usw. „Migration ist ein transitorischer Prozess, für den keine überlieferten Rituale vorgesehen sind" (Sluzki 2001, S. 106), für Familien gilt daher dasselbe wie für Therapeuten, die auf der Suche danach sind, für eine therapeutische Fragestellung ein gutes Ritual zu finden:

Wenn sich keine Rituale finden, dann entwickle mit der Familie gemeinsam neue!

Es lohnt sich, in der Arbeit mit multikulturellen Familien danach zu fragen, wie die Familie mit ihren alltäglichen und besonderen Ritualen umgeht, was darunter verstanden wird, wie für die Fami-

140

lienmitglieder kritische Übergänge markiert werden und woran sie dies erkennen. Es zeigt sich dabei immer wieder, dass es nicht einfach ist, das Wort zu definieren. Daher schlagen wir vor, zunächst über das Wort Ritual mit den Familienmitgliedern zu diskutieren und eine gemeinsame Beschreibung zu erreichen:

„Wie nennen Sie in ihrer Sprache so etwas, was immer sich wiederholt? Ich nenne es in Arabisch ,Adat', und Sie?"

Mögliche Fragen zu Ritualen in multikulturellen Familien

- Feiern Sie Feste (Geburtstage, Namenstage, Opferfest, Ramadan, Weihnachten usw.), und wie begehen Sie diese?
- Welche alltäglichen Rituale kennen Sie bzw. kennst du?
- Welche Bräuche haben Sie aus der Heimat mitgebracht?
- Welche Regeln gab es dazu oder dafür? Aus welchem Anlass, zu welcher Zeit des Tages, Monats, Jahres wurden sie begangen?
- Welchen Sinn, welche Bedeutung haben sie heute, hatten sie früher für Sie bzw. dich?
- Was passierte, wenn jemand das Ritual nicht leiden konnte oder nicht mitmachen wollte?
- Welche Rituale und Gewohnheiten gab es in Ihrer Kindheit? Welche heute nicht mehr?
- Welche waren für dich bzw. Sie günstig und welche nicht?
- Haben sie dieselbe Funktion behalten wie früher?
- Welche Rituale haben sich in der Migration behauptet oder an sie angepasst?
- Welche haben Sie hier neu entwickelt?
- Welche haben Sie dort gelassen, die Sie hier vermissen?
- Kennen Sie einige deutsche Rituale, kennen Sie christliche oder andere religiöse Rituale? Nehmen Sie daran teil?
- Wie haben Sie und die Kinder die alten und die neuen Rituale in ihren Alltag integriert?

11.2 Märchen und Geschichten

In allen Kulturen haben Märchen, Geschichten und Weisheitssprüche eine große Bedeutung gehabt. Die Tradition des Erzählens von Geschichten ist in der Psychotherapie schon früh genutzt worden. Nicht zuletzt waren es Therapeuten aus dem persisch-arabischen Kulturkreis, die diese Möglichkeiten als Geschenke ihrer Kultur in die therapeutische Arbeit einführten, wie etwa Peseschkian (z. B. 1979, 2002), auch Geschichten von Erzählern, die nicht von der Therapie herkommen, sind gut im therapeutischen Kontext nutzbar, etwa von Schami (z. B. 1992, 1996), de Mello (1997), Bayat und Jamnia (1988) usw. Natürlich sind Geschichten besonderes gut geeignet, um einen Zugang zu Familien mit kleineren Kindern herzustellen (Grabbe 2001), doch ist aus unserer Erfahrung das Alter nicht ausschlaggebend für die Rückmeldung: „Gerade Ihre Geschichten haben uns sehr gut gefallen!" – „Wir haben uns an die Geschichte vom letzten Mal noch gut erinnern können!" Besonders orientalische Klienten, vor allem aus der ersten und zweiten Migrantengeneration, sind mit vielen Geschichten und hoch entwickelter Erzählkunst aufgewachsen. Ein humoristischer Anteil an einer Geschichte kann das Gespräch noch besonders bereichern.

Beispiel: Ein bikulturelles Ehepaar kommt zur Beratung. Mann und Frau leben seit einigen Jahren in einer engen Siedlung. Nach der Darstellung der Frau kommt es öfter vor, dass der Mann geht und nicht sagt, wohin. Er macht dies, seit die Kinder aus dem Haus sind. Er nehme nicht einmal sein Handy mit, was er früher öfter getan hatte. Während sie das erzählt, liegt ein kleines Lächeln auf seinem Gesicht. Gefragt, wie sein Lächeln zu verstehen sei, antwortet er nur mit: „Das amüsiert mich eben."

„Darf ich Ihnen eine Geschichte erzählen?", fragt der Therapeut. Beide wollen sie hören.

„Die Geschichte heißt *Taktik,* sie geht so: Ein Bauer begegnet auf der Straße nach Marakkech einem Gelehrten, der verkehrt auf dem Esel reitet. Erstaunt fragt der Bauer: ,O Weiser und Edler, sag mir, aus welchem deinem einfältigen Diener unerforschlichen Grund sitzt du verkehrt auf diesem Esel?' Darauf der Gelehrte: ,Muss denn jeder gleich wissen, wohin ich reite?'"

Bei beiden geht ein längerer innerer Suchprozess vor sich, ehe sie beginnen zu lachen. Im Anschluss entwickelt sich ein konstruktives Gespräch über Autonomie in der Ehe und Partnerschaft: Was darf jeder tun ohne Absprache mit dem anderen? Welche Grenzen, welche Absprachen passen zu dem neuen Entwicklungsstadium des Paares? Welche Veränderung von Regeln steht an? Etc.

Im folgenden *Beispiel* wird von dem Therapeuten eine persönliche Geschichte genutzt, um einen Zugang in einer verfahrenen Beratungssituation herzustellen. Eine zusammengesetzte Familie, bestehend aus der Mutter Françoise und ihrem Sohn Louis (16) aus erster Ehe, dem Stiefvater Bernard und der gemeinsamen Tochter Christine (vier), kommt zur Beratung. Der Vater von Louis war an Krebs gestorben, als dieser sechs Jahre alt war. Anlass für die Familientherapie ist das Verhalten von Louis. Er zeigt sich aggressiv bis gewalttätig gegen seine Mitschüler, das Familienleben ist unerträglich geworden, vor allem sind die Spannungen zwischen Bernard und Louis extrem und bedrohlich. Alle Versuche, die Situation zu beruhigen, helfen nicht. Die Familie hatte schließlich beschlossen, ihm eine eigene Wohnung einzurichten in der Hoffnung, dass ein Auszug die Lage entspannen würde. Die Dringlichkeit des Falles und die ständigen akuten Dramen, die die Familie mitbringt, verhindern anfangs, dass das Gespräch auf den leiblichen Vater kommt. Erst als in einer Supervision die Hypothese ausgesprochen wird, dass der Junge sich möglicherweise allen männlichen Vorbildern gegenüber verschließe, um seinem Vater die Treue zu halten, wird beschlossen, das Thema in der nächsten Sitzung anzusprechen. Es entspinnt sich ein Dialog:

Th.: Louis, hast du im Augenblick ein männliches Vorbild?
L.: Nein!
Th.: Überhaupt niemanden?
L.: Nein, keiner ist mein Vorbild!
Th.: Und wie ist es mit Bernard?
L.: Nein, der ist auch kein Vorbild!
Th.: Wie wäre es mit mir als Therapeut?
L.: Ich bin doch nicht schwul!
Th.: ... und dein leiblicher Vater?
L.: Den kenne ich doch kaum.
Th.: Was würde er dir denn wohl sagen, wenn er noch leben würde? Was meinst du, was er dir raten würde, wie du dein Leben jetzt gestalten solltest?
L.: Er war beliebt, geachtet und sehr gesellig. Ich glaube, er würde sagen, ich soll mir Freunde suchen und mich nicht so viel schlagen!

Louis reagiert sehr betroffen, es wird deutlich, wie sehr es ihn quält, dass er seinen leiblichen Vater so wenig kennt – und wie er ihn damit gleichzeitig auf eine Weise idealisiert, dass der Stiefvater „keine Chance" dagegen hat.

Der Therapeut fährt fort: „Louis, ich möchte dir eine Geschichte erzählen, die die meinige ist. Meine Mutter hat ihren Vater, meinen Großvater, mit drei Jahren verloren. Die Familie lebte in Rabat, in Marokko, am Meer, und er war Seemann, weißt du. Eines Tages kam er nicht mehr vom Meer zurück, er ist wohl ertrunken, doch genau weiß man es bis heute nicht. Meine Mutter hat ihren Vater sehr vermisst. Als sie 40 Jahre alt war, klopfte eines Tages ein Bote vom Hafen an ihre Tür: Es war dort eine alte Kiste gefunden worden, eine Kiste mit Unterlagen von ihrem Vater, die im Hafen gefunden worden waren. Meine Mutter kann nicht lesen, also mussten wir ihr vorlesen. Alles, was in der Kiste war, waren Papiere, Aufzeichnungen vom Großvater. Fast jeden Tag mussten wir ihr aus den Unterlagen was vorlesen, mal ich, mal mein Bruder, mal meine Schwester. Sie fragte so lange, bis sie alle Dokumente auswendig kannte, sie konnte genau sagen, was darauf stand, obwohl sie es nicht lesen konnte. So hat sie sich den verlorenen Vater wiedergeholt, bis ihr Bild von ihm, meinem Großvater, vollständig war."

Die Familie, besonders Louis, hört sehr interessiert zu. Befragt, ob Louis eines Tages vielleicht auch so eine Kiste finden werde, meint die Mutter, symbolisch gesehen habe sie ja so eine Kiste, die Geschichten über den Vater, die Fotoalben, er könne sie ja danach fragen. Der Stiefvater erlebt erstmals Verständnis für Louis und die mögliche Bedeutung des leiblichen Vaters für ihn. In der Folge bessert sich zunächst die häusliche Situation, später auch die schulische. Ein Auszug wird nicht mehr erwogen.

Nicht nur durch Migration und den Verlust gewohnter kultureller Umwelten, wahrscheinlicher noch durch den zunehmenden Siegeszug der Medien geht wohl weltweit das Geschichtenerzählen zurück. Umso wichtiger ist es, in Fortbildung und Therapie alten und neuen Erzähltraditionen wieder Raum zu geben und damit auch den Kontakt und die Berührung zwischen den Menschen und den Kulturen zu fördern.

Beispiel: In einem Seminar werden die Teilnehmer und Teilnehmerinnen eingeladen, ein eigenes Märchen zu schreiben. Jeder sucht sich vorher einige Symbole aus einer ihm wichtigen Kultur, die ihn bei der Gestaltung begleiten können. Anschließend erzählt oder liest jeder sein Märchen vor. Später können sich die Teilnehmer gegenseitig die Geschichte noch einmal vorlesen, diesmal zu hören im Klang einer anderen Stimme und Sprachmelodie (oder gar Sprache) und sich über ihre Empfindungen austauschen.

Um das Klima einer Kultur, eines Dorfes oder einer Familie lebendig zu machen, kann die Übung so gestaltet werden, dass eine Seminargruppe die Rollen einer Dorfgemeinschaft übernimmt. Die „Älteren" werden besonders eingeladen und befragt. Die „Enkel" oder auch „eingeheiratete Angehörige" bringen neue Perspektiven durch ihr Interesse ein. Die „Älteren" werden gebeten, die in der Sitzung angestoßenen Geschichten zu Hause in einem verabredeten Runde weiterzuspinnen. Wichtig kann dabei werden, dass die „Jüngeren" wieder lernen, achtungsvoll, aber auch mutig zu fragen, und die „Älteren" Zeit bekommen für ihre Antworten, ihr Schweigen und die Gefühle, die sich häufig dahinter verbergen.

Unsere Empfehlung an Sie: Schreiben Sie selbst einmal ein Märchen, für sich selbst, für ein Kind in Ihrer Umgebung oder für einen Menschen, den Sie gern haben!

11.3 Weisheiten und Sprüche anderer Völker

Statt eines Textes haben wir an dieser Stelle eine kleine Sammlung von Weisheiten aus unterschiedlichen Quellen zusammengestellt (der größte Teil stammt aus der umfangreichen Sammlung von Fritz 1998, einige von Peseschkian 2002, wieder andere stammen von uns bzw. aus unserer Erinnerung):

- *Der ist kein weiser Mann, der einem anderen den rechten Weg zeigt.* (Ägypten)
- *Mahle das Wasser, und es wird Wasser herauskommen.* (Arabisch)
- *Wenn der Schuh passt, trag ihn.* (Jiddisch)
- *Der Schlachter denkt an Schweine, wenn du zu ihm von Ideen sprichst.* (China)
- *Wer nicht auf die hohen Berge steigt, kennt die Ebene nicht.* (China)
- *Leicht gemacht ist schwer durchdacht.* (Jiddisch)

– *Ernährt der Vater den Sohn, lachen beide, ernährt der Sohn den Vater, weinen beide.* (Jiddisch)
– *Nicht jeder, der hämmert und klopft, ist ein Schmied.* (Arabisch)
– *Hat man nichts zu tun, ist selbst Kacken eine Arbeit.* (Jiddisch)
– *Für die Freundschaft von zweien ist die Geduld von einem nötig.* (Indien)
– *Wonach man nicht greift, das hat man nicht.* (Jiddisch)
– *Die beste Lüge ist die Wahrheit.* (Jiddisch)
– *Kannst du den Mund nicht halten, so verstopfe dein Ohr.* (Nigeria)
– *Wo zu viel ist – fehlt etwas.* (Jiddisch)
– *Wer mit sich selbst nicht im Reinen ist, findet überall Feinde.* (China)
– *Wir haben zwei Ohren, aber nur einen Mund, damit wir mehr zuhören als plaudern.* (China)
– *Wer über die eigenen Beine stolpert und fällt, weint nicht.* (Türkei)
– *Die Begierde vergrößert das, was man haben will.* (Nietzsche)
– *Es ist immer das größte Verhängnis der Kultur gewesen, wenn Menschen angebetet wurden.* (Nietzsche)
– *Was nicht in uns selber ist, regt uns nicht auf.* (Hermann Hesse)
– *Die kleinen Hölzer zünden die großen an.* (Arabisch)
– *Auch Lawinen fangen klein an.* (Deutschland)
– *Nicht ausgesprochene Worte sind Blumen des Schweigens.* (Japan)
– *Geschieht nicht, was du willst, dann wolle, was geschieht.* (Arabisch)
– *Wähle dir einen Reisebegleiter und dann erst den Weg.* (Arabisch)
– *Eier werden nicht mit Spucke gebraten.* (Arabisch)
– *Ohne Freunde kannst du kein Fest feiern.* (Indien)
– *Eine Mütze bedeckt nicht den Hintern.* (Nigeria)
– *Genügsamkeit ist großer Gewinn.* (Indien)
– *Wer wenig gesehen hat, staunt viel.* (Indien)
– *Deine Arbeit wird nur gedeihen, wenn du an sie glaubst.* (China)
– *Der Fisch, den man nicht fängt, ist immer groß.* (China)
– *Mag es auch schlimmer kommen – Hauptsache, es ist anders.* (Jiddisch)
– *Wenn einer zu dir sagt, du hast Ohren wie ein Esel – kümmere dich nicht darum; sagen es zwei – kauf dir 'nen Sattel.* (Jiddisch)
– *Glück und Unglück kommen nicht von selber, sondern nur gerufen.* (China)
– *Wer lange krank ist, wird selbst zum Arzt.* (China)
– *Man kann seine eigenen Fehler nur mit anderer Leute Augen sehen.* (China)
– *Wer müde ist, sucht Streit.* (Römisch)

- *Was sich einer denkt beim Hören, lässt sich von keiner Wahrheit stören.* (Jiddisch)
- *Wer keine Probleme hat, sollte seine Tante heiraten.* (Marokko)
- *Es ist leichter zu wissen, wie man etwas tun soll, als es zu tun.* (China)
- *Berate dich, wenn du sonst niemanden hast, mit deinem Knie.* (Japan)
- *Wer andere beschäftigt, den beschäftigen sie.* (Japan)
- *Wer eine grüne Brille trägt, sieht alles grün.* (Japan)
- *Kinder und Uhren dürfen nicht ständig aufgezogen werden, man muss sie auch gehen lassen.* (Jean Paul)
- *Die Eltern ertrinken in der Liebe zu ihren Kindern.* (Japan)
- *Einander reichen die Menschen das Himmelsbrot des Selbstseins.* (Martin Buber)
- *Im Augenblick des Zusammenkommens beginnt die Trennung.* (Japan)
- *Selbst ein Weg von tausend Meilen beginnt mit einem Schritt.* (Japan)
- *Ohne gelegentliches Bücken lässt dich die Welt nicht hochkommen.* (Japan)
- *Der Charakter eines Mannes wird bestimmt durch seine Familie.* (Ägypten)
- *Urteile nicht über Dinge, von denen du nur Echo und Schatten kennst.* (Japan)
- *Auch in der Hölle gibt es Leute, die man kennt.* (Japan)
- *Besser nicht genug als zu viel.* (Japan)
- *Wer lächelt, statt zu toben, ist immer der Stärkere.* (Japan)
- *Herkunft ist viel, Bindung ist mehr.* (Japan)
- *Wer sich nicht küssen lässt, muss sich beißen lassen.* (Guinea)
- *Wer einen Verrückten im Haus hat, fürchtet sich nicht vor ihm.* (Kamerun)
- *Wer die eigenen Ahnen beleidigt, beleidigt auch Fremde.* (Senegal)
- *Wenn man den Weg verliert, lernt man ihn kennen.* (Tansania)
- *Vom Schwatzen wird der Reis nicht gar.* (Nigeria)
- *Streite dich nicht mit der Matte, auf der du schläfst.* (Togo)
- *Der Geschmähte ist immer anwesend.* (Uganda)
- *Es wohnt ein Gott in uns, wenn er sich regt, erglühen wir.* (Römisch)
- *Das Herz treibt den Verstand voran.* (Römisch)
- *Lieben und vernünftig sein ist kaum einem Gotte möglich.* (Römisch)
- *Ohne Mumm kommt nichts rum.* (Von uns)

12. Das Tal der Einheit: Selbstreferenz – der Blick des Beobachters auf sich selbst: Live-Supervision und Reflektierendes Team

DAS TAL DER EINHEIT

„Dies ist der Ort der Entblößung von allen Dingen und der Einung. Alle, die in dieser Wüste das Haupt erheben, ziehen es aus dem gleichen Kragen. Magst du auch viele Einzelwesen sehen, es gibt in Wirklichkeit nur wenige, nein, es gibt eines nur ..."

Schau auf dich als Teil des Systems. Mach ein Experiment. Wirf dein Auge, und schaue mit deinem Herzen.

„Da die Menge von Personen wahrhaft nur eine ausmacht, ist diese vollkommen in ihrer Einheit. Was sich aber dir als eine Einheit darstellt, das ist nicht verschieden von dem, was gezählt wird ...!"

Du sagst, du erkennst das Muster auf diese Art und Weise ... entscheide dich für eine Art oder eine Weise, denn eine ist beides, und beides ist eins.

„Da das Wesen, das ich verkündige, außer dieser Einheit und der Zahl ist, lasse du ab, der Ewigkeit des Vorderen und der Ewigkeit des Danach nachzusinnen; und da die beiden Ewigkeiten zerronnen sind, gedenke ihrer nicht mehr ..."

„Schau auf dich als Teil des Systems" – darin steckt der in der systemischen Therapie bekannte Begriff der Selbstreferenz. Auf sich selbst zu schauen, sich als Teil des Systems zu sehen, mit dem man arbeitet, diese Grundposition markiert, einfach gesagt, den Übergang zu einer „Kybernetik zweiter Ordnung" (s. von Schlippe u. Schweitzer 1996). Dieser besondere Blick, mit dem man zu seinem eigenen Beobachter wird, der andere Beobachter beobachtet, wie sie ihrerseits wiederum ihre eigenen Beobachter sind, erinnert an die Bilder Eschers und verdeutlicht die Selbstorganisation unseres Erkennens und unserer Weise, Wirklichkeiten als gemeinsam geteilte Beschreibungen von Beobachtern zu verstehen.

Methodisch hat die systemische Therapie eine Reihe von Instrumenten entwickelt, diese selbstreferenten Positionen zu nutzen, insbesondere die Arbeit mit dem „Reflektierenden Team" (Andersen 1990; Hargens u. von Schlippe 1998). Eine Form häufig praktizierter systemischer Arbeit ist die Beratung in Anwesenheit einer Supervisionsgruppe, die so genannte Livesupervision. In multikulturellen Zusammenhängen kann es hier sinnvoll sein, dass die Gruppe sich auf eine andere Weise als „üblich" zur Verfügung stellt, indem persönliche Anteilnahme ausgedrückt wird oder indem die Gruppe genutzt wird, um eine Familienskulptur aufzustellen. Neben den Familienmitgliedern können dann auch nichtanwesende Verwandte in die Darstellung mit einbezogen werden – vielleicht jene, die zurückgeblieben sind, oder Vermisste oder Verstorbene. Wege und Umwege der Migration können anschaulich dargestellt werden, das Team kann denen, die nicht sprechen können, Sprache leihen und aussprechen, welche Gefühle den Verlust begleiten. Gerade emotional hoch besetzte Themen wie Gewalterfahrungen (vgl. Kap. 16) oder die Überlebensschuld der Geflüchteten (vgl. Kap. 14) lassen sich so thematisieren.

Beispiel: In einer Supervisionssitzung stellt die Therapeutin[38] eine türkische Familie vor, deren Mitglieder nur teilweise und auch nur sehr schlecht deutsch sprechen. Da sie die türkische Sprache beherrscht, möchte sie das Gespräch gern in der Muttersprache der Familie führen, die der Rest der Gruppe nicht versteht. Wie kann die Gruppe hier hilfreich sein? Es kommt zu einem Experiment: Die Therapeutin wird das Gespräch gelegentlich kurz für die Gruppe zusammenfassen, sodass ungefähr klar ist, um welche Thematik es geht. Gleichzeitig werden aus der Gruppe Personen ausgewählt, die sich jeweils mit einem Familienmitglied besonders identifizieren und das Gespräch, vor allem die nonverbale Seite, aus dieser Identifikation heraus verfolgen. In einer Gesprächspause versuchen dann diese Personen, in einer Familienskulptur das Nachgespürte in Körperhaltungen umzusetzen. Der Gesprächsverlauf zeigt, dass sich

---

38 Die Therapeutin war Angela Eberding, Osnabrück.

die Familie durch die Skulptur in besonderer Weise verstanden fühlt. Die Einfühlung einzelner Teilnehmer berührt die Familienmitglieder tief. So reagiert der älteste Sohn der Familie sehr heftig darauf, dass sein Stellvertreter in der Skulptur immer wieder betont, dass er am liebsten die Augen zumachen wolle, um all das Leid in seiner Familie nicht zu sehen: „Woher weiß er, dass es mir so geht?" Für ihn war diese Sitzung ein wichtiger Punkt in seinem Leben, endlich die Augen aufzumachen.

Eine weitere Möglichkeit, in der Arbeit mit multikulturellen Systemen die Gruppe zu nutzen, kann im Einsatz des Reflektierenden Teams (RT) liegen. Bei diesem Vorgehen wird bekanntlich die Differenz zwischen Subsystemen mit unterschiedlichen Aufgaben genutzt, um verschiedene Beschreibungen gleichberechtigt nebeneinander zu stellen (Hargens u. von Schlippe 1998). Meist sitzt dazu neben dem Beratungssystem aus Therapeut und Familie noch ein Team aus zwei bis drei anderen Therapeuten im Raum. Die Beratungssitzung wird zwei- bis dreimal für eine kurze Reflexionsrunde des Teams unterbrochen. Doch sind den Möglichkeiten, RTs kreativ auch anders einzusetzen, keine Grenzen gesetzt.

Beispiel: An einer Frauengruppe nahmen sowohl deutsche als auch türkische Frauen teil. Hier wurden zu einem Anliegen, das vorgestellt wurde, zwei Reflektierende Teams gebildet. In dem einen saßen nur die Türkinnen. Ihre Aufgabe war es, zu dem geschilderten Problem einen Kommentar abzugeben und darin ganz die Sicht der deutschen Kultur zu vertreten. In der anderen hatten die Deutschen die Aufgabe, sich in die türkische Kultur einzufühlen und von deren Position aus zu kommentieren. Es ergab sich ein sehr spannender Reflexionsprozess, der von allen als sehr bereichernd beschrieben wurde.

13. Das Tal der Bestürzung: Krisen, Tabus, Geheimnisse und therapeutischer Mut

Das Tal der Bestürzung

„Auf das Tal der Einheit folgt das der Bestürzung. Da ist man Beute der Traurigkeit und des Stöhnens. Da sind die Seufzer wie Schwerter und jeder Hauch ist eine bittere Klage."

Nun hast du dich von all deinem Wissen, all deiner Art, zu denken und handeln, befreit. Woran willst du dich orientieren, fragst du dich.

„Da ist nichts als Weheruf, als Leid, als zehrende Glut; da ist Tag und Nacht zugleich, und da ist weder Tag noch Nacht. Da sieht man von jedes Haares Ende, ohne daß es abgeschnitten würde, das Blut tropfen ... Wie wird der Mensch in seiner Bestürzung weitergehen können? Er wird betäubt werden und sich auf dem Weg verlieren."

Dein Vertrauen in deine Gewohnheit ruft und mahnt dich zum Alten. Mach es dir leicht und gehe zurück, aber wohin zurück? Der alte Ort ist nicht mehr da.

„Aber der die Einheit des Herzens eingegraben hat, vergißt alles und vergißt sich selbst. Wenn man ihm sagt: ‚Bist du oder bist du nicht? Bist du in der Mitte oder am Rande? Bist du sichtbar oder verborgen? Bist du vergänglich oder unsterblich? Bist du du selbst oder bist du es nicht?‘, wird er antworten: ‚Ich weiß nichts davon, ich bin dessen unkundig, und ich bin meiner unkundig.‘"

Dieser Augenblick der Leere ist Gold zwischen deinen Fingern. Lass ihn fließen, folge seinen Fäden, und atme seine warmen Strahlen.

„Wer in das Tal der Bestürzung eintritt, der tritt in jedem Augenblick in einen so großen Schmerz ein, daß er hinreichen würde, um hundert Welten zu betrüben. Aber wie lange noch werde ich die Trübsal und die Wirrnis des Geistes ertragen? Da ich verirrt bin, wohin werde ich gehen? Ich weiß es nicht, aber möge Gott belieben, dass ich es wisse!"

13.1 Das Benennen von Unausgesprochenem

Das Tal der Bestürzung führt uns zu den dunklen Themen in Familien – Tabus und Geheimnissen, sowie Chaos und Krisen. Es erfordert Mut und auch Risikobereitschaft, sich als Therapeut diesen Themen zu stellen. Das „Nicht-darüber-Sprechen" ist in Systemen ein oft genutzter Weg der Bewältigung. Dies gilt auch für therapeutische Systeme, etwa wenn aus Angst tabuisierte Thematiken gar nicht erst angesprochen werden, wie z. B. im Fall von Missbrauchs- oder Gewalterfahrung. Gerade in einem Ansatz, der – wie der systemische – zunächst von den jeweils aktuell geäußerten Bedürfnissen und Wünschen der Gesprächsteilnehmer ausgeht, ist es eine besondere Herausforderung, auch das *nicht Gesagte* zu erkennen und zu benennen.[39]

Ein Beispiel: An einer Konsultationssitzung in einer psychiatrischen Klinik nahmen der 17-jährige türkische Patient und seine Therapeutin teil. Der Patient war vor vier Wochen nach einem längeren Türkeiaufenthalt wegen einer so diagnostizierten „akuten Psychose" aufgenommen worden. Er war überhaupt nicht zugänglich, die Therapeutin beschrieb sich als „mit ihrem Latein am Ende".

Vorgeschichte: Der Patient lebte zusammen mit seinem Vater (32, Mechaniker) und dessen zweiter Frau in Deutschland. Die leibliche Mutter des Patienten (31, Hausfrau) wohnt in der Türkei bei ihren Eltern. Die leiblichen Eltern hatten im Alter von 14 bzw. 15 Jahren auf Druck und Wunsch der beiden Familien heiraten müssen. Ein Jahr später war der Sohn zur Welt gekommen. Die drei hatten einige Jahre bei den Eltern des Vaters gelebt, bis die Ehe in die Brüche ging. Der Vater war nach Deutschland gegangen, die Mutter und das Kind blieben in der Türkei bei der Familie der Mutter. Mit zehn Jahren zog das Kind mit Einverständnis der Mutter zum Vater.

Im Gespräch ging es zunächst um die Bedeutung der „Psychose" in der Familie und um die Interaktionen darum herum. Der junge Mann zeigte sich sehr wenig kooperativ, das Gespräch drehte sich im Kreis. Schließlich kam der Therapeutin die Idee, dass es bei der „Psychose" möglicherweise um ein verdecktes Familienthema gehen könnte. Diese Überlegung steuerte die weiteren Fragen an den Jungen:

---

[39] Eine Forderung, die natürlich nicht nur für multikulturelle Systeme gilt.

Th.: Sie haben ja jetzt einige Zeit mit Ihrer Mutter zusammen verbracht. Wie haben Sie sich mit ihr verstanden?

Ju.: Sie war gut zu mir!

Th.: Haben Sie in der Türkei etwas von dem bemerkt, was man hier Psychose nennt?

Ju.: Nein.

Th.: Wann haben Sie denn zuerst etwas gemerkt?

Ju.: Im Flugzeug.

Th.: Haben Sie eine Idee, wieso im Flugzeug und nicht in der Türkei?

Ju.: In der Türkei gibt es keine gute Psychiatrie.

Th.: Hat Ihnen Ihre Mutter etwas gesagt, was Sie hier nicht sagen sollten?

Ju.: Was sollte das denn sein?

Th.: Etwas, was z. B. nur Sie beide angeht?

Ju.: Ja, das stimmt.

Th.: Und wenn Sie es hier sagen würden, würde sie auf Sie sauer sein, stimmt das?

Ju.: Ja.

Th.: Sie würden es nicht sagen, auch dann nicht, wenn es zu Ihrer Heilung beitragen würde, habe ich Recht?

Ju.: Wenn es ganz sicher hilfreich wäre, dann ja!

Th.: O. k., ich glaube, es könnte einen wichtigen Beitrag zu Ihrer Heilung bedeuten. Was hat sie gesagt?

Ju.: Sie hat gesagt: „Mach den beiden da in Deutschland die Hölle heiß!"

Mit dieser Entscheidung, den Hintergrund für sein „psychisch krank" wirkendes Verhalten zu offenbaren, fällte der Junge eine wichtige Entscheidung im Loyalitätskonflikt mit seiner Mutter. In der Folge erholte er sich rasch und war wesentlich kooperativer in der Therapie.

In jeder Familie gibt es Geheimnisse, ausländische Familien sind (auch) in der Hinsicht nichts Besonderes. Geheimnisse konstituieren Subsysteme, nämlich „die, die davon wissen, und die, die nicht davon wissen". So können sie durchaus konstruktiv sein, da sie für die Familie als Ganzes einen besonderen Raum schaffen oder auch einzelne Subsysteme und Individualitätsgrenzen definieren und so schützen können. Es ist von daher wichtig, Geheimnisse zunächst zu achten (Grabbe 1998) und nicht „frontal" nach ihren Inhalten zu fragen. Interessanter ist die Frage, wer zu dem Kreis derer gehört, die von einer Information wissen, über die nicht allgemein gesprochen wird. Dann kann gefragt werden, was geschehen würde, wenn andere davon wüssten und wie die Einschätzung der einzelnen Personen diesbezüglich aussieht, ob die Geheimnisse konstruktiv oder destruktiv wirken. Oft gibt es das Bild, dass es gut wäre, das Geheimnis zumindest einem etwas weiteren Kreis von Personen zu erzählen, doch auch hier sollte man als Therapeutin eher vorsichtig sein. „Aufrichtigkeit um jeden Preis" kann z. B. unter Ehepartnern eine quälende Regel sein.[40]

Natürlich gibt es auch die andere Seite der Geheimnisse, wenn sich nämlich darum Lügen, Heuchelei, Täuschungen und Abwehr herumranken, wenn Kinder über Geheimnisse trianguliert werden und in Loyalitätskonflikte geraten. Und es wird häufig ein Teil der therapeutischen Arbeit darin bestehen, der Familie zu helfen, mit den oft quälenden Inhalten von Geheimnissen auf neue Weise umzugehen. Das Wichtigste ist dann dabei, neue und konkrete Instrumente zum Handeln zu vermitteln (Grabbe 1998). Hier kann es von Belang sein, wenn der Therapeut beim „Gang durch die Dunkelkammer" hilft, sodass neue Bilder „entwickelt" werden können, also das Paar bzw. die Familie ermutigt wird, miteinander über Tabuthemen zu reden. Michael Grabbe wählte für diese Arbeitsform den Begriff der „Durchlüftung" der Geheimnisse: „Sie behutsam ans Licht zu holen, frische, zeitgemäße Luft daran zu lassen und neu zu entscheiden, ob sie noch tauglich sind, überhaupt noch Bedeutung haben" (ebd., S. 39).

Grabbe erzählt zu dem Thema gern eine metaphorische Geschichte: „Ich hatte mir bei einer Reise durch Afghanistan einen bodenlangen Wolfsmantel zugelegt und diesen in eine Metalltruhe gelegt und bewahrt wie einen Schatz. Ich fand ihn sehr schick. Niemand sollte ihn sehen … Ich wohnte anschließend in Indien, dort konnte ich ihn wegen des Klimas nicht tragen. Er war fast ein Jahr in der Kiste, ich habe ihn nie herausgenommen, da ich befürchtete,

---

40 Die Empfehlung von Lazarus (1995), man solle dem „besten Freund" wenn schon nicht von A–Z, so doch Angelegenheiten von A–X erzählen, dem Ehepartner aber nur von A–M, wurde unserer Erfahrung nach schon in mehreren Paartherapien von beiden Partnern mit Erleichterung aufgenommen.

wenn ihn jemand sähe, sei er auch gleich weg ... Als ich ihn dann bei der Abreise auspackte, zerfiel mir der Mantel in viele Flocken – vom Mantel hatte ich nichts mehr, und auch die Kiste hätte ich gut anderweitig verwenden können" (ebd., S. 40).

Mögliche Fragen zum Thema „Geheimnisse"

– Wer weiß von dem Geheimnis, wer nicht? Was würde passieren, wenn X davon erführe?

– Welches sind die Regeln meiner Ursprungsfamilie in der Heimat im Umgang mit Geheimnissen, mit Schweigen und Tabus?

– Was spräche dafür, dass ein Geheimnis unausgesprochen bleibt? Was sollte ich oder sollten wir tun damit das Tabu bestehen bleibt? Was hätte das für Auswirkungen auf unsere Familie?

– Was wäre, wenn das Geheimnis verschwunden wäre, in der Familie anders?

– Wie wissen oder merken wir, dass etwas nicht ausgesprochen werden kann? Gibt es einen Unterschied zu dort in der Heimat und hier?

– Wie formulieren wir oder deuten wir etwas, das nicht weitergesagt werden darf?

– Wie sieht ein vielleicht unausgesprochener Auftrag von jemandem aus der Heimat aus? Was würde er oder sie sagen, wenn Sie entscheiden würden, dem Auftrag nicht weiter zu folgen?

– Wie sehen die Symptome aus, wenn das Geheimnis über lange Zeit weiter bestehen bleibt? Bei welcher Gelegenheit könnte es dann sein, dass jemand beginnen würde zu sprechen und wem gegenüber?

Ein *Beispiel:* Ein ausländischer Mann kommt mit seiner deutschen Frau zur Beratung. Grund sind die Diebstähle der 14-jährigen Tochter, die der Familie inzwischen sehr peinlich geworden sind. Der Vater kommt mit seiner Autorität nicht weiter. Die Tochter berichtet, dass sie wisse, dass es allen peinlich sei, dennoch könne sie nicht damit aufhören. Nur für den Sohn ist es nicht so schlimm, denn die Eltern würden sich so weniger streiten und nur um die Tochter kümmern. Ein Gespräch zwischen Therapeut und Sohn:

Th.: Was würde passieren, wenn die Tochter nicht mehr klaut?
So.: Dann müsste ich was Schlimmes machen, auch was klauen.
Th.: Und wenn du nichts machst?

So.: Dann müssten sie über das reden, worüber nicht geredet wird!
Th.: Und was wäre das?
So.: Das müsste meine Mutter sagen!

Die Mutter möchte das Thema ohne die Kinder ansprechen. Bei einem Termin ohne diese berichtet das Paar, dass der Mann eine andere Frau in der Heimat hat, die er häufiger besuche. Die Mutter hatte das Thema schon des Öfteren mit den Kindern besprochen und sich bei ihnen über den Vater beklagt. Nun konnte das Paar an die Kinder die Botschaft vermitteln: „Wir klären das alleine!"

13.2 Ein Team in der Krise

Krisen entstehen dann, wenn man sich einer Situation ausgesetzt sieht, für deren Bewältigung keine gewohnten Muster zur Verfügung stehen. Therapeutisch gesehen, geht es darum, den Zugang zu Kreativität und Komplexität wieder zu ermöglichen. Gerade in einem solchen Prozess kann es hilfreich sein, die Perspektiven anderer Kulturen zur Erweiterung des eigenen Blickfeldes zu nutzen. Die jeweilige Perspektive kann dann als *Rahmen* gesehen werden, der die Interpretation eines Ereignisses und den Umgang damit in einer spezifischen Kultur festlegt.

Beispiel: In einer Beratungsstelle für bikulturelle Paare kam es zu einem Geschehen, das in seiner Dramatik dem Team die Handlungsfähigkeit fast gänzlich raubte. Das Klientenpaar bestand aus einem spanischen Mann (45) und seiner deutschen Frau (42). Die Frau hatte ihren Mann offen betrogen, er hatte sich davon in seiner Ehre gedemütigt gefühlt, zumal sie in einer kleinen Stadt lebten, in der „jeder jeden kannte". Gespräche hatten keine Lösung gebracht, auch keine Entscheidung zur Trennung. Ohne dass Warnzeichen erkennbar gewesen wären, erdrosselte der Mann seine Frau und erhängte sich anschließend selbst. Der ganze Ort versank in Lähmung und Schrecken. Die Tat war am Wochenende geschehen, am Montag findet eine vereinbarte Supervisionssitzung statt – gerade ist die Kripo im Hause. Das Team erzählt die Geschichte. In unserer Kultur legt der Rahmen, in dem ein solches Ereignis erlebt und beschrieben wird, den Weg in den Rückzug, in die Lähmung nahe. Der Supervisor merkt, wie die angespannte Stimmung und Lähmung auch auf ihn übergreift.

Als Person aus einem anderen Kulturkreis geht der Supervisor nun in einen inneren Prozess und denkt darüber nach, wie man auf ein solches Ereignis in seiner Kultur reagieren würde. Auch dort würde ein solches Ereignis als etwas Entsetzliches erlebt werden, doch bestünde die kulturell vorgegebene Bewältigungsform eher im *Kontakt*, im Gespräch, im *gemeinsamen* Ausdruck des Erschreckens. Diese Erkenntnis führt dazu, dass der Supervisor sich weniger gelähmt fühlt als vorher: Es gibt mehr als nur eine Möglichkeit, auf ein solches Ereignis zu antworten, der festgelegte Rahmen wird erweitert. Es bleibt ein schreckliches Ereignis, die Betroffenheit ist in beiden Kulturen die erste Antwort, und es gibt darüber hinaus andere Wege der Bewältigung.

Das Fremde lädt dazu ein, etwas Fremdes einzuführen und den spezifischen Bedeutungsrahmen der jeweils anderen Kultur zu nutzen: „Gesetzt den Fall, dieses Ereignis wäre in Spanien passiert, was denken Sie, was Sie als Team dann tun würden? – „Welche Erfahrungen haben Sie mit Krisen bei Ihren Klienten aus anderen Kulturen noch gemacht?" Auf diese Weise wird der Bedeutungsrahmen erweitert, bieten sich zunehmend mehr Bewegungsmöglichkeiten.

Dieser Prozess der Öffnung aus der Lähmung ist zunächst ein innerer Prozess des Supervisors. Die Fragen ermöglichen es, diese Öffnung auch im Team zu vollziehen, sodass in einem nächsten Schritt gemeinsam überlegt werden kann, welche Optionen noch zur Verfügung stünden: „Wenn Sie sich als Team entscheiden würden, der Einladung zur Erstarrung nicht Folge zu leisten, welche Möglichkeiten würden Sie dann visualisieren?" Es kommen zunächst eher konventionelle Ideen – die Eltern besuchen, den Verwandten kondolieren usw. Die Gefahr besteht, dass der Rahmen dessen, was als möglich und unmöglich beschrieben wird, wieder eng gezogen wird. Daher wird das Team in der nächsten Intervention herausgefordert: „Angenommen, Sie würden jetzt einen großen Schritt nach vorn machen, etwas tun, an das bisher noch keiner von Ihnen gedacht hat, was könnte das sein? Stellen Sie sich vor, Sie könnten von der Zukunft aus auf diesen Schritt zurückgucken im Bewusstsein, dass er für Sie wirklich hilfreich gewesen ist: Was könnten Sie sehen, hören, fühlen, was würden Sie gern in einem halben Jahr über Ihre Einrichtung und über diese Krise in der Zeitung lesen? Achten Sie dabei *nicht* auf die Machbarkeit, es ist nur ein Experiment, wir reden ja zunächst nur darüber!" Diesmal beginnen die Ideen zu fließen. Es wird überlegt, Trauergruppen zu organisieren, und zwar auf verschiedenen Ebenen, für die Bekannten und Verwandten des Mannes, für die der Frau und schließlich für Personen, die sich im ganzen Ort angesprochen fühlen. Als diese Visionen ausgesprochen sind, regt der Supervisor das Team an, nun nicht im Denken und Reden stehen zu bleiben. Es werden konkrete Umsetzungsmöglichkeiten besprochen, Termine, Räume, Designs für die Ausschreibung und Fragen der inhaltlichen Gestaltung. Am Ende des Supervisionsvormittags steht ein Grobkonzept, in das die verschiedenen Erweiterungen des Bezugsrahmens, die im Prozess erfahren wurden, eingeflossen sind. Die Aktion selbst setzte nicht an dem Gefühl eines Einzelnen an, sondern bot Aktivität für ein ganzes soziales Netzwerk an. Sie wurde ein großer Erfolg. Viele Bewohner beteiligten sich, es kam in Großgruppen und verschiedenen Untergruppen zu intensiven Gesprächen, zu bewegenden Szenen und zu einem Austausch, der es schließlich dem ganzen Ort ermöglichte, aus der Lähmung heraus wieder in Bewegung zu kommen.

14. Das letzte Tal: Der Abschied
Tod, Sterben und Überlebensschuld in der Therapie

DAS TAL DER AUFLÖSUNG UND DER VERNICHTUNG

„Es ist unmöglich, dieses Tal zu schildern."
Denn der Abschied naht ...
„Als sein wesentlicher Zustand ist anzusehen das Vergessen, die Stummheit, die Taubheit und die Ohnmacht. Da siehst du in einem einzigen Strahl der Sonne die Tausende ewiger Schatten verschwinden, die dich umgaben."
Der Abschied wird immer ein Anfang sein ...
„Wenn das Meer der Unendlichkeit seine Wogen zu regen beginnt, wie sollten die Bilder dauern, die auf seine Fläche gezeichnet waren? Diese Bilder sind die gegenwärtige Welt und die kommende Welt. Wer erklärt, sie seien nicht, erwirbt ein großes Verdienst."
Der Schmerz des Abschieds und die Freude des Abschieds werden miteinander ringen und versuchen, dich als Schiedsrichter zu verführen ...,
„Schlage den Mantel des Nichts um dich, und trinke vom Becher der Vernichtung, bedecke deine Brust in der Liebe zum Dahinschwinden, und setze den Burnus des Nichtseins aufs Haupt. Stelle den Fuß ins Steigeisen des unbedingten Verzichtes, und treibe entschlossen dein Roß zum Orte, wo nichts ist. In der Mitte und außer der Mitte, drunter, in der Einheit, gürte deine Lenden mit dem Gürtel des Entwerdens."
Widersetze dich mit Herz und Liebe der Verführung, und lass dich nicht hemmen loszulassen ...
„Besitzest du nur das Ende eines Haares aus dieser Weite, wirst du nie eine Kunde von jener Welt empfangen. Bleibt dir die kleinste Ichsucht, werden die sieben Ozeane dir voll des Unheils sein ..."
Dein Stolz, dein Gefühl, unersetzlich zu sein, deine „Ichsucht" werden dir wie Gold winken. Verzichte und drehe dich um.
„Wenn dein Inneres im Verzicht gesammelt sein wird, dann wirst du jenseits von Gut und Böse sein. Wenn es für dich weder Gut noch Böse geben wird,

dann erst wirst du lieben, und du wirst endlich würdig sein der Erlösung, die das Werk der Liebe ist."

Liebe ist Abschied. Wer liebt, übt sich im Loslassen und im Gehen. Über Erfolg oder Nichterfolg entscheidet nur der Betroffene allein ...

„Ich bin ausgewischt worden, ich bin verschwunden; nichts ist von mir geblieben. Ich war nur noch ein Schatten, kein kleinstes Stäubchen war von mir da. Ich war ein Tropfen, im Ozean des Mysteriums verloren, und jetzt finde ich auch diesen Tropfen nicht mehr."

Die Arbeit mit den in der Überschrift angesprochenen Themen fordert nicht nur die Kreativität der Therapeutin bzw. des Therapeuten, sondern auch ihre Standfestigkeit in besonderem Maße. In der multikulturellen Arbeit kann dies sogar leichter gelingen, weil Rituale und Ritualelemente aus verschiedenen Kulturen herangezogen werden können.

Im ersten Beispiel fassen wir an dieser Stelle ein Ritual zusammen, das im Rahmen eines familientherapeutischen Intensivseminares für Ausbildungsteilnehmer von uns drei Autoren in Agadir angeboten wurde. Eine Teilnehmerin hatte im Alter von 15 Jahren ihren Bruder verloren, und zwar war er in Agadir während des Urlaubs ertrunken – entsprechend aufgewühlt kam sie in das Seminar, aber auch bereit, sich der Herausforderung zu stellen, diese Katastrophe, die ihre Familie damals ereilt hatte und die das Familienleben dramatisch verändert hatte, noch einmal anzuschauen und Abschied zu nehmen. Im Verlauf des Seminars entstand die Idee, diesen Prozess über ein marokkanisches Totenritual zu gestalten. Es wurden Koranleser eingeladen, die Passagen aus dem Koran vorlasen und für den Toten beteten, während die ganze Gruppe, feierlich gekleidet, anwesend war. Es war nicht leicht für die Teilnehmerin, diese Form der marokkanischen Totenfeier mit ihren eigenen Gefühlen zu verbinden, doch das konkrete Geschehen, so berichtet sie, habe sie dann ergriffen: „Als ich die drei Koranleser sah, fühlte ich Ehrfurcht, und ich war sehr berührt, dass sie tatsächlich für das Ritual ... gekommen waren. Mohammed bat mich, mich zu ihnen zu setzen und die Steine, die ich von unserem Haus dabeihatte, auf den Tisch vor mich zu legen. Ich merkte, dass der Platz bei den drei Männern genau der richtige war, und gleichzeitig fühlte ich mich fremd. Doch dann geschah etwas Wunderbares: Mohammed setzte sich zwischen die drei und mich, er schlug die Brücke zwischen den Kulturen und las die Korantexte mit" (Petersen 1998, S. 197). Anschließend wurde ein

Couscous-Essen veranstaltet, an dem die Koranleser, die Gruppe und auch Mitarbeiter des Tagungshotels teilnahmen. Mit diesem traditionellen Mahl ist das Bild verbunden, dass jedes Hirsekorn des Mahles ein kleiner Stern ist, der für den Toten am Himmel strahlt – ein sehr tröstliches Bild. Das Ritual wurde von der Teilnehmerin mit einem persönlichen Ritualteil abgeschlossen, in dem sie die Steine ihres Elternhauses an der Stelle dem Meer übergab, an der ihr Bruder 25 Jahre zuvor ertrunken war.

Überlebensschuld: Du bist tot, ich lebe!

Das in Kapitel 4 erwähnte Beispiel des Mannes aus Bosnien zeigt ein Phänomen, mit dem in der Beratungsarbeit mit Migranten immer gerechnet werden muss: Das Bewusstsein, die eigene gute Lebenssituation, vielleicht sogar das eigene Überleben dem Opfer einer oder mehrerer anderer Personen zu verdanken, mit dem oder mit denen man verbunden ist – sei es über familiäre Bindung, sei es über die Zugehörigkeit zum gleichen Volk –, kann eine bedeutsame Rolle für das eigene Befinden und den Beratungsverlauf spielen. Dies wurde erstmals bei Überlebenden aus den Konzentrationslagern des Dritten Reiches berichtet (z. B. Stoffels 1991): Die eigene Depression, das eigene Unglück ist dann so etwas wie eine systemische Funktion, die die Verbindung zu den Toten oder den Leidenden zu Hause herstellt. Ein therapeutisches oder beratendes Vorgehen, das diese systemische Funktion ignoriert, indem etwa einfach nur eine Steigerung der Lebensqualität angesteuert wird, kann kontraproduktiv sein, denn das Gefühl des Verrates würde sich nur noch verstärken. Es geht darum, die Bindung zu respektieren und aus diesem Respekt heraus einen neuen Bedeutungsrahmen anzubieten (der oft ebenfalls mit Ritualen oder Ritualelementen verbunden sein kann). Wie dies möglich werden kann, soll in den folgenden *Beispielen* verdeutlicht werden.

G., eine etwa 45-jährige Frau aus dem Iran, lebt seit langer Zeit in Deutschland. Sie nahm an einer familientherapeutisch ausgerichteten Gruppentherapie teil. G. war als kritisch engagierte Studentin schnell in Widerspruch sowohl zum Schah-Regime als auch zur darauf folgenden Diktatur unter Khomeini geraten. Sie wurde wegen rezidivierender Magenschmerzen ohne organische Ursache in die Gruppentherapie überwiesen, der sie skeptisch gegenüberstand, schließlich gehe es ihr gut, „wenn nur die Symptomatik nicht wäre". Sie wirkt sehr rational gesteuert, auch als sie ihr Genogramm vorstellt, in dem sich ein Muster erkennen lässt: Zwei Tanten waren gegen ihren Willen mit Männern verheiratet worden, die sie nicht liebten, eine dieser Tanten war mit 48 Jahren an Krebs gestorben. Mit deren Tochter M. hatte G. in der Kindheit ein sehr enges Verhältnis gehabt, sie seien „wie Schwestern" gewesen. Vor zwölf Jahren war diese junge Frau im Widerstand aktiv gewesen, wurde gefasst und hingerichtet. Die Schwester von G. selbst wurde vor kurzem wegen des Verteilens von Flugblättern zu zehn Jahren Gefängnis verurteilt. Im ganzen Genogramm war deutlich, dass die Frauen in der Familie in der ständigen Spannung standen, den Weg der Selbstaufgabe zu wählen oder zu rebellieren, was Tod bzw. Gefängnis bedeuten konnte. G. allein hatte es erreicht, ein selbst bestimmtes Leben zu führen.

Eine emotionale Bewegung spürt G. in den Erzählungen nicht, nur die Gruppe reagiert betroffen. Sie selbst findet keine klare Frage an ihre Familie, spricht nur recht abstrakt von „Liebe und Tod". Einer Eingebung folgend, schlägt der Therapeut ihr vor, für diese beiden Begriffe jeweils einen Rollenspieler zu wählen und aus ihnen eine Skulptur zu erstellen mit dem Ziel, über die Identifikation der Rollenspieler einen Zugang zu den mit den Begriffen verbundenen Gefühlen zu ermöglichen. Beide Rollenspieler berichten schnell von einer ungeheuren Spannung, die sie zwischen sich spüren, die „Liebe" ringt mit dem „Tod", der sehr gelassen bleibt: „An mir kommt keiner vorbei!" G. reagiert einerseits mit dem Wort „fassungslos", andererseits mit Magenschmerzen auf dieses Bild; auch für die Fassungslosigkeit und die Magenschmerzen wird nun je eine Rollenspielerin gesucht und aufgestellt. Trotz des Wortes „fassungslos" berichtet G. von keinen tiefer gehenden Empfindungen, auch nicht, als sie sich selbst in die Skulptur hineinstellt.

Durch den Verlauf des Prozesses verdichtet sich beim Therapeuten eine Hypothese: Könnte die „Fassungslosigkeit" für die hingerichtete Kusine stehen? Er fordert G. auf, zu der Rollenspielerin, die die „Fassungslosigkeit" symbolisiert, auf Persisch zu sagen: „Du bist mir wie eine Schwester." Langsam wird eine emotionale Bewegung in G. spürbar. Als der Therapeut vorschlägt, die „Fassungslosigkeit" mit dem Namen der Kusine anzusprechen, kommt es zu einem heftigen Sturm von Gefühlen, von Schmerz, Wut und Trauer, den

G. in den Armen ihrer Gruppenmitglieder erlebt. „Warum, warum, warum?" Szenen aus der Kindheit von intimer Nähe der beiden Mädchen im Spiel und in Gesprächen werden wach. Immer wieder von heftigem Weinen erschüttert, berichtet sie, was sie von der Schre-ckensgeschichte von M. weiß, die nach einem Suizidversuch ins Krankenhaus gebracht worden war, nach der Heilung weiter schwerste Folterungen zu ertragen hatte, bis zur Hinrichtung. „Wenn ich im Iran geblieben wäre, wäre ich auch tot!"

Hier taucht erstmals das Thema der Überlebensschuld auf. Der Therapeut fordert G. auf, zu M. zu sagen: „Du bist tot, ich lebe!" Dieser Satz wird wieder von heftigen Gefühlsausbrüchen begleitet: „Ich habe solche Schuldgefühle!" Die Überlebensschuld ist G. nicht zu nehmen, Schuldgefühle allerdings verhindern die Annahme der Schuld. So sagt sie nach Aufforderung zu ihrer Kusine: „Du bist tot, ich lebe, und das ist meine Schuld!" Gerade dieser Satz braucht lange und bringt heftige Gefühle mit sich, vor allem dann, wenn sie aufgefordert wird, ihn auf Persisch zu sagen. Schließlich wiederholt sie ihn immer und immer wieder in der Muttersprache. In dieser Phase geht es vor allem darum, G. körperlich zu halten und dafür zu sorgen, dass sie in Blickkontakt zu der Rollenspielerin bleibt, die für die ermordete Kusine steht. Als dies ausgesprochen ist, als statt der Schuldgefühle die Überlebensschuld angenommen ist, wird es ihr möglich, ruhiger zu ihrer „Kusine" zu sagen: „Bitte schau freundlich auf mich, wenn ich noch eine Zeit lebe und lebendig bin!" Erst danach ist sie in der Lage, die Kusine „in ihr Herz" zu nehmen, ihr dort einen Platz zu geben und ihr zu vermitteln, dass, gerade weil das Opfer der Kusine das höchste war, das ein Mensch geben kann, es nicht umsonst gewesen sein soll, dass gerade deshalb sie ein erfülltes und frohes Leben führen möchte: „Auch dir zu Ehren, liebe M." Die Wendung, dass ein glückliches Leben gerade das größte Geschenk für die leidende und ermordete Angehörige sei, ja, dass, wenn sie selbst ein bedrücktes und depressives Leben führe, dass dann das Opfer der Kusine ja gänzlich umsonst gewesen sei, ist für G. eine Befreiung. Eine seit über zwölf Jahren abgespaltene Erfahrung hat sie sich wieder zu Eigen gemacht.[41]

---

41 Das Vorgehen war hier von den Heuristiken bestimmt, wie sie von Bert Hellinger für den Umgang mit Verstrickungsthemen von Schuld und Unschuld in Familiensystemen entwickelt wurden (z. B. 1991, 1994).

Überlebensschuld ist ein Thema, das einen betroffenen Menschen zutiefst berührt und bewegt. Von daher ist keine einfache „Lösung" angezeigt, vielmehr gilt es, die Ambivalenz, die in diesem Thema liegt, anzuerkennen und wertzuschätzen. Dies kann gelingen, wenn die Möglichkeit, verschiedene Perspektiven in der systemischen Therapie einzuführen, genutzt wird. Im therapeutischen „Splitting"[42] können dann verschiedene ambivalente Positionen nebeneinander gestellt werden.

Beispiel: In einer Supervision erzählt die Therapeutin von einer Situation, von der sie sich völlig überfordert fühlt. Sie behandelt eine schwerst traumatisierte Klientin aus dem Irak. Der Vater und ein Bruder wurden getötet, ein anderer Bruder ist nach Folter querschnittsgelähmt. Sie selbst leidet unter massiven Depressionen, Suizidfantasien, Antriebsarmut und ständigen Selbstvorwürfen. Sie lebt in Deutschland zusammen mit ihrer Schwester, die sich sehr um sie sorgt. Die Therapeutin ist sehr involviert, versucht einerseits, die Klientin zu motivieren und aus ihrer Selbstquälerei zu befreien, andererseits den Einfluss der Schwester zurückzudrängen. Eine genauere Analyse zeigt, dass die beiden Schwestern ein – vor dem Hintergrund der Überlebensschuld – sehr sinnvolles Muster entwickelt haben, das durch eine Besserung der Klientin stark bedroht wäre. Denn die Depression der Klientin ist zum einen der Tribut an die im Irak zurückgelassene Familie, zum anderen ja auch die Lebensaufgabe der Schwester.

Nach längerer, kontroverser Diskussion in der Therapeutengruppe wird folgender Kommentar entwickelt, der die unterschiedlichen Standpunkte in der Gruppe widerspiegelt. Die Therapeutin nimmt ihn sehr erleichtert mit:

„Wie Sie wissen, habe ich mit meiner Gruppe über unsere gemeinsame Arbeit gesprochen, und wie versprochen möchte ich Ihnen jetzt erzählen, welche Gedanken uns bewegt haben.

---

42 Als Splitting wird ein Vorgehen bezeichnet, bei dem entweder eine Therapeutin die Ambivalenz für sich selbst formuliert: „Ich bin mir nicht sicher, ob ich Ihnen zur Zeit wirklich empfehlen kann, etwas zu ändern, oder ob ich Ihnen nicht doch vorschlagen möchte, zumindest im Moment noch nichts zu ändern!", oder diese auf verschiedene Schultern verteilt wird: „Ein Teil des Teams meint dies, der andere Teil das ..." (von Schlippe u. Schweitzer 1996, S. 181 ff.).

Wir haben Ihre Geschichte mit großer Betroffenheit gehört, wir haben Sie als zwei Menschen erlebt, die in tiefer Liebe an ihre Familie gebunden sind, und wir sind beeindruckt, wie Sie Ihre Treue zu Ihrer Familie leben. Ihr Problem hat uns sehr bewegt, und wir sind uns nicht sicher, ob wir Ihnen wirklich daraus heraushelfen können. Wir konnten uns in der Gruppe auch nicht einig werden.

Die eine Hälfte der Gruppe meinte Folgendes: Wir können gut verstehen, dass Frau Z. das Gefühl hat, beinahe nicht mehr weiterleben zu dürfen. Wie kann es einem hier in Deutschland gut gehen, wenn man selbst in Sicherheit ist, und der Familie geht es schlecht, ja, ganz nahe stehende Personen sind sogar tot? Wir glauben, dass im Moment, vielleicht auch noch für eine längere Zeit, die Selbstvorwürfe der Weg sind, den Sie, Frau Z., gefunden haben, um ihre Liebe und Ihre Treue zu Ihrer Familie zu zeigen und lebendig zu halten. Und Sie, Frau Y. (Schwester), zeigen Ihre Liebe und Ihre Treue durch ihre Fürsorge.

Die andere Hälfte der Gruppe fragte sich, wie es wohl dem Vater und dem verstorbenen Bruder ginge, wenn sie wüssten, wie sehr sich Frau Z. quält. Ob sie das verstehen würden? Oder ob sie sich eher wünschen würden, dass ihre beiden Schwestern leben und dass sie ihre Liebe zu ihnen vielleicht dadurch zeigen, dass sie ein Leben führen, in dem auch Platz für Freude ist? Jeder kleine Funken Freude, so meinten diese Personen aus der Gruppe, wäre so etwas wie ein kleiner später Sieg ihres Vaters und ihrer Brüder über die Menschen, die ihnen so viel Gewalt angetan haben.

Und als wir über diese Gedanken gesprochen haben, kam uns in den Sinn, dass Sie beide, Frau Z. und Frau Y., vielleicht ähnlich fühlen und denken. Frau Z. lebt eher die Seite, dass die Treue zur Familie in der Traurigkeit liegt, Frau Y. eher die Seite, auch immer wieder einen Funken Freude zu finden. Und als wir meinten, das verstanden zu haben, dachten wir daran, dass es wohl keinen richtigen Weg gibt, vielleicht sogar im Moment keine Lösung. Doch haben wir verstanden, in welchem Maße Sie beide versuchen, einen guten Weg zu finden, hier in Deutschland zu leben und Ihren Lieben verbunden zu sein. Wir möchten Ihnen unseren Respekt dafür sagen, wie Sie mit dieser Situation umgehen."

Die Therapeutin verlas den Kommentar in der folgenden Sitzung. Die beiden Schwestern nahmen ihn sehr bewegt auf. Für sich selbst erlebte die Therapeutin eine große Befreiung von dem Druck, immer wieder auf Veränderung drängen zu müssen. Für die Schwestern wurde im weiteren Verlauf der „Funke Freude" ein Schlüsselwort (Boscolo et al. 1993): Es ging nicht darum, ein glückliches Leben zu führen, wie hätte das gehen sollen, aber es war möglich, zumindest ab und zu mal – mit einem Kinobesuch oder einem Treffen mit Freunden – den Mördern ihrer Lieben einen Funken Freude entgegenzusetzen.

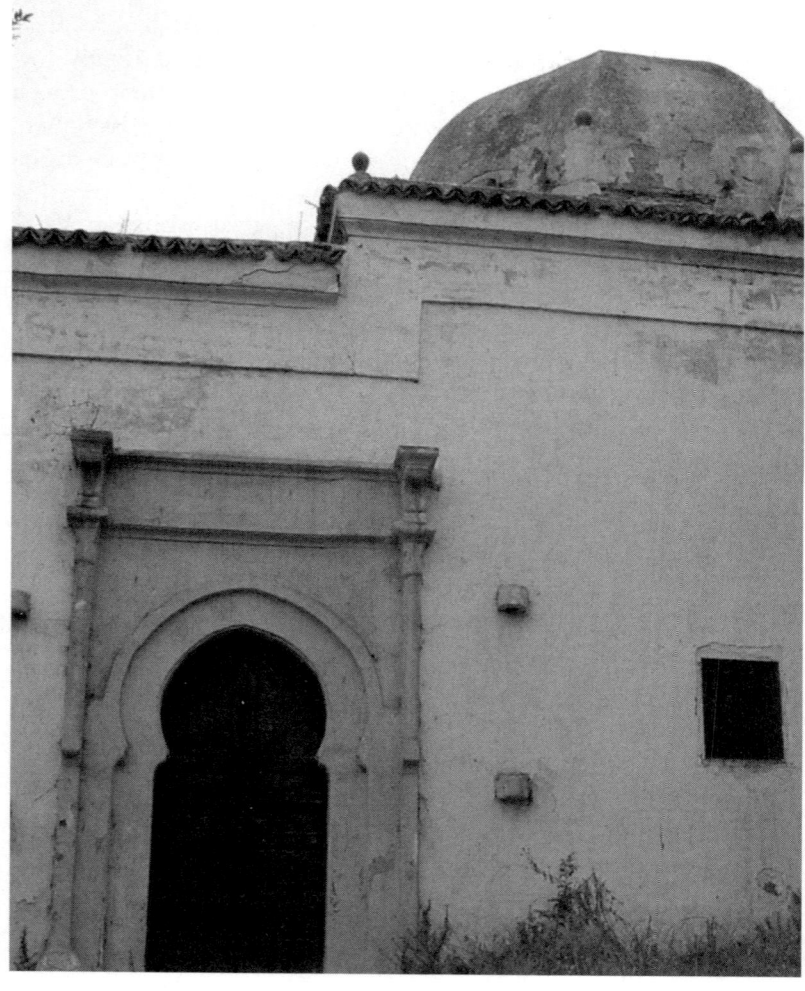

III. „Damit müssen Sie rechnen!" –
Spezifische Problembereiche multikulturellen Arbeitens

15. Paarberatung in bikulturellen Partnerschaften

15.1 Die besondere Situation bikultureller Partnerschaften

Der prozentuale Anteil der Eheschließungen deutsch-ausländischer Ehen ist seit 1960 kontinuierlich steigend. 1990 erreichte er mit 9,6% etwa 40 000 Ehen. Die Zahl der Scheidungen bikultureller Ehen ist ebenfalls steigend. 1994 betrafen 18,3% aller Scheidungen bikulturelle Partnerschaften. In westlichen Kulturen wie Deutschland oder den USA werden bikulturellen Eheschließungen oder Partnerschaften sehr viele verschiedene Motive unterstellt (z. B. Azinovic 1996; Solsberry 1994):

- Die Frauen „haben keine deutschen Männer abbekommen".
- Materielles Interesse des ausländischen an dem deutschen Partner.
- Unbewusste Motive wie Rebellion gegen die Eltern oder Bestrafung der Eltern, bis hin zur Selbsterniedrigung.
- Attraktivität der jeweils andersfarbigen Männer oder Frauen; besonders sexuelle Motive.
- „Gegensätze ziehen sich an."
- „Rache des schwarzen Mannes am weißen Mann."
- „Denen geht es um Aufenthaltssicherung."
- „Die wollen ihr Anderssein hervorheben, etwas Besonderes sein."
- oder auch: ganz einfach nur Liebe.

Dem können wir aus eigenen Erfahrungen, nach vielen Beratungen mit bikulturellen Paaren und Erfahrungsberichten aus der Literatur (z. B. IAF 1989; Varro u. Gebauer 1997), eine Reihe von Aussagen gegenüberstellen. So kann man feststellen, dass bikulturelle Ehen genauso viel und genauso wenig aus Liebe bzw. aus materiellen

Gründen zustande kommen wie monokulturelle Partnerschaften. Gleichzeitig muss eine bikulturelle Partnerschaft in der Regel natürlich mehr kulturelle Grenzen überschreiten als eine monokulturelle Ehe. Dies gilt durchaus im wahrsten Wortsinn. Beide Partner haben eine unterschiedliche Heimat – und sei es nur ein inneres Bild davon – und müssen sich auf den anderen Ort irgendwie beziehen. So ist „Ort" ein Dauerthema: entweder real im Zusammenhang mit Urlaubsreisen und der konfliktbeladenen Frage, wo man denn schwerpunktmäßig die Ferien verbringen solle – am Meer oder bei seiner bzw. ihrer Familie; oder fantasiert durch die Vorstellung, dass alle Probleme gelöst seien, wenn man nur am anderen Ort sei.

Generell kann man sagen, dass eine bikulturelle Partnerschaft für ihre Konsolidierung und Anerkennung länger kämpfen muss als eine monokulturelle Ehe, allein schon deshalb, weil sie in der Regel weniger soziale Unterstützung durch äußere Systeme bekommt. Die Partner können gerade im Krisenfall weniger auf Verwandte oder frühere Freunde und Bekannte zurückgreifen. Besonders fatal ist die Tendenz, bei Auseinandersetzungen die Ursachen für „normale" Probleme im Verlaufe der Partnerschaft schnell in der Fremdheit und Andersartigkeit des Partners zu suchen und diese als Erklärung heranzuziehen.

Aus einem Erfahrungsbericht: „Er ist so unfair. Immer, wenn wir bei einem Problem nicht mehr weiterkommen, oder immer dann, wenn ich meine Haltung verteidige, konfrontiert er mich mit dem Vorwurf ‚Typisch deutsch'! Er sagt das so verächtlich, daß es mich kränkt und furchtbar wütend zugleich macht. Meistens folgt dann auch bald der Vorwurf, die Deutschen seien sowieso alle Faschisten und Rassisten, und deshalb könnte ich ja gar nicht anders sein. Es sei ja auch nicht meine Schuld, ich sei nur ein Produkt meiner Erziehung. Es sei sein größter Fehler gewesen, jemals in dieses Land gekommen zu sein, wo die Menschen so herzlos seien. Er macht mich verantwortlich für alles, was ihm hier so passiert … Dann ist von dem Traummann, für den ich ihn immer gehalten habe, absolut nichts mehr übrig. Dann fühle ich nur noch Wut und Schmerz" (IAF 1989, S. 99).

Jedes Paar steht vor der Aufgabe, an irgendeinem Punkt der Paarentwicklung sich mehr oder weniger offen um Werte, Regeln und Interessen auseinander zu setzen. Bikulturelle Paare sprechen oft „nicht über ihre innersten Gefühle und geheimen Wünsche. Sie können es kaum in ihrer eigenen Sprache. In der Sprache des anderen oder einer dritten ist es ihnen fast unmöglich. Ihr Unglück, ihre Traurigkeit und Enttäuschung kommt als Anklage, Vorwurf, oft als überraschender Angriff und Beleidigung heraus" (von Keyserlingk 2003). Doch es gibt auch eine andere Seite: Bikulturelle Paare, denen eine konstruktive Auseinandersetzung gelingt, erfahren eine besondere Qualität von Reife, auch wenn diese Auseinandersetzungen oft ein Eheleben lang andauern. Im positiven Sinne bedeutet dies, dass das, was eine reife Paarbeziehung ausmacht, in einer bikulturellen Beziehung ständig und schon früh geübt werden muss: Toleranz füreinander zu entwickeln, die Bereitschaft zu haben, die Unterschiedlichkeit zu akzeptieren, statt sich gegenseitig erziehen zu wollen. Dann sind die inneren Landkarten der bikulturellen Partnerschaft und der Kinder nahezu doppelt so groß, und das in jeder Hinsicht – ob es sich um Ressourcen handelt oder um Schwierigkeiten, um Feste, Riten, Sprachen und vieles andere mehr. Toleranz, Solidarität und Pluralismus sind ein Teil des täglichen Brotes, ebenso die ständige Auseinandersetzung mit verdecktem eigenem und fremdem Rassismus.

So wird deutlich, dass bikulturelle Partnerschaften mit anderen Belastungen konfrontiert sein können als monokulturelle, dass es aber auch wichtig ist, nicht bei einer defizitorientierten Beschreibung stehen zu bleiben. Bikulturalität hat immer auch eine Seite von Reichtum: Eine zweite Heimat wird hinzugewonnen, Farbigkeit und Vielfalt kommen ins Leben herein, ein Stück „Weltbürgertum" kann aktiv gelebt werden, der Globus wird „kleiner": „Ich habe mich früher z. B. nicht gern schick gemacht für meinen Mann … Ich wollte mich eben nicht reduzieren lassen. Aber in Chile zu erleben, wie auch Großmütter sich schminken und mit ihren Enkeln zu heißen Salsa-Rhythmen tanzen, wie ‚gestandene Männer' bei gefühlvollen Liedern zu weinen beginnen, ohne sich dafür zu schämen, hat meine Vorstellungen … doch sehr verändert. Ich bin dadurch sehr viel freier geworden, mich so zu verhalten, wie es mir im Augenblick entspricht" (IAF 1989, S. 146).

Die Schattenseite kann darin liegen, dass einer oder beide Partner die eigenen Wurzeln „abschneidet", verleugnet"– ein unbewusster Mechanismus, mit dem man versucht, sich besser an den Partner anzupassen. Ein Teil der therapeutischen Arbeit kann dann darin liegen, sich mit diesen Wurzeln wieder neu zu verbinden und damit einen eigenen, stabileren Platz in der Partnerschaft einzunehmen, wie das folgende Beispiel zeigt.

In einem Seminar äußern Dina und Wolfgang den Wunsch, Unterstützung und Klärungshilfen für ihre Beziehung zu bekommen, es sei für sie schwer, einander zu verstehen, miteinander befriedigend zu kommunizieren. Sie sind seit fünf Jahren ein Paar. Dina erzählt, dass sie ihre frühe Kindheit mit einer indischen Amme und ihrer indischen Mutter in Indien verbracht hat, die einer höheren Kaste entstammte. Später war die Mutter mit ihr und ihrem deutschen Ehemann nach Deutschland übergesiedelt. Die Familiensprache war Englisch, wie es auch in Indien gewesen war, doch war die Mutter gehalten, in Gesellschaft (überwiegend Geschäftsbeziehungen des Mannes) Deutsch zu sprechen. Sie war hinter einer gesellschaftlichen Maske sehr isoliert und unglücklich. Hinter vielen Türen versteckt, bekam die einzige Tochter viel von der Resignation der Mutter und der Gewalt des Vaters mit. Dina beschreibt, dass sie in dem engen Zuhause „mehr oder weniger überlebt" habe und sich nur über die sozialen Räume von Schule und Universität habe gut entfalten können. Ihr Partner Wolfgang sei dann schnell von der indischen Verwandtschaft als „Traumprinz" angesehen worden. Je länger sie von dieser Geschichte erzählte, umso starrer wurden Gesicht und Haltung, desto tonloser die Stimme. Einige Teilnehmer aus der Gruppe schalteten ab, Gleiches war beim Partner zu beobachten.

So wurde ein Settingwechsel vom Gespräch zur Aktion vollzogen: Dina bekam Gelegenheit, ohne Worte die frühkindliche Lebensphase mit der indischen Amme mithilfe von Rollenspielern, Requisiten und Musik zu gestalten. Sie wurde entspannter. Alle damals erfahrenen Kraftquellen wurden einbezogen, und die Kenntnis der kulturellen Besonderheiten (wie zum Beispiel des Kastenwesens) wurden von der Gruppe erarbeitet. Nach dieser ressourcenorientierten Vorbereitung war es Dina möglich, erste Worte in ihrem indischen Dialekt zu sprechen. Die Gruppe wurde angeleitet, jedes Wort in Ton und Bewegung zu wiederholen. In diesem neuen Schwingungsfeld gewann Dina ihre Kraft wieder und konnte sich wieder mit den durch den Bericht ausgelösten Gefühlen verbinden. Wolfgang gewann sein Interesse wieder und äußerte sich überrascht über den Reichtum an Details aus dem Leben seiner Frau, von denen er bislang nur wenig gehört hatte. In einer späteren Gruppensitzung wünschten beide ein

Paargespräch. Wieder zeigte sich ein Muster, dass Dina zwar ihre Not deutlich machte, jedoch wieder starr, ton- und leblos wurde. Wolfgang reagierte in diesem Muster abwiegelnd und rationalisierend. Erst als Dina den Auftrag bekam, ihrem Herzen auf Indisch Luft zu machen, bekam sie Körpersprache und Kraft. Obwohl Wolfgang nie Indisch gelernt hatte, meinte er, sie auf einmal verstehen zu können. Er wurde lebendig und zeigte ihr seine Gefühle und Wertschätzung. Ihm wurde klar, in welche verführerische Rolle er in der Großfamilie hineingeraten war. Im Stress neigte er dazu, zu rationalisieren und nicht zu merken, dass er auf dem Podest, auf das ihn die Verwandtschaft gehoben hatte, den eigenen Boden und beinahe auch seine Partnerin verloren hätte. Er begann, die Grundbegriffe der indischen Sprache zu lernen, gemeinsam nahmen sie den Kontakt zur Familie der indischen Amme auf, bevor sie heirateten und sich entschieden, eigene Kinder zu bekommen.

Fragen bei bikulturellen Partnerschaften:[43]

- Wann und wie haben Sie sich ineinander verliebt?
- Wie haben Sie es geschafft, beide Kulturen im Alltag zu verbinden?
- Welche Küche wird meistens gewünscht? Und wie ist es mit der anderen?
- Welche Sprache kommt bei den Kindern häufiger zur Anwendung?
- Wie sieht es aus mit Support- und Peergruppen?
- Welche Feste feiern Sie gemeinsam?
- Wie und wodurch bringen Sie als Eltern den Kindern ihre eigene Kultur nahe?
- Wie erleben Sie Wertschätzung bzw. Abwertung durch Eltern, Freunde, Kollegen, Angehörige, Nachbarn …?
- Welche Freunde sind gemeinsame Freunde?
- Wie haben Sie Ihre Wohnung eingerichtet?
- Welche Anteile in der Kultur des anderen schätzen Sie, welche weniger?

43 Siehe auch Oesterreich (2001, S. 156).

- Welche Anteile würden Sie unter Umständen leichter überneh-
  men können?
- Welche auf keinen Fall?
- Kennen Sie die Heimat des anderen?
- Wo entdecken Sie Gemeinsamkeiten Ihrer beider Religionen?
- Wenn Sie sich streiten, worum geht es hauptsächlich? Würde
  der Streit in dem einen bzw. dem anderen Ursprungsland
  ähnlich oder anders verlaufen?
- Wie einigen Sie sich in der Frage der Erziehungsstile?
- Wie viele Chancen geben Sie (bzw. bedeutsame andere Perso-
  nen) Ihrer Ehe bzw. Partnerschaft? Wer ist aus dem Personen-
  kreis Ihrer Herkunft der stärkste Befürworter Ihrer Beziehung,
  bzw. wer könnte es sein?
- Was glauben Sie, was Sie besser können als Partner in einer
  monokulturellen Ehe?
- Und was glauben Sie, was Ihnen fehlen könnte?
- Ist die Form, wie Sie an Partnerschaftsprobleme herangehen,
  bei Ihnen beiden unterschiedlich, und können Sie das auch
  schätzen, oder erleben Sie es als Defizit?
- Haben Sie gemeinsame Rituale?

15.2 Das therapeutische Sandspiel

„Wenn wir als Therapeuten oder Partner auf den literarischen Wert einer Lebensgeschichte neugierig sind, mehr als auf das Entdecken und Benennen von Krankheiten, Defiziten und Fehlern, dann ist das eine gute Voraussetzung für Sandspieltherapie" (von Keyserlingk 2003).

Für die Bearbeitung der Probleme bikultureller Paare stellte die Familientherapeutin Linde von Keyserlingk einen Ansatz vor (2003), bei dem das therapeutische Sandspiel eingesetzt wird, das bisher eher als tiefenpsychologisches Verfahren bekannt geworden ist (z. B. Kalff 1992). Für von Keyserlingk bietet dieses Medium die Möglichkeit, dass sich die Partner, ohne zu sehr auf Sprache zurückgreifen zu müssen, wechselseitig ihre inneren Welten vorstellen können, ihre Herkunftsfamilien und den Platz, an dem sie jeweils den Partner in ihrem „inneren Familienbild" sehen. So zeigt sich das Sandspiel als ein Werkzeug, das durchaus systemisch genutzt werden kann. Da die Literatur hierzu begrenzt und nicht leicht zugänglich ist, gehen wir an dieser Stelle etwas ausführlicher darauf ein. Zwei Holzkästen[44], etwa zur Hälfte mit trockenem Sand gefüllt, stehen nebeneinander. Die Partner suchen aus einer Sammlung verschiedenster Gegenstände und Symbole für ihre Bilder Figuren heraus.

In einem ersten Schritt wird jeder für sich aufgefordert, das Bild der eigenen Herkunft zu bauen (es muss nicht realistisch sein), mit den Personen der (Groß-)Familie, mit der Umgebung, der Landschaft und den erinnerten wichtigen Charakteristika. Wenn beide ihre Bilder schweigend gestellt haben, gibt es Gelegenheit, dazu Stellung zu nehmen. Hierzu interviewt die Therapeutin die Partner nacheinander dazu, was ihr erster Eindruck von dem Bild des anderen ist, was daran erkennbar wird von den Werten, die der andere mitbekommen hat: „Was erkennen Sie, was ihm bzw. ihr wichtig ist?" Dann wird gefragt, was den einen am anderen fasziniert hat, als sie sich kennen lernten, mit welchen Impulsen die Beziehung begann (z. B.: „Ich wollte sie da rausretten!") und ob die jeweilige Vorstellung eher die war, den anderen in das eigene Bild hereinzuholen oder in seines mit hineinzugehen. Mit diesen Fragen wird eine erste Brücke („Bridging") zwischen den Lebenswelten hergestellt.

Der nächste Schritt wird dann mit der Frage eingeleitet: „Wenn man sich einen Partner sucht, dann geschieht das oft mit einem Blick auf die eigene Herkunftsfamilie. Man sucht jemanden, der ‚genauso' ist wie eine wichtige Person der Vergangenheit oder ‚ganz anders'. Suchen Sie doch einmal eine Symbolfigur für Ihren Partner und setzen ihn in Ihr Bild. Wo geben Sie ihm einen Platz in Ihrem inneren Bild?" Durch die Frage an den anderen: „Wie sehen Sie den Platz, an den Sie da gesetzt wurden, passt der für Sie? Gefällt er Ihnen, hätten Sie gern einen anderen?", können sich dann intensive Gespräche ergeben, in denen beide Partner durch Veränderungen in dem beweglichen Sandbild sich über ihre unterschiedlichen Bilder auseinander setzen. Das Wichtige dabei ist, dass es keine „falschen Bilder" gibt, dass vielmehr die Partner sich einander zeigen können, ohne in die Fallen „geeichter Kommunikationsschleifen" zu geraten.

---

44 Die Idealmaße: 72 x 52 cm, 7 cm hoch, Boden und Seiten mit hellblauer, wasserfester Farbe ausgemalt (Kalff 1992).

In einem dritten Schritt kann es dann um Zukunft gehen. Die Partner werden aufgefordert, ebenfalls im Sandbild getrennt voneinander ein Bild von der gemeinsamen Zukunft zu stellen. Auch diese Bilder werden nacheinander dem jeweils anderen vorgestellt und besprochen. Im Folgenden geht es dann um das Entwickeln eines gemeinsamen Bildes in einem einzigen Kasten. Jeder darf aus seinem persönlichen Zukunftsbild sieben Figuren bzw. Symbole heraussuchen, die für sie bzw. ihn unverzichtbar für die gemeinsame Zukunft sind. Damit gestalten beide dann abschließend das neue Bild.

Beispiel: Die Welten von Heidi (Deutschland) und Brian (USA). Heidi formt sorgfältig ein Flussbett von links nach rechts. Sanfte Hügel steigen vorne und hinten auf und begrenzen den Horizont. Dann baut sie gezielt und sicher die Figuren hinein, die meisten am hinteren Ufer des Flusses. Ihre Bewegungen erinnern an jemanden, der Setzlinge in ein vorbereitetes Beet pflanzt. Landleben entsteht: Der Vater steht mit den drei Brüdern, Kühen und Werkzeug vor dem Wald, ein Bauer und Waldarbeiter. Die Mutter arbeitet vor dem schönen Bauernhaus mit ihren zwei Töchtern. Die blinde Großmutter ist auch dabei. Heidi selbst trägt eine Tracht – wie eine ländliche Prinzessin. Sie steht im Mittelpunkt. Eine Kirche gibt es – und eine Rodelbahn.

Brian baut langsamer und nachdenklicher. Lange steht er vor den Regalen mit den Materialien, schaut in sich hinein und versucht, passende Symbole für seine inneren Bilder zu finden. Er hat seinen Sandkasten in eine linke und eine rechte Hälfte aufgeteilt. Dazwischen liegt das weite Meer Floridas. Auf der linken Seite, hinter einem großen, bunten Haus, spielen neun bunte Kinder, regiert von der Großmutter, die ein Löwe ist. Vor dem Haus steht ein großes Auto. Weiter vorne stehen der Onkel und die Tante, die arbeiten. Eine Indianerin steht unter Bäumen. Und dann sitzen da auch zwei chinesische Weisen. Muscheln liegen am Strand, und ein paar Alligatoren schwimmen im Wasser, denn die gehören zu Florida.

Es herrscht eine Stimmung wie vor Weihnachten, jeder ist damit beschäftigt, eine Überraschung vorzubereiten. Und eine Überraschung ist es, als wir dann gemeinsam die so sehr verschiedenen Bilder betrachten. Bewunderung und Interesse verbreiten sich statt Ablehnung und Rechthaberei. Brian, ein schwarzer Afroamerikaner, schildert, wie seine starke Großmutter ihre neun Enkelkinder

(Waisen und Halbwaisen) bei sich aufgenommen, erzogen und „wie eine Löwin" verteidigt hat. Sie sorgte für Sauberkeit und Ordnung, „damit man stolz auf sich sein kann". Brian hat sich selbst inmitten der Kinderschar als Clown dargestellt. Seine Rolle war die des Spaßmachers, Heidi lacht. Brian erzählt, wie seine Tante und sein Onkel (als schwarze Arbeiter dargestellt) das Geld für die Großfamilie verdient haben. Besonders seine Tante habe Tag und Nacht gearbeitet. Heidi nickt verstehend. Oft seien sie an den Strand gefahren. Dort habe er mit Muscheln gespielt. Anderes Spielzeug habe es nicht gegeben. Er habe den weiten Blick über das Meer so geliebt. Sie hätten auch indianisches Blut. Darum stehe die Indianerin da. Und das Kreuz, weil sie sehr gläubig waren. Und dann zeigt Brian auf die zwei verschiedenen chinesischen Weisen. Das sei seine Mutter, die starb, als er elf war. Ihre beiden sehr unterschiedlichen Seiten, „weak and strong". Fast zu sanft und zärtlich, wenn es um die Kinder ging, aber unerbittlich, wenn jemand versuchte, ihresgleichen zu demütigen. Und so sei er auch. Wieder nickt Heidi ein bisschen unglücklich, weil er sich oft auch jetzt noch so verhält, als wohnten sie einem Armenviertel der Großstadt. An Werten erkennt Heidi in Brians Welt den Zusammenhalt der Familie, starke, beschützende und zu bewundernde Frauen, Arbeit, Ordnung und Sauberkeit, ein starkes Ehrgefühl und den Glauben. Als Brian ihre Figur zwischen die drei bedeutsamen Frauen seiner Kindheit setzt, erkennt Heidi seine Projektionen auf sie, woher sie kommen und wie wenig oder nur teilweise sie diese erfüllen kann.

Was hat Heidi denn fasziniert, als sie Brian kennen lernte? Das war in Nürnberg, wo er mit der US-Army stationiert war und sie als Köchin gearbeitet hatte. Er sah so groß und stark aus. Er war etwas Besonderes, strahlte „weite Welt und Abenteuer" aus. Sie wäre anfangs gerne mit ihm gegangen. Als sie aber merkte, dass er gar nicht so stark war, wie er aussah, sondern die Stärke von ihr erwartete, da beschloss sie, ihn mit sich in die Sicherheit ihres Heimatdorfes zu nehmen. Etwas Besonderes ist sie durch ihn immer noch, denn er ist der einzige Schwarze in dem kleinen Dorf, und ihre zwei Kinder (ein Junge und ein Mädchen) sind die Lieblinge aller. Nur dass Brian eben so eine „übertriebene" Vorstellung von einem perfekten Haushalt hat und von ihr als Frau und dass er seinen Sohn „tough" erziehen will, damit er sich von niemandem kränken lässt, denn das Ehrgefühl ist wichtig. „Aber hier kränkt ihn doch keiner", sagt Heidi mit Recht, versteht aber nun, woher das alles kommt.

Dann zeigt uns Heidi ihre Welt, in der es keinen weiten Horizont gibt, der einem Angst machen könnte, sondern wo alles lieblich und nah beieinander ist, hier die Männerwelt und da die Frauenwelt. So richtig verstehen sich die Eltern nicht, und das ist auch gar nicht nötig. Die Jahreszeiten bestimmen das Leben und die Arbeit. Heidi liebt ihre Mutter, und ihre Mutter liebt sie, „einfach nur so, weil es mich gibt". Noch heute verbindet die zwei eine innige Liebe. Heidi liebt ihre Kinder so, wie sie es von ihrer Mutter gelernt hat. Aber sie will nicht, dass sie so viel arbeiten müssen wie sie damals. Und sie will auch nicht streng sein, und der Vater „mit seiner Militärerziehung" soll sich da nicht einmischen. Männer arbeiten in Feld und Wald, und dahin stellt sie auch (nach langem Zögern) den Clown, die Figur ihres Mannes, zu den Männern. Aber der fühlt sich da nicht wohl, er will mehr zu den Frauen. Zwischen Vater und Mutter vielleicht? Aber nein, meint Heidi, das stimme so nicht. Er ginge immer irgendwie vorneweg, so seitlich vorneweg. Was für eine Möglichkeit gäbe es denn noch in Heidis Welt für den Clown? Die Therapeutin fragt, wie es denn wäre, wenn Clown und Prinzessin sich gegenüberstehen, einander ansehen und miteinander reden würden, etwa so? – und stellt sie. Es entsteht ein Moment der überraschten Stille. Beide sehen auf das ungewohnte Bild. Dann sehen sie sich an und lächeln.

Brian hat verstanden, dass Heidi ihre Heimat niemals verlassen wird. Und so sehr er auch manchmal Heimweh nach den weiten Stränden Floridas hat, er sagt sich: „Entweder meine Familie oder meine Heimat." Und er liebt seine Familie so, dass er versucht, sich in dem engen Tal auch heimisch zu fühlen. Auch hier sind die Leute arbeitsam. Und die verschiedenen Werte? Ach, so verschieden seien sie gar nicht, meint er. Nur dass er viel ernster und drängender damit umgehe, während seine Frau den Standpunkt vertrete: „Let mother nature take care of it." Daran müsse er sich erst langsam gewöhnen. Heidi und Brian sind sehr überrascht, was ihnen in diesen eineinhalb Stunden alles klar geworden ist und dass sie so verständnisvoll und liebevoll miteinander umgegangen sind, während sie sich sonst oft streiten, nur um Recht zu behalten oder gekränkt zu verstummen. Hand in Hand verlassen die zierliche rotblonde Frau und der große schwarze Mann den Therapieraum. „Wie Tag und Nacht", denke ich,

„die auch so grundverschieden sind und doch zusammengehören. Wir werden sehen" (das ganze Beispiel stammt, leicht modifiziert, aus von Keyserlingk 2003).

15.3 Gewalt in bikulturellen Beziehungen

Eine besonders kritische Situation ist die Beratung bei bikulturellen Partnerschaften, wenn sich, mitbedingt durch das in Abschnitt 3.1 beschriebene Ungleichgewicht der Partner, eine Gewaltbeziehung entwickelt. Hier geht es vielfach nicht um Paarberatung, sondern um Trennungsberatung unter extrem erschwerten Umständen: Wie kann eine Frau (meist ist ja diese betroffen) für sich die Entscheidung treffen, eine Gewaltbeziehung aufzulösen, wenn damit gleichzeitig ein Zusammenbruch ihrer gesamten Lebensorganisation verbunden ist? Hier ist vor allem sachbezogene Beratung gefragt,[45] auch besteht die Notwendigkeit, mit der Klientin die Unsicherheit auszuhalten, dass tatsächlich nicht absehbar ist, wie die Behörden reagieren werden – vordringlich geht es darum, die Betroffene wieder stärker mit ihren Ressourcen in Verbindung zu bringen. Pourilyaee (2001) berichtet von der Beratung einer Frau, für die die Angst vor dem gewalttätigen Ehemann, verglichen mit dem Gefühl der Schande, in den Augen ihrer Familie als Versagerin dazustehen, beinahe als das geringere Übel erschien. In einem kurzen *Auszug aus zwei Therapiegesprächen* wird das Erleben dieser Frau sehr deutlich (ebd., 2001, S. 59 ff.):

Aus der ersten Phase:
Frau T.: Wenn er den Schlüssel im Schloss drehte und in die Wohnung reinkommen wollte, zitterte ich am ganzen Leib, so groß war meine Angst vor ihm.
Th.: Wann zum ersten Mal in Ihrer Beziehung stellte sich dieses Gefühl ein?

---

45 Zu empfehlen sind hier zwei in jüngster Zeit erschienene Texte, die für die Betroffenen sehr hilfreich sein können: Kriechhammer-Yagmur et al. (1997) und Sitorus u. Stöcker-Zafari (2002).

Frau T.: Ich hatte von Anfang an Angst vor ihm, ich habe es auch irgendwann am Anfang zu ihm gesagt. Er sagte, es ist gut so, er fühlte sich geschmeichelt. (Sie wird rot.)

Th.: Wie kam es, dass Sie von Anfang an vor ihm Angst hatten, war er damals auch gewalttätig?

Frau T.: Als ich ihn zum ersten Mal sah, gefiel er mir ganz gut. Er sieht gut aus, er war schon von Anfang an so, dass ich irgendwie angstvollen Respekt vor ihn hatte. Er fühlte es, und es gefiel ihm auch, ich fand es auch gut, ich fand es auch gut, dass er bei mir dieses Gefühl auslöste. Ich fühlte mich beschützt. Später, als er anfing, mich zunächst verbal zu erniedrigen und zu attackieren, habe ich gemerkt, dass er nicht mein Traummann ist.

Th.: Wann hat er angefangen, Sie zu attackieren, und wie haben Sie darauf reagiert?

Frau T.: Zwei oder drei Monate, nachdem ich in Deutschland angekommen bin.

Th.: Wie haben Sie auf seine Attacken reagiert, ich meine, wie haben Sie sich geschützt?

Frau T.: Ich konnte am Anfang gar nicht reagieren vor Angst, und ich fühlte mich schuldig. Ich suchte bei mir den Grund, was ich falsch mache. Manchmal hatte er Mitleid mit mir und sagte mir dann: „Wenn ich weg bin, kannst du mein Bild vor dich stellen und mit ihm schimpfen."

Th.: Hatten Sie in dieser Zeit Menschen um sich, mit denen Sie darüber reden konnten?

Frau T.: Es gab dieses Ehepaar, die mich an Sie vermittelten, und auch eine Frau, die seine Verwandte ist. Sie kritisierte ihn und nahm Partei für mich. Aber sie konnten auch nicht viel machen. Ich war früher für mich eine Persönlichkeit gewesen, niemand durfte mich so schlecht behandeln. Er aber ... (Sie bricht in Weinen aus.)

Aus einer Sitzung der zweiten Phase:

Th.: Es hört sich so an, als hätten Sie Schuldgefühle, weil Ihre Ehe nicht klappte?

Frau T.: Ich habe alles versucht, ich habe mich selbst erniedrigt, mich misshandeln lassen, aber alles nützte nicht. Niemand kann mir etwas vorwerfen.

Th.: Gibt es jemanden, der Ihnen vorwirft, Sie wären schuld am Scheitern Ihrer Ehe?

Frau T.: Ich fürchte, dass meine Familie im Iran sagen wird, dass die T. wieder mal verrückt gespielt hat.

Th.: Gibt es jemanden in Ihrer Familie, der Sie und Ihre Entscheidung respektieren wird?

Frau T.: Eh – (sie überlegt, auf einmal glitzern ihre Augen) oh ja! Meine jüngere Schwester, sie wird zu mir halten, sie versteht mich. (ihr Gesicht entspannt sich.)

Th.: Gesetzt den Fall, Sie entscheiden sich für eine Trennung, wer wird sich am meistens darüber ärgern, dass Sie sich getrennt haben?

Frau T.: Eh – meine Mutter, sie hat immer Angst, was die Verwandten und Freunde sagen werden, es ist für sie eine große Schande, dass ihre Tochter wieder einmal versagt hat.

Th.: Was würde Ihr Vater sagen?

Frau T.: Er wird sich Sorgen um mich machen, aber er sagt immer, egal was T. anstellt, sie wird immer durchkommen, er glaubt immer an mich. (Sie lacht, ihre Stimmung ändert sich.)

Die Intervention löste natürlich nicht das Problem, half aber bei einer Reorientierung der Frau auf eine konkrete Veränderung ihrer Situation. Hier war dann vor allem lebenspraktische Unterstützung gefragt.

16. Arbeit mit Opfern gewaltsamer Verfolgung

Unter Menschen, die ihre Heimat verlassen haben, findet sich eine Gruppe, die aus psychologisch-psychotherapeutischer Perspektive besonderer Aufmerksamkeit bedarf. Es sind diejenigen Menschen, die Opfer von Gewalt und Folter geworden sind und ihre Heimat deshalb verlassen mussten. Diese Menschen sind oft extremen Situationen ausgesetzt gewesen, die an ihnen und in ihnen Spuren hinterlassen haben. Es ist wichtig, sich von Anfang an von der Schwere der Ereignisse nicht zu sehr gefangen nehmen zu lassen. Menschen verfügen über ein breites Potenzial an Fähigkeiten zur Überwindung von Traumata: „Der Mensch ist von seiner im Verlauf der Evolution ausgebildeten Psychobiologie her ein ‚Traumaüberwinder'… Böses kann innerlich ‚zurückgelassen' und Gutes kann in den Vordergrund gestellt werden" (Petzold et al. 2001, S. 340 f.). Dieser ressourcenorientierte Blick kann schnell verloren gehen, wenn man sich in dem Schrecklichen der Erlebnisse und der Geschichten verliert. Dabei geht es in der Therapie gerade darum, mit den Klienten gemeinsam an Möglichkeiten zu arbeiten, dass das Trauma nicht das ganze Leben überschattet, sondern dass es als ein Bestandteil der persönlichen Erfahrungen einen inneren Ort bekommt, ohne das ganze Leben zu vergiften.

Dies vorausgeschickt, möchten wir nun einen Blick auf die Arbeit mit denjenigen Menschen werfen, die es (noch) nicht geschafft haben, einen solchen inneren Ort zu finden, sondern die als Opfer traumatischer Erfahrungen erlebt haben, wie sich frühere Einstellungen sich selbst und der Welt gegenüber schlagartig und dauerhaft verändert haben (Abdallah-Steinkopff 2001). Unter nichttraumatischen Bedingungen entwickeln Menschen im Verlauf einer einigermaßen geglückten Sozialisation so etwas wie ein „Kohärenzgefühl" (Antonovsky 1997): ein Bewusstsein der eigenen Integrität, der Kohärenz der Geschichte des eigenen Lebens und der Verbundenheit mit anderen Menschen im Kontext einer verstehbaren, bedeutungsvollen und kontrollierbaren Welt. Ein traumatisierter Mensch kann demgegenüber:

– sich selbst als verletzt und künftig verletzbar und damit
– als beschädigt und wertlos wahrnehmen und dementsprechend auch
– die Welt als feindlich und unkontrollierbar ansehen.[46]

Die damit einhergehenden und oft daran gebundenen extremen Gefühle haben zu klinischen Bildern geführt, die in ihren Facetten zwar schon seit langem bekannt sind (z. B. Kriegszittern, Shellshock, KZ-Syndrom), bei denen jedoch seit einigen Jahren die Diagnose „Posttraumatisches Belastungssyndrom" gestellt wird (PTB, im englischen Sprachraum als PTSD bezeichnet: *posttraumatic stress disorder*, s. Tabelle 16.1; einen umfassenden Überblick hierzu gibt Langkafel 2000). Diese Diagnose wird inzwischen auch in Deutschland allgemein angewandt, umfasst jedoch nicht alle psychischen Folgen von Folter und schweren Menschenrechtsverletzungen, wie sie von Praktikern beobachtet werden.

Eine besondere Bedeutung haben die in der Tabelle angegebenen „Flashbacks": Neutrale Reize, denen man im Alltag begegnet, können urplötzlich die Erinnerung aktivieren und die Betroffenen mit schwer kontrollierbaren Affektreaktionen konfrontieren: „Das Quietschen von Autoreifen wie bei der eigenen Verhaftung, der Geruch von Alkohol und Zigaretten bei Mitfahrern in der U-Bahn, vergleichbar dem Geruch der Vergewaltiger, der Anblick bärtiger Männer, die an die massakrierenden Männer einer paramilitärischen Gruppe erinnern, der erste Schnee, der die Bilder an die Flucht durch die Berge hochkommen lässt" sind Beispiele möglicher Auslösesituationen, doch auch subtilere Reize sind denkbar wie Unterleibsschmerzen oder Anzeichen freudiger Erregung – Herzklopfen, stärkeres Atmen –, die unvermutet in die traumatische Situation „hineinkatapultieren" können. Wenn Menschen diese möglichen Situationen konsequent

---

46 Auch hier ist es wichtig, in jedem Einzelfall genau zu differenzieren – so kann das Überstehen der Folter bei politischen Aktivisten durchaus zu einer Stabilisierung des Identitätserlebens beitragen (Perren-Klingler 1995, 1998).

A Die Betroffenen sind einem kurz oder lang anhaltenden Ereignis oder Geschehen von außergewöhnlicher Bedrohung oder mit katastrophalem Ausmaß ausgesetzt, das nahezu bei jedem tief greifende Verzweiflung auslösen würde.

B Anhaltende Erinnerungen oder Wiedererleben der Belastung durch aufdringliche Nachhallerinnerungen (sog. Flashbacks), lebendige Erinnerungen, sich wiederholende Träume oder durch innere Bedrängnis in Situationen, die der Belastung ähneln oder mit ihr in Zusammenhang stehen.

C Umstände, die der Belastung ähneln oder mit ihr in Verbindung stehen, werden tatsächlich oder möglichst vermieden. Dieses Verhalten bestand nicht vor dem belastenden Erlebnis.

D Entweder 1. oder 2.
1. Teilweise oder vollständige Unfähigkeit, einige wichtige Aspekte der Belastung zu erinnern.
2. Anhaltende Symptome einer erhöhten psychischen Sensitivität und Erregung (nicht vorhanden vor der Belastung) mit mindestens zwei der folgenden Merkmale:
– Ein und Durchschlafstörungen.
– Reizbarkeit oder Wutausbrüche
– Konzentrationsschwierigkeiten
– Erhöhte Schreckhaftigkeit

E Die Kriterien B, C und D treten innerhalb von sechs Monaten nach dem Belastungsereignis oder nach Ende der Belastungsperiode auf. (In einigen speziellen Fällen kann ein späterer Beginn berücksichtigt werden, dies sollte aber gesondert angegeben werden.)

Tabelle 16.1: Diagnostische Kriterien der Posttraumatischen Belastungsstörung (aus Langkafel 2000, S. 3)

zu vermeiden versuchen, führt dies zu völligem Rückzug und zur emotionalen Erstarrung (Abdallah-Steinkopff 2001, S. 329 f.). Erstarrung ist auch das Bild, mit dem man konfrontiert ist, wenn Menschen vor allem ihre Trauer „einfrieren" und damit auch jegliche emotionale Bewegung und Bewegtheit vermeiden – als Schutz vor unerträglichen Gefühlen (Bittenbinder 1992a), eine Erstarrung und „Selbstanästhesierung", die häufig mi sozialer Isolation einhergeht; wo Gefühle und Bindungen waren, wird nun einfach eine „große Leere" beschrieben (ebd.). In einer besonders schwierigen Lage sind in diesem Zusammenhang die Kinder, die oft sequenzielle Traumatisierungen durchlebt haben, also mehrfache aufeinander folgende schreckliche Erfahrungen (Korittko 2002).

Es versteht sich von selbst, dass ein behutsamer Aufbau der therapeutischen Beziehung vordringliche Aufgabe zu Beginn der Therapie ist. Die klassischen Anforderungen an eine verantwortungsbewusste psychotherapeutische Arbeit sind ebenfalls ausführlich bei Langkafel (2000) beschrieben, sie sind in Tabelle 16.2 aufgelistet. Sie sind selbstverständlich auch bei einem systemischen Vorgehen zu bedenken, denn – das sollte an dieser Stelle auch klar gesagt werden: es gibt keine spezifischen systemischen Methoden zur Arbeit mit traumatisierten Menschen. Vielmehr lassen sich viele der spezifisch in diesem Kontext entwickelten Methoden mit einer „systemischen Optik" gut in freier Kombination einsetzen – gerade in der Traumaarbeit verschwimmen die Orientierungen an „Schulen" schnell, wie Gespräche mit Praktikern aus entsprechenden Einrichtungen zeigen. Eine systemische Sichtweise hat hier vielleicht den Vorteil, dass sie standardmäßig den Kontext einbezieht: Politische Verfolgung geschieht immer in einem System. Dies muss sowohl bei der Anamnese als auch bei einer Integration der traumatischen Erlebnisse und der „Wiederintegration" in die soziale Welt berücksichtigt werden. Auch erlaubt eine systemische Vorgehensweise einen flexiblen Umgang mit dem Setting: So können Dolmetscher und andere Kulturvermittler, die in diesem Kontext häufig benötigt werden, direkt und als Personen in den therapeutischen Prozess mit einbezogen werden (vgl. Abschn. 7.3).

Wie sinnvoll es ist, für Menschen, die unter politischen Umständen dramatische Erfahrungen machen mussten, die Kategorie einer „Erkrankung" zu wählen, die die soziale und politische Dimension der Umstände verschleiert (Becker 1997), soll an dieser Stelle nicht diskutiert werden.[47] Wichtig ist uns nur zu betonen, dass eine systemtherapeutische Perspektive davon ausgeht, dass ein Trauma nicht nur „individualistisch und intrapsychisch im internalen Raum des Selbst des Individuums konzeptualisiert werden kann, sondern dass die Art und Weise, welche Art von Geschichten (Narrativen) in den sozialen Bezugssystemen des Betroffenen erzählt werden,

---

47 In Artikel 16 des Grundgesetzes heißt es: „Politisch Verfolgte genießen Asylrecht." Durch die Konzentration auf die Diagnose PTB verlagert sich in den Verhandlungen mit Behörden die Diskussion immer mehr von der Frage, ob ein Mensch verfolgt wurde, zu der, ob ein (behandelbares!) Trauma vorliegt oder nicht.

entscheidenden Einfluss darauf haben, wie ein Trauma verarbeitet und gestaltet wird. Es müssen gleichzeitig die sozialen, politischen und kulturellen Realitäten der Erfahrungen berücksichtigt werden, und zwar durch Einbeziehung von Faktoren wie z. B. die subjektive Bedeutung von Gewalt und Trauma, die Art und Weise, wie Stress im Zusammenhang mit Gewalt erlebt und berichtet wird, sowie die Art und das Ausmaß der sozialen Unterstützung für das Individuum" (Bittenbinder 2000, S. 38).

Drei kurze *Beispiele*:

1. Eine vergewaltigte muslimische Frau aus dem Kosovo wirkt völlig depressiv, sie sagt, dass sie es vorziehe, Suizid zu begehen, ehe sie ihrer Familie zumutet, eine geschändete Frau in ihren Reihen zu haben.

2. Eine andere, ebenfalls vergewaltigte bosnische Frau leidet unter starken Schlafstörungen, schläft manchmal nur eine Stunde in der Nacht; im Gespräch wird deutlich, dass sie befürchtet, in den immer wiederkehrenden Albträumen nachts zu sprechen, sodass ihr Mann und die Familie erfahren könnten, was ihr widerfahren ist.

3. Ein algerisches Paar (beide Ende 50) kommt wegen Schlafstörungen und Ängsten der Frau zur Paarberatung, weil diese Symptome die Partnerschaft zunehmend belasteten. Die Frau berichtet, dass diese Symptome aufträten, seit sie einen Vortrag über sexuellen Missbrauch gehört hatte. Der Therapeut erinnert sich, dass in den Jahren der Befreiungskriege viele algerische Frauen durch französische Soldaten vergewaltigt wurden. Die Frage danach löst eine heftige Reaktion aus: Ja, sie sei 14-mal vergewaltigt worden – und in Algerien sei das zwar schrecklich, aber auch „nicht so schlimm" gewesen, da sie wusste, dass sie sich unter einer großen Zahl von Frauen befand, die Ähnliches durchgemacht hatten. Erst hier in Deutschland fühle sie sich allein, glaube, die Einzige zu sein, die solch ein Schicksal erlitten habe. Dies war ihr, als sie den Vortrag gehört hatte und die Reaktion der Zuhörerinnen erlebt hatte, deutlich vor Augen geführt und widergespielt worden.[48]

---

48 Uns erinnert diese Erfahrung an eine Geschichte: Es war einmal ein König, in dessen Land stand ein Brunnen. Jeder, der daraus trank, wurde verrückt. Da der König sich nur von Nektar ernährte, war er schließlich der Einzige, der nicht verrückt war. Verzweifelt suchte er einen Weisen auf und fragte ihn: „Was soll ich tun?" Die Antwort war: „Trink auch du aus dem Brunnen, aus dem dein Volk getrunken hat!"

Erste Maßnahmen
- Herstellen einer sicheren Umgebung (Schutz vor weiterer Traumaein-
  wirkung).
- Organisation eines psycho-sozialen Helfersystems.
- Informationsvermittlung und Psychoedukation bezüglich traumatypi-
  scher Symptome und Verläufe.
- Frühes Hinzuziehen eines mit der PTB Behandlung erfahrenen Psycho-
  therapeuten.

Traumaspezifische Stabilisierung
- Durch entsprechend qualifizierten ärztlichen oder psychologischen
  Psychotherapeuten.
- Anbindung zur engmaschigen diagnostischen und therapeutischen
  Betreuung, Krisenintervention.
- Ressourcenorientierte Interventionen (Distanzierungstechniken, imagi-
  native Verfahren).
- Pharmakotherapeutische Abschirmung (adjuvant, symptomorientiert).
  Vorsicht! Besondere Suchtgefährdung bei PTB (besonders Benzodiazepi-
  ne).

Traumabearbeitung
Nur durch entsprechend qualifizierten Psychotherapeuten.
Die Therapie der Wahl bei der PTB ist die Rekonfrontation mit dem aus-
lösenden Trauma mit dem Ziel der Durcharbeitung und Integration unter
geschützten therapeutischen Bedingungen*.

Wie angemessen ist es, diesen Frauen mit der Diagnose PTB die Last
des Traumas ganz allein aufzubürden? Wer ist bei diesen Geschichten
da eigentlich als „krank", wer als „gesund" zu bezeichnen, und was
bedeuten diese Kategorien in solchen systemischen Zusammenhängen noch? Gerade das dritte Beispiel zeigt: Eine Lösung kann dann
zum Problem werden, wenn sie in einem Kontext geschieht, in dem

---

* Diese absolute Formulierung wird nicht von allen Traumatherapeuten
und -therapeutinnen geteilt. Es gibt eine ganze Reihe von erfolgreich abgeschlossenen Therapien, in denen es nicht zu einer Konfrontation kam, in der
allein die korrigierende Beziehungserfahrung im therapeutischen Kontakt für
die Klienten eine angemessene Form der Überwindung des Traums ermöglichte. Es ist daher fraglich, ob immer auf Traumakonfrontation abgezielt werden
sollte, ob ohne sie kein Therapieerfolg sichergestellt werden kann oder ob nicht
die Beziehung und die Stabilisierung der Klienten im Zentrum therapeutischer
Bemühungen stehen sollten – die Traumakonfrontation kann sich dann oft „von
selbst" ergeben.

- Voraussetzung: Ausreichende Stabilisierung, keine weitere Traumaeinwirkung, kein Täterkontakt.
- Traumaadaptierte Verfahren im Rahmen eines Gesamtbehandlungsplanes.
- Einbeziehung adjuvanter Verfahren (z. B. stabilisierende Körpertherapie, künstlerische Therapie).
- Setting: in Abhängigkeit von Schwere der Störung und Stabilisierungsbedarf:
  - ambulant (Schwerpunktpraxen, Ambulanzen),
  - stationär (Schwerpunktstation, Tagesklinik).

Kontraindikationen für traumabearbeitende Verfahren
Relative Kontraindikation: instabile psychosoziale und körperliche Situation, mangelnde Affekttoleranz, anhaltende schwere Dissoziationsneigung, mangelnde Fähigkeit der Distanzierung vom traumatischen Ereignis

Absolute Kontraindikation: psychotisches und psychosenahes Erleben, akute Suizidalität, anhaltender Täterkontakt

Obsolet
- Anwendung nicht traumaadaptierter psychodynamischer oder behavioraler Techniken (z. B. unmodifiziertes psychoanalytisches Verfahren, unkontrollierte Reizüberflutung, unkontrollierte regressionsfördernde Therapien).
- Alleinige Pharmakotherapie.
- Alleinige, unvorbereitete Traumakonfrontation ohne Einbettung in einen Gesamtbehandlungsplan.

Tabelle 16.2: Therapie der PTB (aus Langkafel 2000, S. 10)

sie keine Lösung mehr ist. Der Anspruch einer „Diagnose" dagegen ist, „objektiv" und situationsübergreifend den „Zustand" eines Menschen zu beurteilen.

Trotz dieser Bedenken wollen wir noch einige Gedanken über die personalen Verarbeitungsmechanismen nach traumatisierenden Erfahrungen ansprechen. Folter kann man als gezielte Maßnahme des Staates ansehen, die genau das Gegenteil von dem erreichen möchte, was Therapie will und ist. Die amerikanische Hypnotherapeutin Michele Ritterman (1987) beschreibt, wie bei der betroffenen Person und ihrem Umfeld ein „tranceähnlicher" Zustand erzeugt wird, der das Bewusstsein für die eigene Person, den eigenen Wert und die eigenen Handlungsmöglichkeiten reduziert und unter einen „lähmenden Zauber" legt („immobilizing spell"). Die Maßnahmen richten sich nicht nur gegen die Person, sondern auch gegen die Familie und die sozialen Netzwerkstrukturen. Die Zerstörung

von Bindung und Beziehung („social violation of a community")
ist das explizite Ziel des Terrorstaates. Nicht selten beginnen mit
der Entlassung in den Familien der Betroffenen kommunikative
Teufelskreise, die die Folgen der Folter verstärken, statt zu lindern
(Schuldgefühle, Sprachlosigkeit, Geheimnisse und Tabus). Gerade
hier ist die systemische Therapie mit ihrem explizit für die Arbeit
mit größeren sozialen Systemen entwickelten Methoden gefragt
(s. a. Ritterman 1988).

Therapie verfolgt hier das Ziel, die destruktive Trance, in die
die Familie gefallen ist, aufzulösen und zu helfen, die Würde des
Betroffenen wiederherzustellen. Natürlich ist es wichtig, die Realität der erlebten Grausamkeiten anzuerkennen und zu bestätigen,
dass diese ihre Spuren hinterlassen hat. Wichtig ist es jedoch, nicht
dabei stehen zu bleiben, weil dies eine „Problemhypnose" unterstützt – und gerade bei heftigen Gewalttaten ist die Einladung, in
eine solche hineinzugehen, stark. „Jedoch ist es eine bekannte Tatsache, dass Menschen, welche mißhandelt und gefoltert wurden und
schreckliche Bedrängnis erlebt haben, liebende und hingebungs-
volle Mitglieder der Gesellschaft werden, während andere, die von
liebenden und fürsorglichen Eltern erzogen wurden, zu Mördern
werden. Wir sind auch das, was wir aus unseren Lebensumständen
machen" (Madanes 1997, S. 4). Aus systemischer Sicht wird es als
weniger wichtig angesehen zu fragen, was das Problem „ist", als
vielmehr, wer es wie definiert (von Schlippe u. Schweitzer 1996,
Kap. 4). Es sind die sozialen Prozesse interessant, die zum Entstehen von etwas führen, was dann als „Problem" benannt wird.
Probleme entstehen aus einer Verkettung von Umständen, und sie
spiegeln sich nicht nur in sozialen Beziehungen wider, sondern
soziale Beziehungen werden durch Problembeschreibungen auch
gestaltet. Im Kontext der Arbeit mit politisch Verfolgten wird häufig
die Vergangenheit als Schicksal, die extreme Traumatisierung als
Erklärung, als nicht mehr veränderbarer Einfluss auf das weitere
Leben angesehen, ein Vorgang, den Levold (1994) als „Betonierung
der Opferrolle" beschreibt.

Was wären alternative Beschreibungen? Die Geschichte „Ich bin
Opfer!" bedeutet einen bestimmten inneren Suchprozess, der darin besteht, dass immer wieder auf „das Trauma" zurückgegriffen
wird. Solche internen Suchprozesse sind möglicherweise durch die

traumatische Erfahrung auch physiologisch über bestimmte neuronale Netzwerkverschaltungen geleitet. Forschungen, vor allem in den USA und im Zusammenhang mit der EMDR-Therapie[49], gehen davon aus, dass Veränderungen im neuronalen Netz nachweisbar sind, die durch traumatische Erfahrungen ausgelöst sind (Bessel van der Kolk et al. 1996; s. a. Hüther 2001). Wir möchten daher den Eindruck vermeiden, die Suche nach einer alternativen Erzählung, ein Reframing des Traumas sei „ein Spaziergang". Im Gegenteil, es kann harte Arbeit bedeuten, bis ein innerer Bezugspunkt gefunden ist, von dem aus der Betreffende sich auf seine Kraft als Überlebender beziehen kann. Besonders sorgfältig ist darauf zu achten, Retraumatisierungen im Therapieverlauf zu vermeiden. So ist es eine zentrale Forderung, dass jede veränderungsorientierte Arbeit auf der Basis einer stabilen und immer wieder neu zu stabilisierenden therapeutischen Beziehung erfolgt, dass in größerem Maße, als in der systemischen Therapie sonst üblich, auch geprüft wird, inwieweit zunächst ein alltagsbewältigendes Vorgehen (Tagesstrukturierung, Absicherung der Lebensexistenz) und Hilfen bei Aufbau und Nutzung sozialer Kontakte erforderlich sind. Erst nach einer solchen Phase der Stabilisierung (und geklärtem aufenthaltsrechtlichem Status!, vgl. Abschn. 3.1) sollte dazu übergegangen werden, eine Auseinandersetzung mit dem Trauma zu suchen (Abdallah-Steinkopff 2001). Auch das schreibt sich leichter, als es ist. Es stellen sich u. U. auch starke Anforderungen an die Therapeuten und Therapeutinnen, denn es geht um Trauerprozesse (Becker 1989), um „Begleitung durch das Herzensleid", wie Bittenbinder schreibt (1992a). Sie berichtet in diesem Zusammenhang von einer iranischen Klientin, die froh war, endlich „jahrelang nicht geweinte Tränen" weinen zu können – und hierzu über Monate jede Sitzung nutzte, bis sie langsam dazu kam, die furchtbare Hinrichtung ihres Mannes zu verarbeiten und sich auf ein Leben mit und für ihren kleinen Sohn vorzubereiten.

---

49 Auf dieses Verfahren soll hier nicht näher eingegangen werden. Ausführlich ist es bei Hofmann (1999) dargestellt.

„Als ich meine Tränen wiederfand,
konnte ich trauern.
Als ich meinen Schmerz wiederfand,
konnte ich leiden.
Weil ich mein Herz wiederfand,
kann ich lieben.
Mehr brauche ich nicht mehr zu finden"
(Maria Armenia, zit. nach Petzold 1985).

In beiden Phasen ist es sinnvoll, eine große Vielfalt von therapeutischen Angeboten zu nutzen und zu kombinieren, beispielsweise psychoedukatives Vorgehen (Vermittlung von sachlicher Information über die „Normalität" auch extremer Bewältigungsformen solcher Erfahrungen), Kunsttherapie (Bittenbinder 1992b), Psychodrama (Dhawan 1992), Soziogramm, Rekonstruktion der Lebensgeschichte u. v. a. m.

In der Familientherapie hat man im Zusammenhang mit Traumatisierungen oft mit Tabuisierungen zu tun. Die Eltern wollen die Kinder schützen, die Ehepartner wollen sich gegenseitig schützen. Es wird viel Energie aufgebracht, um zu „vergessen". Wie immer bei dem Thema Gewalt schützt die Heimlichkeit auch hier den Täter. Die Tabuisierung arbeitet im Sinne der Folterer weiter, denn das tabuisierte Thema wirkt umso stärker in der Familie weiter. Hier braucht es besonderes Fingerspitzengefühl, um mit den Betroffenen gemeinsam gut zu schauen, ob etwas deshalb nicht erzählt wird, weil es die Kinder nichts angeht, oder ob es aus Scham verheimlicht wird und so im Tabubereich bleibt. Insbesondere gilt dies für erlebte sexuelle Demütigungen. Über eine erlebte Vergewaltigung etwa dem Ehepartner zu erzählen kann ein großer Akt der Befreiung sein (Bittenbinder 2000, S. 41). Ein weiteres Thema in Familien (und auch eines, über das nur schwer zu sprechen ist) können Gewalthandlungen sein, die vor dem Hintergrund von emotionaler Belastung, engen Wohnverhältnissen und Flashbacks vorkommen können. Bittenbinder (1992a, S. 12) berichtet von der Erfahrung, dass sich nicht selten die Gewalt wie in einer Kette „von oben nach unten" fortsetzt. Von ihr stammt folgendes *Fallbeispiel*:

Ein Kurde, der während eines langen Gefängnisaufenthaltes schwer gefoltert wurde, misshandelte seine Frau in Situationen, in denen er „nicht mehr weiß, was er tut". Die Ehefrau, die sich von der Situation im Wohnheim, dem Zusammenleben auf engstem Raum, total überfordert fühlt und stundenlang weint, will die Versorgung des neunmonatigen Kindes nicht mehr übernehmen, weil sie befürchtet, dass sie dem Kind etwas antun könnte. Aus Angst um das Kind bringt der Mann seine Frau zur Therapie. Zuerst wird die Sicherheit des Kindes durch das Einbeziehen von Freunden garantiert. Nach einigen Einzelstunden mit der Frau, in denen es u. a. um Trauerarbeit geht, und zwei Paarsitzungen übernimmt der Mann die Verantwortung für die Misshandlungen und entschuldigt sich bei seiner Frau in einem Ritual. In weiteren Stunden werden mit dem Paar und beiden einzeln neue Kommunikationsformen und ein Plan für die Zukunft entwickelt. Der Gesamtprozess umfasste etwa zehn Monate (nach Bittenbinder 1992a, S. 12).

Auf einen weiteren familientherapeutischen Aspekt in der Arbeit mit Familien, die traumatische Verluste durch politische Verfolgung erlitten, weist Kohen (1998) hin. Die Autorin selbst hat in Argentinien während der Militärdiktatur unter lebensbedrohlichen Umständen therapeutisch gearbeitet. Familien, deren Mitglieder während des „schmutzigen Krieges" verschwanden, fehlten oft Rituale, die Abschied und den Ausdruck von Gefühlen erlaubten: Es gab kein Grab, keinen Todestag – nichts. Die Zeit blieb stehen, es entwickelten sich „Vielleicht-Konstruktionen", in denen die Familien mit der ständigen Erwartung lebten, der Verschwundene komme vielleicht wieder. Starre Rituale bildeten sich heraus, z. B. wurden die Zimmer der Verschwundenen peinlichst genau im ursprünglichen Zustand gehalten, in manchen Familien wurde sogar der Tisch regelmäßig für sie gedeckt. Die Aufgabe von systemischer Therapie liegt in solchen Fällen darin, gemeinsam mit den Familien Abschieds- und Übergangsrituale zu erarbeiten, die wieder Affektivität ermöglichen – und gleichzeitig für den unerträglichen Schmerz einen ritualisierten und sichernden Rahmen bieten.

Manchmal braucht es viel Zeit, bis ein neuer Bezugspunkt gefunden wird und das Überleben selbst (die „individuelle Kreativität des Überlebens", Abdallah-Steinkopff 2001) als der eigentliche Sieg über die Folter wahrgenommen werden kann und es so möglich wird, aus defizitären Narrativen auszusteigen. Die Kunst der Therapie besteht darin, einen Weg zu finden, die Grausamkeiten in die eigenen Lebenserzählungen zu integrieren, ohne sie zu verharmlosen, durch die damit verbundenen Gefühle hindurchzugehen, sie sich wieder zu Eigen zu machen und schließlich „trotzdem ja zum Leben zu sagen" – um die bekannte Äußerung Victor Frankls zu verwenden, mit dem dieser den Bericht über seine eigene KZ-Haft überschrieb (1994). Gleichzeitig muss man sehen, dass therapeutische Möglichkeiten keine Allheilmittel sind. Korittko (2002, S. 179) erwähnt eine Inschrift am *Gabriel-Haus* im Kosovo, einem Therapiezentrum für traumatisierte Kinder, ein Brecht-Zitat: „Der Regen kehrt nicht zurück nach oben. Wenn die Wunde verheilt ist, schmerzt die Narbe."

In Deutschland sind in den letzten Jahrzehnten zahlreiche psychosoziale Zentren für die Arbeit mit den Opfern struktureller Gewalt entstanden, in denen auf der Basis eines pragmatischen und vor allem: multidisziplinär orientierten Vorgehens oft ein beeindruckendes Spektrum therapeutischer Möglichkeiten angeboten wird (in dem Buch von Heise 2002 finden sich mehrere ausführliche Selbstdarstellungen dieser Zentren und ihrer Tätigkeit). Seit kurzem sind diese Zentren in der BAFF *(Bundesweite Arbeitsgemeinschaft der Psychosozialen Zentren für Flüchtlinge und Folteropfer)* zusammengeschlossen, sie bemühen sich um Vernetzung der Mitarbeiter (gemeinsame Fachtagungen), um die Entwicklung gemeinsamer Qualitätsstandards ihrer Arbeit (Richtlinien für die psychologische Untersuchung von traumatisierten Flüchtlingen und Folteropfern liegen vor) und darum, dass die Zentren mit einer Stimme sprechen können, um so ihr Gewicht in der politischen Auseinandersetzung zu vergrößern.[50]

---

50 In der BAFF sind 21 Zentren und Initiativen zusammengeschlossen. Derzeitige (2002) Vorsitzende ist Elise Bittenbinder, die BAFF ist ansprechbar über die Adresse der *Xenion-Beratungsstelle* in Berlin (Roscher Straße 2A, 10629 Berlin).

17. Sucht und Migration

„Alkohol löst Zungen, aber keine Probleme."
(Peseschkian 2002, S. 163)

17.1 GRUNDLEGENDE ÜBERLEGUNGEN ZU SUCHT UND MIGRATION

Immer wieder wird im Zusammenhang mit Migration von Sucht-
problemen berichtet (Salman et al. 1999; Tuna 1999; Salman u. Tuna
2001). Der Griff zu Rauschmitteln ist in ausweglos erscheinenden
Belastungssituationen ein nahe liegender Schritt, auch wenn er natürlich nur eine Scheinlösung darstellt. Es liegen Besorgnis erregende
Zahlen vor, so sind in Köln etwa ein Drittel der Drogenkonsumenten
Migranten (Beauftragte der Bundesregierung für Ausländerfragen
2000a, S. 161 f.). Unter ihnen ist die hohe Zahl von Aussiedlern noch
einmal besonders erschreckend (Schwichtenberg u. Weig 1999),
gerade bei dieser Gruppe wird die Tendenz beobachtet, ohne verzö-
gernde Umwege über z. B. Alkohol und Haschisch sofort auf Heroin
zuzugreifen (S. 186). Das Einstiegsalter liegt mit 19 Jahren deutlich
unter dem der einheimischen Abhängigen (24 Jahre), fast die Hälfte
der Beschaffungskriminalität 1998 im Großraum Osnabrück ging auf
das Konto von Aussiedlern (ebd.).

In der Literatur werden immer wieder verschiedene Faktoren
dafür angeführt, dass Sucht gerade unter Migranten besonders ver-
hängnisvoll um sich greift:

– Für Menschen unter unerträglich und unüberwindbar erscheinen-
   der Belastung und Gefühlen von Entwurzelung kann der Griff zur
   Droge einen Moment Spannungsaufschub bieten, auch wenn sich
   mittel- und langfristig die Probleme eher steigern. Migration ist

eine Rahmenbedingung, unter der es häufiger zur Erfahrung von Belastung und Hoffnungslosigkeit kommen kann.

- Dabei wird besonders für Migrantenfamilien darauf verwiesen, dass unterdrückte Trauer- und Anpassungsprozesse von der ersten und zweiten Generation weitergegeben werden, sodass es spätestens in der dritten Generation zu schweren familiären Beeinträchtigungen kommen kann, die sich u. a. in Sucht äußern (Sluzki 1979). Von einer vergleichbaren Dynamik beim Umgang mit den Geschehnissen des sog. Dritten Reiches in deutschen Familien berichtet übrigens Stachowske (2002).

- Eine *broken-home*-Situation, die bei suchtgefährdeten Jugendlichen überzufällig häufig beobachtet wurde, findet sich in Migrantenfamilien ebenfalls in höherem Maße: ein physisch oder psychisch „abwesender" Vater, wenn überhaupt, dann oft nur am Rand der Familie präsent, bei gleichzeitig sehr enger, aber nicht befriedigender Mutter-Kind-Beziehung (Uchtenhagen 1982).

- Drogenkonsum kann vor allem unter Jugendlichen ein Identität stiftendes Moment darstellen – die Rolle der Peergruppe bekommt im Jugendalter für das Identitätserleben meist eine größere Bedeutung. Wenn die Familie als stabilisierendes Korrektiv ausfällt, steigt die Gefährdung.

- Der Handel mit Drogen stellt eine leicht erreichbare Möglichkeit dar, schnell zu Geld zu kommen – umso attraktiver, je geringer von unterprivilegierten Personen die Chancen eingeschätzt werden, jemals legal durch eigene Arbeit an „gutes Geld" zu gelangen.

- Jugendliche Migranten sind weniger präventiven Maßnahmen ausgesetzt gewesen, sie sind meist unterdurchschnittlich gut über Suchtmittel, Konsummuster und Suchtprozesse informiert.

- Stil und Organisationsform der Drogenhilfe sind für viele Migranten nicht nachvollziehbar: „Der Ansatz der akzeptanzorientierten Drogenarbeit ist für Menschen, die aus eher autoritär strukturierten Gesellschaften stammen, in denen Drogenkonsum vor allem mit repressiven Ansätzen bekämpft wurde, kaum verständlich" (Salman u. Tuna 2001, S. 313 f.). Zudem sind die Schwellenängste gegenüber Beratung höher – übrigens nicht nur in einer Richtung: Auch Mitarbeiter in Beratungseinrichtungen befürchten Probleme, wenn zu viele Migranten kommen.

Wir sehen noch eine andere Facette, eine, die nachvollziehbar werden lässt, wieso gerade in der Berührung zweier oder mehrerer Kulturen die Auftretenswahrscheinlichkeit für Suchtphänomene gesteigert sein kann. Es gibt keine suchtfreien Kulturen, und bei genauem Hinsehen gibt es in vielen Kulturen Kanalisierungsmechanismen, die den Suchtmittelkonsum steuern (Emlein 1998) und so dem Missbrauch vorbeugen. Auf diese kann jedoch möglicherweise im neuen Umfeld weniger gut zurückgegriffen werden als in der Heimat. Zudem wurden in unserer globalisierten Welt andere als die in der westlichen Welt akzeptierten Formen, mit Suchtmitteln umzugehen, verbannt und tabuisiert, auch wenn vielleicht gute gesellschaftliche Kontrollmechanismen für die Begrenzung des Rauschmittelkonsums in der jeweiligen Kultur vorhanden waren. Hierzu ein *Beispiel*:

In Marokko gab es bis vor einigen Jahrzehnten eine Kultur des gesellschaftlich akzeptierten Gebrauchs von Haschisch bei gleichzeitiger strikter Tabuisierung von Alkohol. In manchen Familien im Raum um Fez wurde zwei- bis dreimal im Jahr ein Familienmitglied „zum Kiosk" geschickt und kaufte dort eine bestimmte, vorher abgemessene Menge Haschisch ein. Dieses wurde in eine Sesamcreme eingerührt, die Haustür wurde verschlossen, und die Familie saß gemütlich beisammen, und die Schüssel ging rund: Die Erwachsenen nahmen jeweils zwei Löffel, die Kinder einen. Dieses Ritual gehörte oft zu den Sternstunden der Familie, man saß vergnügt bis tief in die Nacht zusammen – und ging am (über)nächsten Morgen wieder seiner Tätigkeit nach. Durch die Einbettung des Rauschmittelkonsums in ein familiäres Ritual, wie es in Marokko in vielen Familien gepflegt wurde, war die Gefahr eines exzessiven, sich immer weiter steigernden Konsums gebannt. Mit dem Versuch Marokkos, Anschluss an den Westen zu bekommen, wurde diese Möglichkeit zerschlagen, der Gebrauch von Haschisch wurde verboten. Zunehmend greifen nun Marokkaner zum kulturfremden – aber geduldeten – Alkohol oder machen sich durch den nicht genehmigten Genuss von Haschisch strafbar.

Eine substanzielle Kritik der Konzeption von „Sucht als Krankheit" und „Sucht als Etikett" wurde bisher von systemischer Seite aus nur in Ansätzen vorgelegt (Osterhold u. Molter 1992; Schwertl 1998; Schwertl et al. 1998). Eine systemische Perspektive auf das Phänomen Sucht sollte u. E. danach fragen, wo und wie *unsere* gewohnte Art, über Sucht zu sprechen und damit umzugehen, möglicherweise einen Teil des Problems darstellt. Damit könnte dann begonnen werden, über mögliche Neukontextualisierungen von Sucht nachzudenken: „Systemische Praxis bedeutet also einen Wechsel des Bezugsrahmens. Und ihr Angebot an Kunden heißt: Wechsel des Bezugsrahmens. Denn ‚Die Tatsachen gehören alle zur Aufgabe, nicht zur Lösung' (Wittgenstein). Dann allerdings gibt es keine Sucht mehr. Und wer will das wirklich, wo so viele Menschen davon leben, dass sie andere als süchtig bezeichnen?" (Emlein 1998, S. 64) – hinzufügen könnte man hier noch: dass sie sich selbst damit als „nichtsüchtig" definieren können.

In diesem Sinn können wir beispielsweise beginnen, Sucht weniger als Krankheit zu sehen als vielmehr als Lösung und den Süchtigen entsprechend weniger als pathologische Persönlichkeit wahrzunehmen, als vielmehr als eine Person mit einem bestimmten Verhalten in einem bestimmten Kontext. Wir wollen diese Diskussion im Rahmen dieses Textes nicht weiter vertiefen. Als pragmatische Methode bietet das systemische Modell den Ansatzpunkt kreativer Lösungen jenseits der gewohnten Traditionen von Beschreibung. Und darum geht es uns – in diesem ganzen Buch und auch im Kontext von Sucht. Wenn wir in der Arbeit mit Abhängigen nur nach Sucht und nach der Ursache der Sucht suchen, finden wir nur Sucht (Kriz 1992). Wir brauchen eine dritte Sicht, eine, die eventuell gar nicht mit der Sucht zu tun hat.

Vielleicht lässt sich dies am besten durch ein *Fallbeispiel* illustrieren:

Im Rahmen einer kollegialen Konsultation in einer Suchtklinik führte einer der Autoren ein Gespräch mit einem türkischen Klienten, nennen wir ihn Mustapha, 23 Jahre alt, zehn Jahre in der BRD. Er kam mit seiner Mutter nach Deutschland, nach einer gescheiterten Schulkarriere hing er auf der Straße herum. Dort durchlief er den typischen Werdegang von ersten Versuchen mit weichen Drogen über härtere bis hin zum Dealen. Aus dem Knast wurde er mit der Auflage entlassen, eine Therapie zu machen. In der Therapieeinrichtung war er der einzige Ausländer. Die Kollegen vermuteten, dass er ihnen nicht die Wahrheit sage. Er mache alles brav mit, und es falle ihnen schwer, ihm zu glauben; sie bräuchten die Supervision des Lehrtherapeuten.

Beim Supervisionsgespräch fiel auf, dass es nur einen Fokus auf den Klienten gab: Er war der „Süchtige". Alle Versuche, einen

„dritten Weg" zu nehmen, landeten immer wieder letztlich bei dieser Perspektive. Dies forderte den Therapeuten heraus: Der dritte Weg brauchte eine deutliche Veränderung der bisherigen Muster des Umgangs, also schlug er vor, den Klienten selbst für eine Konsultation einzuladen. Eine Regel war gebrochen: „Zum Team gehören nur die Mitarbeiter, so genau lässt man sich eigentlich nicht in die Karten gucken." Aber die Kollegen waren offen für ein Experiment. Im Konsultationsinterview schlug der Supervisor vor, etwas ganz Neues zu versuchen: „Was halten Sie davon, dass wir für eine Stunde nicht über die Sucht reden, sondern etwas anderes suchen? Können Sie mir dabei helfen?" Der Klient sagte zu, und gemeinsam wurde nach einer anderen Geschichte gesucht.

Nach wenigen Minuten wurde deutlich, dass der dritte Weg noch nicht gefunden war und dass auch der Klient selbst dazu beitrug, dass das Gespräch sich immer wieder auf Suchtgeschichten zubewegte. Als Ebenenwechsel wurde eine Skulptur vorgeschlagen. Im Gespräch über die zu stellenden Personen kam heraus, dass seine Eltern sich getrennt hatten, als er fünf Jahre alt war. Sein Großvater war ein strenger Mann, und seine Mutter hatte ihn nicht schützen dürfen. Immer wenn sie dies wollte, hatte der Großvater sie mit den Worten beschimpft: „Du hast deinen Mann nicht halten können, jetzt braucht er einen Mann wie mich, sonst gerät er auf die schiefe Bahn!" Die Mutter habe viel geweint und sich schuldig und minderwertig gefühlt. Auch er fühle sich bis heute mit ihr schuldig.

Hier findet sich ein Moment, das von drogenabhängigen Migranten berichtet wird, es ist als Muster aber durchaus auch bei anderen Gruppen von drogenabhängigen Personen gefunden worden, nämlich die unzureichende Ablösung von der Herkunftsfamilie (Yüksel 1999, zit. nach Salman u. Tuna 2001, S. 312; hierzu auch ausführlich Stachowske 2002). Die manchmal starren Reglements und strikten Regeln, denen das Familienleben unterworfen ist (je nach religiöser Ausrichtung, Bildungsgrad usw.), dürften damit zusammenhängen, dass diese Personen hochambivalent gebunden bleiben – eine Rahmenbedingung für grenzgängerisches Verhalten („Liminalität", Colijn 2001)

Der Supervisor schlug vor, eine Begegnung mit seinem Großvater zu wiederholen: „Du bist jetzt ein Mann wie er." Ein Kollege nahm die Rolle des Großvaters ein, eine Kollegin die Rolle der Mutter. Sofort begann die ‚Mutter' (einfache Anführungszeichen stehen für

Rollenspieler) zu weinen. Der Klient reagierte heftig, er sprang auf und wollte das Zimmer verlassen, er habe Angst, rückfällig zu werden, er könne diese Situation unmöglich ertragen. Die Mitarbeiter waren wie gelähmt. Der Supervisor ging hinter ihm her und forderte ihn auf weiterzumachen, er sei an eine wichtige Stelle gekommen, wo die Chance für etwas Neues bestehe. Es gelang ihm, Mustapha neugierig auf eine neue Möglichkeit zu machen. So standen sich dann Mustapha und der ‚Großvater' gegenüber. Während der Begegnung verwandelte sich das alte Gefühl von Respekt und Dankbarkeit zu Wut und Hass. Dann wurde die ‚Mutter' gebeten, sich mit ihrem ‚Vater' auszusprechen. Sie nahm ihr ‚eigenes Kind' in Schutz und stellte sich vor Mustapha. Sein Gesicht klärte sich auf, und sein Blick richtete sich vom Boden hoch. Er begann, wieder Kontakt zur Gruppe aufzunehmen, schaute zum Team und fragte: „Wieso sieht jetzt alles so anders aus?" Er wirkte gelöst und sagte, er fühle ein ganz neues Gefühl seiner Mutter gegenüber.

Die Lähmung der Mitarbeiter war im Nachgespräch ein wichtiges Thema. Es wurde deutlich, dass das „Sprechen über Sucht" auch dazu diente, sich mit den „darunter liegenden" existenziellen Gefühlen nicht auseinander zu setzen. Ein Mitarbeiter meinte zum Ende der Sitzung: „Ich glaube, wir schützen die Leute, weil wir auch denken, sie könnten ihre Gefühle nicht ertragen und rückfällig werden. Ich

---

Haltungen nach vielen Jahren Erfahrung in der Drogenberatung und Drogentherapie

- Nutzen Sie alles, was Sie an Methoden und Zugängen kennen, und seien Sie vor allem erfinderisch, immer wieder neue zu erfinden – Ihre Klienten sind es auch!
- Haben Sie keine Angst vor Irritation und Verwirrung. Sie gehören dazu, sind Teil der Veränderung, manchmal auch ihre Voraussetzung!
- Haben Sie den Mut, den relevanten Kontext um einen dritten Weg zu erweitern, auch wenn dieser ungewöhnlich ist!
- Ein Erfolg ist nicht Ihr Erfolg, und Rückfälle können als Vorfälle gesehen werden!
- Schützen Sie Ihre Klienten, aber schonen Sie sie nicht!

glaube, wir haben da mehr uns selbst geschützt, denn damit vermitteln wir ihnen ja auch, dass wir ihre Gefühle für gefährlich halten!" Es gibt keine Beratung ohne Risiko. Klienten brauchen unseren Schutz, aber sie wollen nicht von uns geschont werden, denn das macht sie abhängig. Sie sind autonom und wissen auf ihre Art, was sie tun und was sie unterlassen ... darum wäre es für uns hilfreicher zu wissen, was wir zu unterlassen hätten.

Zwei Ansätze sollen an dieser Stelle noch skizziert werden. Der eine ist ein Projekt zur Genogramm- und Familienrekonstruktionsarbeit mit drogenabhängigen Migranten, der andere beschäftigt sich mit der Frage, wie die Rahmenbedingungen präventiver Arbeit optimiert werden können.

17.2 Familienrekonstruktionsarbeit mit abhängigen Migranten

Als gruppentherapeutisches Konzept ist die von Virginia Satir entwickelte Methode der Familienrekonstruktion bekannt (Kaufmann 1990; Nerin 1992). Dabei wird es einzelnen Rat Suchenden möglich, im Kontext einer Gruppe neue innere Bilder von den Vorgängen in ihrer Herkunftsfamilie zu entwickeln. Aus der Arbeit mit türkischen Drogenabhängigen im Rahmen stationärer Rehabilitation berichtet Civan (2001) davon, dass von den Klienten die Herkunftsfamilie stark idealisiert, problematische Vorgänge dagegen tabuisiert wurden. Die Tradition einer rigiden Trennung zwischen Vorgängen, die sich „innen" in den Familien und „außen" abspielten, machten es für den Familientherapeuten schwer, im Gespräch Zugang zu den familiären Lebenswelten zu bekommen: „Die Sucht wird zwar als Krise erlebt, die alle Familienmitglieder beschäftigt; trotzdem wird diese Krise als ungefährlicher als nötige Veränderungsprozesse innerhalb der Familie erfahren" (S. 6). Die Veränderung bezieht sich auf Themen wie Verlust, Abschied, Trauer, Enttäuschungen und Loslösung und vor allem auf das Schweigen in der Familie, das oft undurchdringlich erscheint. Im Rahmen eines Projektes führte Civan in dieser stationären Reha-Gruppe die Familienrekonstruktion als Gruppenangebot ein. Nach anfänglichem Widerstand zeigten sich die jungen Erwachsenen sehr bereit und interessiert, ihr persönliches Genogramm nicht nur zu zeichnen, sondern auch auszugestalten. Die Gruppenteilnehmer interviewten Verwandte über Details der Familiengeschichte und statteten das Genogramm mit Fotos und Symbolen aus. So lernten sie einander über die Zeichnungen besser kennen, konnten gemeinsame Muster erkennen und sich darüber austauschen. Anschließend dienten diese Zeichnungen als Grundlage für eine familienrekonstruktive Arbeit, bei der die Herkunftsfamilien mithilfe von Familienskulpturen nachgestellt wurden, mit dem Ziel, den Klienten neue Perspektiven auf ihre Familiengeschichte zu ermöglichen. Die Prozesse können sich, wenn die Gruppe sich auf das Setting einlässt, intensiv und erlebnisnah entwickeln.

Fallbeispiel (nach Civan 2001, S. 34): Serdar (24 Jahre, Name geändert) ist in der Türkei geboren und war im Alter von drei Jahren mit seiner Familie nach Deutschland gekommen. Er ist der Jüngste von sechs Geschwistern, sein Vater ist Alkoholiker. Mehrere Berufsausbildungen hatte er wegen Drogenkonsum abgebrochen; daraufhin hatte er die Wohnung von seinem Bruder, mit dem er zusammengelebt hatte, verlassen müssen. Bei den Freunden, bei denen er Unterkunft gefunden hatte, hatte er mit Kokain angefangen. Er war 14 Monate inhaftiert gewesen und war über § 35 BTMG frei gekommen. Er hatte bis jetzt mehrere Male versucht, eine Therapie anzufangen, hatte diese Versuche aber immer abgebrochen. Sein Bruder hatte ihn bei den Kontakten zu einer Drogenberatungsstelle unterstützt. Serdar ist ledig und hatte eine gerichtliche Therapieauflage erhalten.

Das Genogramm von Serdar ist, verglichen mit denen der anderen, nicht sehr umfangreich. Die Familien seiner Mutter und seines Vaters befinden sich untereinander in Blutrache. Seine Eltern waren aus dem kleinen Dorf, in dem sie gelebt hatten, nach Istanbul geflohen. Wegen der Blutrache waren alle gegen diese Ehe gewesen. Die ersten beiden Kinder dieses Ehepaars waren gestorben, als sie noch sehr klein gewesen waren. Später waren zuerst Serdars Vater mit seinen ältesten vier Kindern nach Deutschland gegangen; drei Jahre später war Serdar mit seiner Mutter und seiner zwei Jahre älteren Schwester nachgekommen. Serdar hatte nur von seiner Tante etwas über seine Familie erfahren. Wenn er seine Eltern nach der Vergangenheit fragt, verfluchen sie diese und wollen sie nur vergessen. Er kann sich nicht daran erinnern, seinen Vater je nüchtern gesehen zu haben. Serdar hatte mehrmals Tabletten in den Alkohol seines Vaters gemischt, um ihn zu töten. Er ist jetzt froh, dass es damals nicht dazu kam. Sein Vater hatte ihn mit 14 Jahren von zu Hause rausgeworfen;

seitdem lebt er entweder bei seinen Geschwistern oder auf der Straße. Sein Vater spricht ihn nie mit seinem Namen, sondern immer nur mit „Hund" an. Mit seiner Mutter war er in Kontakt geblieben. Sein Vater trinkt immer noch viel, die Ärzte sagen, dass er die Trinkerei nicht mehr lange überleben wird. Deswegen sieht Serdar ihn schon als halb tot; aus diesem Grund ist er auch auf seinem Genogramm halb schwarz, halb weiß gemalt.

Th.: Zu heftig, was du alles so erzählst!

Serdar: Mein Vater …

Th.: Nicht nur dein Vater, die ganze Familie.

Serdar: Damit muss ich leben, und bis jetzt bin ich damit nicht klar gekommen. Ich weiß nicht, wie es jetzt weitergeht. Ich überlege mir seit langem, soll ich Kontakt aufnehmen mit meinem Vater oder nicht. Bei meiner ersten Therapie habe ich mich mit meinem Bruder unterhalten; wir haben bei dieser ersten Therapie sogar ein Spiel gemacht, Theater gespielt. Der Therapeut fragte mich, ob ich wieder mit meinem Vater Kontakt herstellen will. Ich habe gesagt: „Natürlich will ich das." Dann haben wir ein Spiel gemacht, und da bin ich ohnmächtig geworden. Ich habe mich so in die Szene hineinversetzt, ich hätte meinen Gegenspieler beinahe angegriffen. Dann habe ich mich wieder mit meinem Bruder getroffen. Er hat mir gesagt, dass ich meinen Vater vergessen soll und mein eigenes Leben leben soll. Aber wie? „Mach dir darüber keine Gedanken, geh auf deinem eigenen Weg", sagte er mir. „Versuch, clean zu leben. Mach etwas aus deinem Leben, auch wenn du nicht so hoch kommst wie wir, aber du bist für uns ein Mensch, der höher ist als wir." (Serdars Geschwister haben alle studiert.)

Th.: Was könnte er damit gemeint haben?

Serdar: Was ich daraus gezogen habe, ist, er wollte mich nicht niedermachen, er wollte so direkt nicht sagen: ‚Wir haben studiert, und aus dir ist ein Junkie geworden!'

Th.: Was meint er damit, dass du höher bist als deine Geschwister?

Serdar: Er meint, dass ich mehr durchgemacht habe, Diebstahl, Knast, Droge. Jetzt bin ich hier; die erwarten von mir, dass ich clean lebe.

Th.: Und du, was erwartest du von dir?

Serdar: Auch das Gleiche. Clean leben und etwas aus meinem Leben machen.

Th.: Dein Vater, weißt du, was er von dir erwartet?

Serdar: Mein Vater, ich weiß nicht, also der ist schon jemand, den man einen Holzkopf nennt, so ist er.

Th.: Angenommen, dein Vater wäre jetzt hier, was würde er sagen?

Serdar: Er würde sagen, ich solle zum Teufel gehen. Das würde er sagen. „So einen Sohn habe ich nicht", würde er sagen. Aber ich habe mitgekriegt, manchmal fragt er bei meiner Schwester und bei meiner Mutter nach, was ich so mache. Er fragt: „Was macht der Hund, warum kommt er nicht mehr?"

Th.: Sagt er nur Hund zu dir?

Serdar: Ja, die anderen spricht er mit ihren Namen an. Die sind ja auch das geworden, was mein Vater erwartete. Jetzt kann er schön bei den Verwandten damit angeben.

Als Serdar die Schule geschwänzt hatte, hatte sein Vater die Mutter zusammengeschlagen und ihr die Schuld an Serdars Verhalten gegeben. Die Umdeutung, dass er, Serdar, als Einziger in der Familie den Mut und die Kraft gehabt hatte, dagegenzuhalten, überrascht ihn, er sah sich bisher nur als Versager. Auch die anderen zeigen Respekt für Serdars Mut und Durchhaltevermögen. Alle anderen Familienmitglieder haben seiner Meinung nach alles so hingenommen, wie es war.

Serdar möchte auf keinen Fall eine Familienskulptur aufstellen. Mehr beschäftigt ihn die Frage, ob er jetzt mit seiner Familie wieder Kontakt aufnehmen soll oder nicht. Er kann keine Entscheidung treffen. Ausgehend von der Idee, dass in der Aufstellungsarbeit nicht unbedingt immer die Familienmitglieder aufgestellt zu werden brauchen, schlägt der Therapeut eine Aufstellung des Konfliktes vor (in Anlehnung an Sparrer u. Varga von Kibed 2000). Wenn er möchte, könne er die beiden Möglichkeiten A „Geh auf deinen Vater zu und rede mit ihm" und B „Geh nicht auf deinen Vater zu" aufstellen, dazu eine jetzt noch unbekannte Möglichkeit (C) und einen „Fokus", stellvertretend für ihn selbst. Er zeigt Offenheit für das neue Experiment. So sieht seine Aufstellung aus:

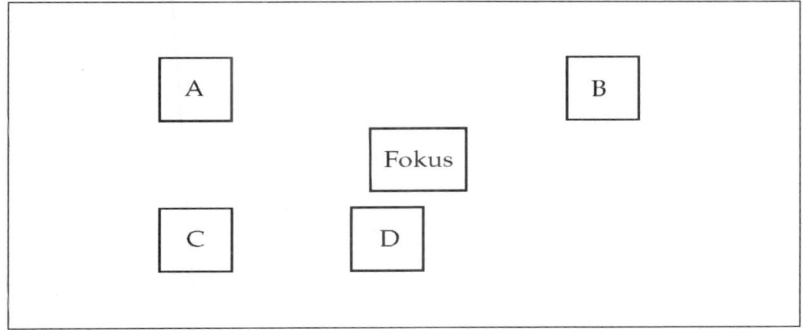

Abbildung 17.1: Aufstellung des Konfliktes. Fokus: die eigene Person; A: „Gehe zum Vater"; B: „Gehe nicht zum Vater"; C: eine noch unbekannte Möglichkeit; D: „Den eigenen Weg gehen" (später dazugestellt)

Bei der Befragung berichtet der Fokus, dass er sich sehr unwohl fühle. Dass A und B hinter ihm stehen, ist für ihn unverständlich. Was er gut findet, ist, dass er freie Sicht und einen freien Weg vor sich hat. A geht es nicht gut; er hört jemanden, aber sieht ihn nicht. Er sagt, dass er weiß, was er will: er möchte, dass der Fokus zu ihm kommt. B versteht die Sache nicht, es ist so, als ob jeder schmollt. C ist nachdenklich, er fühlt sich nicht gut, weil er sicherer stehen möchte. Bei der Besprechung mit Serdar fühlt dieser sich mehr von B und C angezogen. Von A gehe nicht so ein starker Sog aus. Er kommt auf die Idee, noch eine vierte Möglichkeit für „Den eigenen Weg gehen" aufzustellen (D). D wird aufgestellt, die neue Situation gefällt dem Fokus nicht, er fühlt sich von D nach hinten in Richtung A und B gedrängt wird. D fühlt sich eigenartig, da er mit seinem Vorhandensein so viel verändert. Er fühlt sich hinter dem Fokus sicher. Der Therapeut lässt Serdar mit dem Fokus die Plätze tauschen. In der Position sagt Serdar, dass er von D Halt bekomme und dass D gleichzeitig versuche, ihn zu steuern. Der leise Verdacht des Therapeuten, dass D statt für ein konstruktives „Den eigenen Weg gehen" für „Droge" steht, wird von Serdar bestätigt; seine Familie hat ihm auch immer gesagt: „Geh auf deinem eigenen Weg." Gefragt nach seinem Impuls, sagt er, er wolle mutig sein, D zurücklassen und in Richtung A gehen, er weiß aber, dass sein Vater ihn ablehnen wird, und das bedeutet für Serdar einen Rückfall. Es fällt auf, dass seine Stimme immer leiser wird und dass er sich klein macht. So fragt der Therapeut ihn, wie alt er ist, wenn er so redet. Er sagt: „Etwa 14 Jahre". Wie würde er als 24-Jähriger dastehen, und was würde er dann machen? Er würde gerade stehen und direkt auf den Vater zugehen. Ein Rollenspieler für den Vater wird in den Raum gestellt, Serdar wagt es und geht im Bewusstsein seiner 24 Jahre auf den Vater zu, schaut ihn freundlich an. An diesem Punkt wird die Aufstellung beendet. In der Runde wird er auf seine Stärke als 24-Jähriger angesprochen, seine Kreativität wird hervorgehoben: Aus zwei Möglichkeiten wurden vier, und es kam noch eine fünfte hinzu. Er reagiert erfreut und nimmt das neue Bild aus der Aufstellung mit, dass er als Erwachsener seinem Vater gegenüberstehen kann und dass es in ihm selbst liege, seinerseits freundlich auf den Vater zu blicken, ohne wieder zum „Hund" zu werden.

Ein weiteres *Beispiel* aus einem anderen Kontext, ebenfalls geht es um die familienrekonstruktive Arbeit mit Drogenabhängigen in einer Therapieeinrichtung für Migranten:

Eine junge türkische Frau nahm seit einigen Jahren Drogen. Nach einer Inhaftierung war sie in einer Suchttherapieeinrichtung untergebracht worden. Sie wünscht sich während einer Gruppenarbeit, ihre Situation in einer Rekonstruktion zu stellen. Sie beginnt zunächst mit ihren Eltern, die sie als kleines Mädchen bei Oma und Opa väterlicherseits in der Türkei zurückgelassen hatten. Die Oma sei sehr streng mit ihr gewesen, Opa hatte nichts zu sagen, er war kränklich. Als kleines Kind hatte sie eine Katze als Freundin. Immer wenn die Oma sie mit Schlägen bestraft hatte, war sie auf den Balkon gerannt und hatte sich von der Katze trösten lassen. So wird die Katze symbolisch in Form eines Kuscheltieres in die Skulptur mit eingeführt und die Situation in einer Mischung aus Skulptur und Rollenspiel rekonstruiert. Nach einem psychodramatisch durchgespielten Bild, in dem die Oma das Kind schlägt, wird die Frau mit dem Kuscheltier auf den Balkon der Therapieeinrichtung geschickt. Plötzlich kommt sie weinend wieder herein, sie kann sich kaum beruhigen: Sie hat sich daran erinnert, wie sie in einer solchen Situation damals voller Wut ihrer Lieblingskatze den Hals umgedreht hatte. Große Betroffenheit entsteht in der Gruppe, gleichzeitig aber auch eine neue Form von Nähe der Mitglieder untereinander und ein besonderes Verständnis für das Mädchen, das in der Spannung zwischen zwei Welten leben musste und für die heftigen Gefühle diesen schrecklichen Weg gewählt hatte. So wurde es der jungen Frau selbst besser möglich, ihre Neigung, Drogen zu nehmen, zu verstehen. Sie sagte nach Beendigung der Therapie: „Ich habe mich damals geweigert zu leben, es war eine Antwort auf die Dramatik meines Verlustes: der Verlust meiner Eltern und meiner geliebten Katze."

17.3 Rahmenbedingungen interkultureller Suchtprävention

In Deutschland gibt es seit 1996 in Hannover am *Ethno-Medizinischen Zentrum* ein Projekt, in dem der Schwerpunkt auf interkultureller präventiver Arbeit im Suchtbereich liegt. Das Projekt geht dabei von der Erfahrung aus, dass sich in der Arbeit mit abhängigen Migranten folgende Probleme vermehrt zeigen (Salman u. Collatz 1999, S. 129):

- Kommunikationsschwierigkeiten sprachlicher und kultureller Art im Kontakt mit Suchtfachkräften,
- kaum Problembewusstsein bezüglich der Drogenproblematik (besonders bei der Elterngeneration),
- unzureichende Kenntnisse der vorhandenen Angebote der Suchthilfe,
- fehlende Angebote muttersprachlicher, bilingualer und kulturspezifischer Beratung und Therapie,
- Misstrauen gegenüber deutschen Institutionen und Behörden,
- Angst vor aufenthaltsrechtlichen Folgen und daher Flucht in die Anonymität,
- Tabus in Bezug auf die Drogenproblematik und der Wunsch, die eigenen kulturellen Werte zu bewahren.

In dem Projekt wurden eine ganze Reihe muttersprachlicher Suchtpräventionsberater ausgebildet, die als so genannte Schlüsselpersonen und als Multiplikatoren fungieren können. Mit ihrer Unterstützung wurden breit angelegte kulturspezifische Aufklärungskampagnen durchgeführt, mehrsprachige Broschüren erarbeitet und ein anonymes Beratungstelefon *Interkulturelle Suchthilfe* eingerichtet. Das Projekt verläuft ausgesprochen erfolgreich, insbesondere konnte neben der breiten präventiven Arbeit erreicht werden, dass Migranten für Suchthilfesysteme erreichbar geworden sind. Auch wenn es sich nicht um ein explizit systemisch ausgerichtetes Projekt handelt, so sehen wir doch die oben ausgesprochenen Forderungen an ein systemisches Vorgehen in diesem Projekt beispielhaft verwirklicht.

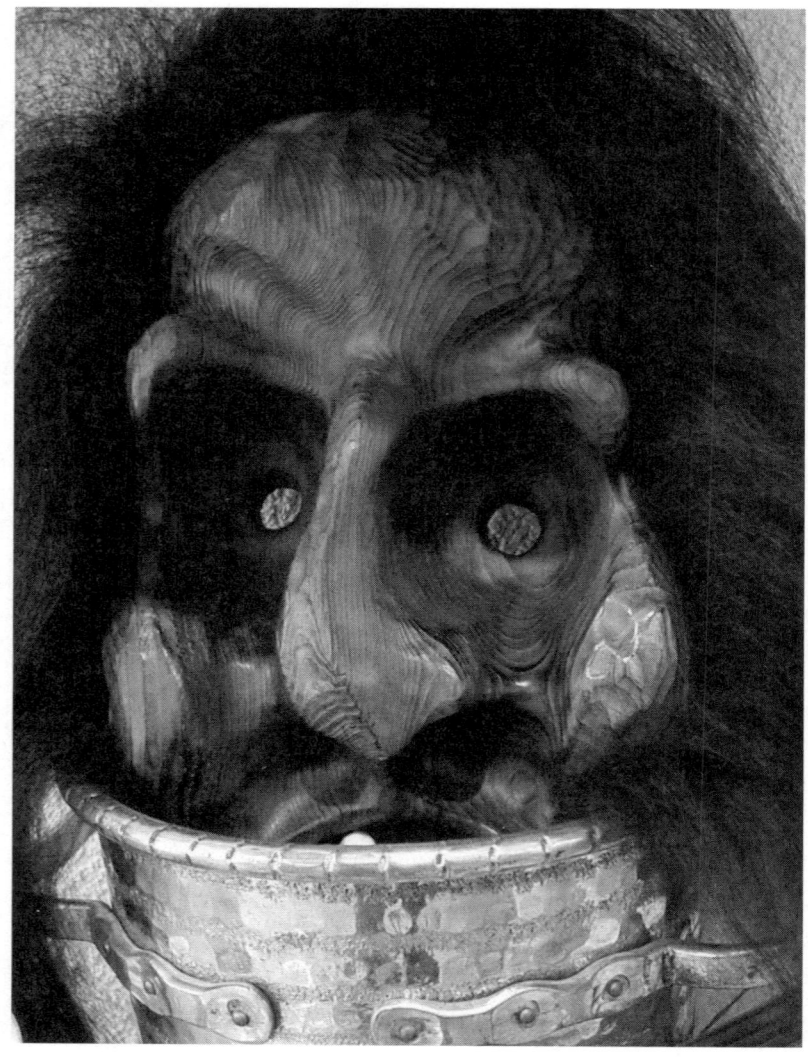

18. Erziehungsschwierigkeiten und Schulprobleme

Die vielfältigen Schwierigkeiten, die sich im Verlauf des Familien-lebenszyklus ergeben, betreffen natürlich Migrationsfamilien und einheimische Familien gleichermaßen. Symptome, Problembereiche oder Konfliktmechanismen sind also (wie schon mehrfach betont) nicht zwangsläufig migrationsspezifisch zu interpretieren. Doch können die geringe Vertrautheit ausländischer Eltern mit Beratungseinrichtungen und Institutionen sowie möglicherweise geringe Kenntnisse über den Umgang mit Erziehungsschwierigkeiten dazu führen, dass die Probleme erst dann wahrgenommen werden, wenn es zu besonders auffälligem Verhalten kommt. Daher sieht die Bundeskonferenz für Erziehungsberatung (1999) die Ausbildung interkultureller Kompetenz in Erziehungsberatungsstellen als bedeutsames Qualitätsmerkmal für die Zukunft institutioneller Erziehungsberatung an (vgl. Kap. 21).

Zudem ist die Wahrscheinlichkeit erhöht, dass sich an verschiedenen Schnittpunkten Konflikte häufen oder verschärfen. Einer dieser Schnittpunkte ist die Interaktion zwischen Schule und Familie. Unterschiedliche Bilder und Erfahrungen, etwa bezüglich der Rolle eines Lehrers auf Familienseite und bezüglich der Ausländerfamilien auf der anderen Seite, können die Wahrscheinlichkeit erhöhen, dass sich Missverständnisse einschleifen, mit der Folge einer zunehmenden Verschlechterung der Beziehungen im Dreieck Schule – Familie – Schüler. Es empfiehlt sich, bei solchen Beratungsanfragen zunächst von der Konstruktion eines solchen „Missverständnisses" auszugehen, da dies allen Seiten hilft, das Gesicht zu wahren. Manchmal kann es dann hilfreich sein, einfach Information weiterzugeben, durch die deutlich wird, dass eine Auftragskonstellation aus unterschiedlichen Perspektiven sehr unterschiedlich aussehen kann.

Ein *Beispiel*: In vielen Ländern fehlen Institutionen, in die erziehungsschwierige Kinder eingewiesen werden könnten. Die einzigen Heime sind Waisenhäuser. So entwickelt sich auch eine andere Kultur von Suche nach Rat und davon, was diese bedeutet. Ein türkisches Kind etwa, das in Not ist – oder seine Mutter –, mag sich an eine Lehrerin wenden mit der Bitte um Unterstützung. In diesem Fall hat die Bitte die Funktion, die eigene Position gegenüber z. B. anderen Familienmitgliedern zu stärken, in der Hoffnung, dass sich diese dann für das Rat suchende Familienmitglied verwenden. Wenn nun eine deutsche Lehrerin auf die Bitte einer türkischen Mutter oder auch Schülerin zu der Meinung gelangt, das Kind müsse unbedingt in ein Heim, weil Zustände nicht auszuhalten seien, kommt die Rat Suchende selbst eventuell in große Bedrängnis und Loyalitätskonflikte.

In der beraterischen Vermittlungsarbeit zwischen Migrantenfamilien und Schule kann sich oft die Situation ergeben, dass die Familie wenig kooperativ erscheint. Wie Lanfranchi u. Molinari (1995, S. 262) schreiben, besteht die Gefahr, dass dieses Verhalten auch von Fachpersonen genutzt wird, um die eigene Abwehr gegenüber den „schwierigen Klienten" zu begründen. Vordringliches Ziel ist es in einer solchen Situation, auf jeden Fall einen Beziehungsabbruch zu vermeiden. Dies kann gelingen, wenn der „Sinn der Unfreiwilligkeit" (Conen 1999) erkennbar wird, nämlich in einer Situation fatalistischer Konstruktion von Wirklichkeit die Achtung vor sich selbst aufrechtzuerhalten, Stärke und Geschlossenheit zu demonstrieren und sich vor unrealistischer Hoffnung – und damit auch Enttäuschung – zu schützen. Conen schlägt Kontraktangebote vor, die folgende Struktur haben (S. 293):

„Wie kann ich Ihnen helfen,
- dass die anderen Sie in Ruhe lassen,
- dass andere nicht mehr denken, Sie hätten …
- dass andere nicht mehr meinen, Sie hätten Probleme mit …
- dass Sie mich wieder loswerden?"

Ein solches Angebot zwingt einerseits dazu, die Problemdefinition des Gesprächspartners ernst zu nehmen. Andererseits kann es helfen, mit der Familie in eine kooperative Allianz gegenüber einem dritten Auftraggeber, etwa der Schule, einzutreten, ohne dass dies zu einer gegen den Externen gerichteten Koalition wird: „Wenn Sie schnell ohne meine Hilfe auskommen wollen, was, denken Sie, müsste das Jugendamt bei Ihnen sehen oder beobachten, um zu sagen, Sie bräuchten nicht mehr mit mir zusammenzuarbeiten?" (ebd., S. 294), entsprechend: „Wie könnte ich Ihnen helfen, dass die Lehrerin Ihres Sohnes ihn nicht ständig ‚auf dem Kieker' hat?"

Ein großer Teil schulischer Probleme wird übrigens durch Lehrkräfte selbst konstruktiv gelöst. Hier sind die Leitfäden von Hennig und Ehinger (1999) bzw. von Hennig und Keller (1992) ausdrücklich zu empfehlen. Auch innerhalb des Unterrichts gibt es Möglichkeiten, mit kulturellen Unterschieden konstruktiv umzugehen, je nachdem, ob diese als kulturelle *Defizite* gewertet werden (mit der Notwendigkeit, die Defizite durch Förderprogramme zu kompensieren) oder als *Differenzen*, was eine Unterrichtsgestaltung bedeuten würde, die sich durch folgende Prinzipien auszeichnet (Tücke 1999, S. 314 ff.):

– Betonung von Gemeinsamkeiten statt von Unterschiedlichkeiten,
– Förderung realistischer Wahrnehmungen,
– Integration von bilingualem Unterricht, wo möglich,
– Integration multikultureller Gesichtspunkte in alle Unterrichtsfächer,
– Verwendung vielfältigen Materials für die Unterrichtsgestaltung (Zeitungsartikel zu verschiedenen Kulturen, Kochrezepte, interkulturelle Kalender mit Eintragungen der unterschiedlichen Feier- und Festtage, unterschiedliche Musikstücke und -instrumente usw.).

Eine sehr beeindruckende Form der Umsetzung systemischen Denkens im Kontext Schule findet sich bei Franke-Griksch (2001). Die Autorin hat als Lehrerin in Schulklassen mit hohem Ausländeranteil (sowie in der Lehrersupervision) konkretes systemisches Handwerkszeug eingesetzt. Ihr Text überzeugt durch den innovativen und kreativen Zugang, den sie auch zu schwierigen Themen findet. Hier einige *Beispiele*:

– Aufsätze zu besonderen Themen wie „Sterben und Tod", in denen die Kinder ihre innere Not ausdrücken und mitteilen konnten: „Ich wünsche mir, wenn ich sterbe, dass ich noch einmal die Menschen sehen kann, die mich kennen und lieben. Ich will noch einmal nach Kosovo fliegen, um dort meine Freunde und meine Familie zu sehen (Svedzana, 13)" (S. 45),

- Aktionen, in denen die Kinder darüber berichten, wie sie in verschiedenen Kulturen mit Gräbern umgehen, wie man sie schmückt und an die Toten denkt,
- Familienaufstellungen, in denen der „gute Platz vor den Eltern" gesucht und gefunden wird. Dieses Vorgehen erwies sich gerade für die Integration bosnischer Flüchtlingskinder in die Schulklasse als wertvoll (hier warnt die Autorin allerdings explizit vor unreflektierter Nachahmung durch nicht ausgebildete Lehrer),
- Rituale, wie etwa das „Du gehörst zu uns"-Ritual, in dem die Klassenlehrerin und jedes einzelne Kind einem rabaukenhaften Außenseiter diesen Satz laut und deutlich sagen (mit beeindruckendem Effekt, s. S. 96),
- kreative Spiele wie Maskentänze, lösungsorientierte Fantasiereisen, z. B. „Mein letzter Schultag", oder das Spiel, Geschichten aus dem Deutschlesebuch durch kleine Veränderungen zu verfremden usw.

19. Multikulturalität und Medizin: Verhängnisvolle Missverständnisse

Ein Beispiel: Die dreijährige Halime wurde wegen Niereninsuffizienz auf der Dialysestation einer Klinik behandelt. Zur Familie gehört auch die fünfjährige Berrin. Eine Zwillingsschwester von Halime war im März des Jahres kurz nach Dialysebeginn auf der Intensivstation der Kinderklinik verstorben. Alle drei Kinder leiden bzw. litten an folgenden Störungen: Niereninsuffizienz, Sehfehlern, geistiger Behinderung. Die ältere Tochter wird bereits dialysiert. Die Genese der Erkrankungen ist unklar, eine Erberkrankung wird vermutet. Herr B., der Vater, war als Kind zu seinen hier lebenden Eltern migriert, Frau B. zog nach der Heirat zu ihrem Mann. Das Ehepaar ist zweiten Grades miteinander verwandt. Herr B. hat in Deutschland vier Jahre die Schule besucht und sie ohne Abschluss verlassen. Er spricht recht gut deutsch. Frau B. hat die fünfjährige Pflichtschule in der Türkei in einem Dorf besucht und hat nur geringe Deutschkenntnisse. Die Gesprächsinhalte werden in dem im Folgenden beschriebenen Gespräch übersetzt, auch Herr B. – in Deutsch angesprochen – antwortet in seiner Muttersprache.

Der Gesprächsanlass: Dem überlebenden Zwillingsmädchen Halime soll unter Narkose ein Katheter eingepflanzt werden, da sein Gesundheitszustand eine Dialyse erfordert. Die Eltern verweigern den Eingriff. Sie wollen die Tochter mit nach Hause nehmen. In einem gemeinsamen Gespräch mit Ärzten, einer Krankenschwester, einer Mitarbeiterin des psychosozialen Dienstes und einer türkisch sprechenden Familientherapeutin sollen einerseits die Eltern noch einmal – diesmal in ihrer Muttersprache – über den Zustand ihrer Tochter und die Notwendigkeit der Dialyse als lebenserhaltende Maßnahme aufgeklärt werden. Andererseits sollen die Gründe für die Haltung der „einfach strukturierten" Eltern eruiert werden.

Das Gespräch ergibt Folgendes: Die Eltern hatten weder verstanden, in welchem gesundheitlichen Zustand ihre Tochter (Halimes Zwillingsschwester) auf die Intensivstation verlegt worden ist, noch wie und warum sie dort behandelt wurde, und letztlich auch nicht, warum sie gestorben ist. Die Zustimmung zur Einpflanzung des Katheters verweigerten sie aus zwei Gründen. Zum einen ging es ihrer Tochter ihrer Meinung nach so gut, dass eine Dialyse nicht notwendig war, zum anderen befürchteten sie auch, dass dieses Mädchen genauso wie die kurz vorher verstorbene Schwester aus der Narkose nicht mehr aufwachen könnte.

Im Gespräch konnten die Eltern überzeugt werden, dass der Gesundheitszustand ihrer Tochter eine Dialyse notwendig machte. Ihre Einschätzung, dass die „falsche" Behandlung ihrer anderen Tochter deren Tod verursacht hatte, konnte jedoch nur teilweise korrigiert werden.

Dieses Beispiel (aus Eberding u. von Schlippe 2001, S. 261 f.) zeigt eines sehr deutlich: „Niemand ist nur für sich allein krank." Körperliche Krankheit hat zumindest eine soziale Seite – und die Handhabung dieser Seite der Krankheit kann mehr oder weniger glücklich verlaufen, insbesondere bei chronischen Erkrankungen. Wie kein anderes Phänomen zwingt eine chronische Krankheit dazu, die Schnittstelle biologischer, psychologischer und sozialer Prozesse zu betrachten. Aus systemischer Sicht wird besonderes Augenmerk auf die „semantischen Umwelten" gelegt, die sich um die Krankheit herum entwickelt haben, auf die weitgehend sprachlichen oder über Sprache hergestellten und koordinierten Umgebungsbedingungen, die für den Verlauf der Krankheit positiv oder negativ sein können (von Schlippe 2001). Dies gilt natürlich genauso für Migranten wie für Einheimische, doch ist die Gefahr kulturell bedingter Missverständnisse in der Medizin (Zimmermann 2000) besonders hoch. Denn wenn körperliche Krankheiten auch als *soziale Phänomene* angesehen werden sollen oder gar müssen, dann werden sie damit auch als *kulturelle Phänomene* erkennbar. Jede Kultur entwickelt ihre eigenen Deutungsmuster bezüglich Krankheit, und diese haben entscheidenden Einfluss darauf, wie die Krankheit erlebt und wie damit umgegangen wird. So sollte eine multikulturell ausgerichtete Medizin die jeweils kulturspezifische Bedeutung von Krankheit und von Behandlungsmaßnahmen erfragen und reflektieren.

Beispiel (aus Eberding u. von Schlippe 2001, S. 264): Bei Eltern, die in einem Dorf in der Türkei traditionell aufgewachsen sind, können sich islamische Vorstellungen mit *volksreligiösen* Vorstellungen mischen. So wurde von den Eltern eines 15-jährigen an Krebs erkrankten türkischen Mädchens die Kommunikation mit den Mitarbeitern des psychosozialen Dienstes gänzlich abgebrochen und diejenige mit dem medizinischen Personal auf ein Minimum reduziert. Auch für das multikulturelle Klinikteam war das Verhalten der Familie völlig unverständlich. Was war passiert? Den Eltern war mitgeteilt worden, dass ihre Tochter ihre Erkrankung nicht überleben werde und dass innerhalb der nächsten Wochen mit ihrem Tod zu rechnen sei. Von einem anderen Vater türkischer Herkunft kam die Information, dass der Grund des aktuellen Kontaktabbruches darin liege, dass die Eltern des Mädchens glaubten, nur der Todesengel Ezrail könne eine Todesbotschaft überbringen. Manchmal trete jedoch der Teufel in Menschengestalt auf und bringe dadurch den Tod, dass er ihn voraussage. Für solche Teufel würden nun die Mitarbeiter und Mitarbeiterinnen der Klinik gehalten: Ihre Vorhersage erst, so die Sicht der Familie, habe den Tod herbeigerufen.

Die „Schnittstelle" zwischen Patient, Familie und Behandler ist im medizinischen Kontext besonders wichtig: Hier ist die Chance gegeben, eine vertrauensvolle und kooperative Beziehung aufzubauen, und hier besteht gleichzeitig die Gefahr von nicht hinterfragten – und damit auch nicht mehr zu korrigierenden – Missverständnissen. Das Prinzip der „Neugier", das in der systemischen Familienmedizin vertreten wird, bietet eine größtmögliche Gewähr dafür, dass die Kooperation in medizinischen Arbeitsfeldern gelingen kann. Eberding und von Schlippe beschrieben in dem bereits zitierten Text eine Reihe solcher Missverständnisse in kulturellen Überschneidungssituationen, die sie als „Zirkularität der Mythen" bezeichnen. Nicht nur deutsche Behandler sind in ihren eigenen kulturellen Orientierungssystemen verhaftet und oft blind für die der anderen Kultur, sondern für die ausländischen Patienten gilt dies in vergleichbarem Maß. Wenn diese Missverständnisse nicht sensibel geklärt werden, kommt es zu Konfrontationen mit negativen gegenseitigen Zuschreibungen (der anderen Seite wird Desinteresse, mangelnde Zusammenarbeit, Hinterhältigkeit, Unfreundlichkeit, Dummheit usw. unterstellt). So können gefährliche Teufelskreise entstehen – etwa wenn ein Mediziner im Umgang mit einer türkischen Familie gar nicht erst davon ausgeht, dass diese Deutsch verstehen und auf das in Kapitel 5 als „Tarzanisch" beschriebene Sprachniveau wechselt, überspitzt, aber durchaus real etwa so: „Dein Kind sehr krank, darf keine Süßigkeiten, du jeden Tag hier herkommen!" Um dies zu vermeiden, nicken viele Migranten nach dem ersten, spätestens nach zweiten Erklärungsversuch freundlich, um allen am Gespräch Beteiligten Peinlichkeiten und Ärger zu ersparen (ebd., S. 273), aus Höflichkeit, aber auch, weil die Migrantenfamilie ihrerseits dem Mythos anhängt: „Widersprechen ist unhöflich!" – Wenn sich dieser mit dem Mythos auf deutscher Seite paart: „Wer freundlich nickt, der hat verstanden", ist die Kommunikation zusammengebrochen. Statt die Arzt-Patient-Beziehung in Termini von Compliance und Non-Compliance zu beschreiben, empfehlen Eberding und von Schlippe, grundsätzlich von der Kooperationsbereitschaft der Migrantenfamilien auszugehen, unangemessenes Verhalten eher als ein Zeichen von Missverstehen zu deuten und dafür zu sorgen, dass Wissen über Körperfunktionen sehr genau eingeschätzt wird, und Erläuterungen mit viel Geduld und Ruhe, langsam, bildhaft und so deutlich wie möglich zu geben – etwa kann der Blutkreislauf mit einer Eisenbahn erklärt werden, die Nährstoffe an unterschiedliche Orte bringt und Schadstoffe abtransportiert usw.

„Aus systemischer Sicht erscheinen sowohl Migrationserfahrungen als auch chronische Krankheit als Kontexte, die potenziell die Kreativität von Menschen einschränken: Das flexible Antworten auf Herausforderungen, das kreative Spiel im Entwickeln neuer Muster des gemeinsamen Umganges kann verloren gehen. Beratungsarbeit dient dem Ziel, diese Fähigkeit zur kreativen und flexiblen Antwort auf Herausforderungen wiederzugewinnen zu helfen. Dazu bedarf es für die BeraterInnen der Neugier auf die jeweils im System angelegten und noch nicht verwirklichten Möglichkeiten. Zentrales Anliegen unseres Beitrages ist es, dazu beizutragen, dass die Arbeit mit Migrantenfamilien für professionelle HelferInnen nicht zu einem Kontext wird, in dem diese Neugier verloren geht und anstelle von Kontakt und konstruktiven Möglichkeiten im Umgang mit neuen, anderen Problemlösestrategien, Werten und Normen Stereotype, Machtkämpfe und gegenseitige Enttäuschung treten" (Eberding u. von Schlippe 2001, S. 282).

20. Gruppenarbeit mit Familien

Erste Versuche, mit multikulturellen Gruppen zu arbeiten, waren Experimente, die mutige Therapeutinnen und Therapeuten wie Virginia Satir, Carl Rogers in den 70er-Jahren unternahmen (Jürgens und Salm 1984). Sie bemühten sich, ihre Kenntnisse in der Arbeit mit verfeindeten Volksgruppen umzusetzen – etwa durch Encountergruppen mit katholischen und evangelischen Jugendlichen in Nordirland und an anderen gefährlichen Orten in der Welt. Heute ist es um diese Experimente still geworden. Explizit systemische Ansätze für Gruppentherapie sind bislang noch wenig ausgearbeitet (z. B. Hesse et al. 2001), spezifische Literatur über systemische Gruppenarbeit mit Migranten gibt es u. W. nicht. Uns sind im Rahmen interkultureller Gruppenarbeit nur wenige vereinzelte Angebote bekannt, etwa von Gemeinden unterschiedlicher Glaubensgemeinschaften, bei Beratungsstellen und (natürlich nur sehr selten) in freien Praxen: Familienwochenenden, Angehörigenseminare, deutsch-türkische Treffen, deutsch-arabische Treffen, Betroffenen- und Angehörigengruppen, Co-Abhängigen-Gruppen etc. Von diesen Ansätzen und aus eigenen Erfahrungen können wir zusammenfassend sagen, dass diese Arbeitsform einiges an Herausforderungen in sich birgt. Viele Praktiker schrecken davor zurück, doch ermutigen wir dazu, hier zu experimentieren. Es gibt viel zu gewinnen.

Zunächst einmal: Diese Arbeitsform ist für die Klienten und ihre Familien oft gar nicht so ganz fremd. Wie im Fallbeispiel in Abschnitt 8.1 sagen viele, dass es ihnen eher vertraut ist, sich in einem Kontext von vielen anderen Menschen zu bewegen. Männer- und Frauengruppen kennen sie schon aus ihrem Kulturkreis, auch wenn sie nicht professionell geleitet waren und so werden auch Familiengruppenangebote oft gern angenommen. Fremd ist jedoch auch für sie anfänglich die Aufforderung, Schwierigkeiten aus dem

Alltag oder in der Erziehung der Kinder öffentlich zu machen. Daher ist es gut, im Sinne eines guten Joinings nicht gerade mit den problematischen Bereichen zu beginnen, sondern zuerst daran zu arbeiten, dass Vertrauen entsteht. Wir schlagen vor, folgende Punkte zu beachten:

- Bieten Sie eine überschaubare Reihe von Tagen als Arbeitsform an.
- Formulieren Sie eine „einladende Einladung".
- Laden Sie früh ein, bleiben Sie mit den Familien in Kontakt, und ermutigen Sie sie.
- Kündigen Sie an: Es gibt Arbeit, aber auch Vergnügen, es gibt Vergnügen, aber auch Arbeit.
- Es können informelle Aspekte integriert werden (gemeinsames Essen), dennoch bleibt es eine professionelle Situation.
- Die Veranstaltung sollte klar zeitlich begrenzt werden (klarer Anfang und klares Ende).
- Sorgen Sie für klare Kontrakte und genügend Selbstorganisation und Eigenverantwortung.
- Vereinbaren Sie klare Schweigepflichtregelungen.
- Stellen Sie jeden Gruppentag unter ein Motto oder Thema.
- Beginnen Sie mit Einheiten, in denen die Familien einander bekannt machen können, also mit wenig Druck, gleich über Probleme sprechen zu müssen. So können die Familien etwa die Aufgabe bekommen, im Raum ihr Bild ihrer jeweiligen Familie aufzustellen, wie es war, als das Problem noch nicht da war.
- Wenn viele Leute kommen, unterteilen Sie die Gruppe in kleine Untergruppen.

Beispiel: Die folgende Struktur hat sich als Modell für die Gruppenarbeit mit Familien drogenabhängiger Klienten (im Rahmen ihrer stationären Behandlung) als erfolgreich erwiesen. Die Treffen dauerten jeweils einen ganzen Tag:

a) Drei Treffen standen unter dem Thema „Ressourcen der Familie", unter dieser Fragestellung konnte jede Familie ein Genogramm erarbeiten und vorstellen. Die Vorstellung gestaltete sich in unterschiedlichen Gruppen sehr unterschiedlich. Je nach thematischen Schwerpunkten, die sich in den Genogrammen zeigten, wurden

verschiedene Untergruppen gebildet (Männergruppe/Frauen-
gruppe, Elterngruppe/Geschwistergruppe usw.).

b) Zwei Treffen dienten dann dem Austausch zum Thema „Vor der
   Drogenabhängigkeit": „Wie war es bei uns zu Hause früher? Wo
   war der Platz der einzelnen Familienmitglieder? Wie ging die
   Familie mit Suchtmitteln um?" Etc.

c) Zwei weitere Treffen behandelten dann die Gegenwart: „Wie ist
   es im Augenblick, wie sind die Beziehungen untereinander?"
   Jeweils der ganzen Familie konnten hier Aspekte der Familiendynamik deutlich werden, jeder einzelne Klient bekam ein sehr
   konkretes Bild von seinem Platz in der Familie – und damit viel
   Material, an dem er in der Therapie weiterarbeiten konnte.

d) Drei Termine drehten sich dann um die Frage der Zukunftsgestal-
   tung, also wie es nach der Entlassung sein würde: „Wie könnte
   es werden? Wer hat welche Hoffnungen und Befürchtungen?"

e) Schließlich erfolgte eine Nacharbeit mit den jugendlichen Klienten allein zum Thema Zukunft: „Womit müsste ich fertig werden,
   womit ich heute mich nicht zu beschäftigen bräuchte? Wohin will
   ehrlicherweise nach meiner Entlassung? Wie fühlt es sich an, und
   will ich es so haben? Wer könnte mich unterstützen?"

Die Gruppen entwickelten meist in kurzer Zeit eine lebendige und
kooperative Dynamik. Anfangs war es fast regelmäßig für alle schwer,
sich zu öffnen. Man musste „ins Auge des Hurrikans schauen", wie
eine Mutter die Situation beschrieb. Es gab viel Angst vor Vorwürfen,
vor Gefühlen von Versagen, von Scham und Ratlosigkeit. Wichtige
Grundsätze, die wir den Familien vermittelten, waren hier, dass
es um „Gewinnen für alle" und „Wahrung des Gesichts für jeden"
ging. Später halfen sich alle bei den Skulpturen, und es entstand viel
Offenheit bei den Nachbesprechungen. Die Familien kamen gern zur
nächsten der monatlichen Sitzungen (es war die Möglichkeit vereinbart, jederzeit aussteigen zu können) und bedauerten den langen
Abstand von vier Wochen bis zum nächsten Mal.

21. Teams und multikulturelles Arbeiten

21.1 ANFORDERUNGEN AN TEAMS IN BERATUNGSEINRICHTUNGEN

Beratungseinrichtungen stellen wichtige Servicesubsysteme einer Gesellschaft dar. In ihnen werden Strukturveränderungen einer Gesellschaft unmittelbar deutlich. Somit sind diese Institutionen herausgefordert, ihre Konzepte permanenter Veränderung zu unterwerfen. Eine optimale Arbeit ohne begleitende Fortbildung und Supervision der Mitarbeiter im Sinne von Qualitätssicherung und Qualifizierung ist auf Dauer nicht möglich.

In den letzten Jahren wurden viele Teams von Beratungsstellen um ausländische Kollegen und Kolleginnen erweitert. Das „war auch gut so" (um einen derzeit aktuellen Spruch zu zitieren), zumindest eine Zeit lang, wenn diese Personen auch manchmal eine Alibifunktion innehatten. Es kam zu einer Spezialisierung innerhalb von Einrichtungen, damit ging aber durchaus auch die Gefahr von Konflikten innerhalb der Teams einher, bis hin zur Spaltung der Mitarbeiterschaft (vgl. das Beispiel zum Ende dieses Abschnitts). Gleichzeitig wurde durch muttersprachliche Mitarbeiter die Idee gefördert, dass *nur* der jeweilige Mitarbeiter mit der entsprechenden Familie arbeiten könnte: Denn der Therapeut „ist selbst ein bißchen Ausländer und deshalb prädestiniert, sich ‚der Probleme der Ausländer' anzunehmen" (Lanfranchi u. Molinari 1995, S. 262). Oder es gab das umgekehrte Phänomen, dass z. B. ein türkischer Mitarbeiter nicht eingestellt wurde, weil „wir ja nicht so viele türkische Klienten haben". Heute wird es eher als wünschenswert gesehen, dass alle Mitarbeiterinnen Kenntnisse und Konzepte für multikulturelle Arbeit erwerben sollten und dass Mitarbeiter aus anderen Ländern natürlich und genauso selbstverständlich mit deutschen Klienten arbeiten sollten wie mit denen aus anderen Kulturen und aus ihrer eigenen. Die eigentliche Aufgabe für multikulturelle Teams liegt darin, dass Mitarbeiter und Mitarbeiterinnen aus unterschiedliche Nationalitäten, Sprachen und mit unterschiedlicher Herkunft, bezogen auf konkrete Klienten, „Fälle" und Projekte, *zusammen*arbeiten. Die Kooperation bietet natürlich keine Gewähr für ein konfliktfreies Team, vielleicht sogar im Gegenteil. Wenn jedoch die Auseinandersetzungen und Differenzen konstruktiv genutzt werden, dann verspricht diese Kooperation einen Gewinn an Effizienz und Qualität.

Als Voraussetzung für eine interkulturelle Beratungsarbeit lässt sich ein Anforderungsprofil interkultureller Kompetenzen auflisten (vgl. Hinz-Rommel 1994, 1996; Bundeskonferenz für Erziehungsberatung 1999; von Schlippe u. El Hachimi 2000):

– Kompetente sprachliche Verständigungsmöglichkeiten bieten oder herstellen.
– Kulturelles Hintergrundwissen über die Situation der Klientinnen und Klienten.
– Teamfähigkeit, Offenheit, Neugier, Respekt.
– Bewusstheit der eigenen kulturellen Identität und ihrer Relativität.
– Wahrnehmen und Akzeptieren von Verschiedenheit, ohne diese zu nivellieren.
– Reflexion der gesellschaftlich-politischen Dimension.
– Reisefreude.
– Toleranz.
– Intuition.
– Angemessene Distanz – als Merkmal von Professionalität.
– Eine systemische Ausbildung (womit andere Ansätze nicht abgewertet werden sollen), und nicht zuletzt:
– Dieses Buch gelesen zu haben.

Ein *Beispiel*, das deutlich macht, wie über interkulturelles Hintergrundwissen Problemsituationen aufgelöst werden können: Ein Team von Sozialarbeitern betreut eine Gruppe von 22 Jugendlichen aus acht Nationen. In der Supervision wird beklagt, dass die Mädchen grundsätzlich nicht bzw. nur nach langen Kämpfen an den Ausflügen teilnehmen, die die Gruppe zu schönen Orten in der Umgebung veranstaltet. Die Ausflüge verliefen auch entsprechend konfliktreich, mit Streitereien und Nörgeleien der Mädchen, mit exaltiertem Verhalten der Jungen. Im Team hat sich inzwischen heftiger Ärger aufgestaut.

Die Supervisorin regt ein Gespräch über Geschlechtsunterschiede im Verhalten Jugendlicher an, das Gespräch wird lang. Eigene Erfahrungen, Erfahrungen aus Berichten der eigenen Eltern werden ausgetauscht und machen deutlich, welch rasanten Wandel unsere eigene Kultur hier in wenigen Jahrzehnten durchlaufen hat. Als Ergebnis kommt das Team zu der Entscheidung, getrennte Ausflüge für Jungen und Mädchen anzubieten. In einer der nächsten Sitzungen berichten sie von frappierenden Ergebnissen, nämlich nicht nur, dass alle Mädchen zu einem sehr schönen Ausflug mitgekommen waren, sondern dass auch die männlichen Jugendlichen sich untereinander viel kooperativer und freundlicher untereinander verhielten – ohne die „Notwendigkeit", den Mädchen zu imponieren.

21.2 SUPERVISION MULTIKULTURELLER TEAMS

Bei systemischer Supervision in multikulturellen Teams geht es oft darum, die vielfältigen Facetten zu erkennen, in denen sich subtile Ausgrenzungs- und Abspaltungsprozesse widerspiegeln. Meist sind sie den Teammitgliedern nicht bewusst, und sie reagieren mit großer Betroffenheit darauf, wenn sie deutlich werden.

Ein Beispiel: Die Leiterin eines Integrationskindergartens beklagt sich über ein gravierendes Problem im Team, welches dieses bis zur Arbeitsunfähigkeit belaste. In dem Kindergarten werden ausländische und deutsche, gesunde und leicht behinderte Kinder gemeinsam betreut. Das Team besteht aus Leiterin, Stellvertreter, zwanzig Erzieherinnen und einem Erzieher. Eine eintägige Supervisionssitzung soll klären, in welchem Ausmaß die Konflikte jeweils mit dem Konzept und/oder persönlichen Auseinandersetzungen zu tun haben. Schnell wird deutlich, dass alle Teammitglieder in der einzigen ausländischen Mitarbeiterin, einer arabischen Erzieherin, „das Problem" sehen: Sie könne das Konzept nicht umsetzen, sei einfach unfähig. Die betreffende Mitarbeiterin hatte, so eröffnete sie in der Sitzung, sich entschieden zu kündigen, ähnlich wie vor einem Jahr ihre türkische Vorgängerin, die aus einem ähnlichen Grund gegangen (worden) war.

Eine Skulptur ergibt das dazu passende Bild: Alle zeigen mit dem Zeigefinger auf die ausländische Kollegin. Als die Leitung mit in die Skulptur gestellt wird, sinken die Finger, die Mitarbeiter schauen in verschiedene Richtungen. Nach ihren Gefühlen befragt, kommt ein lange unterschwelliger Ärger mit der Leitung zum Vorschein, der in einem heftigen Streit zwischen Leiterin und Stellvertreter gipfelt, in den in unterschiedlicher Weise einzelne Teammitglieder eingebunden sind. Diese Konflikte lassen sich im Supervisionsprozess verdeutlichen und ansatzweise lösen. Eine anschließend neu aufgestellte Skulptur ergibt ein völlig verändertes Bild. Die ausländische Mitarbeiterin steht in der Gruppe des Teams integriert. Mehrere Kollegen und Kolleginnen äußern ihr Bedauern darüber, dass sie als „Blitzableiter" der Teamkonflikte benutzt worden sei. Schließlich entschuldigt sich jeder dafür, ihr dies zugemutet zu haben, verbunden mit der Bitte, doch im Team zu bleiben.

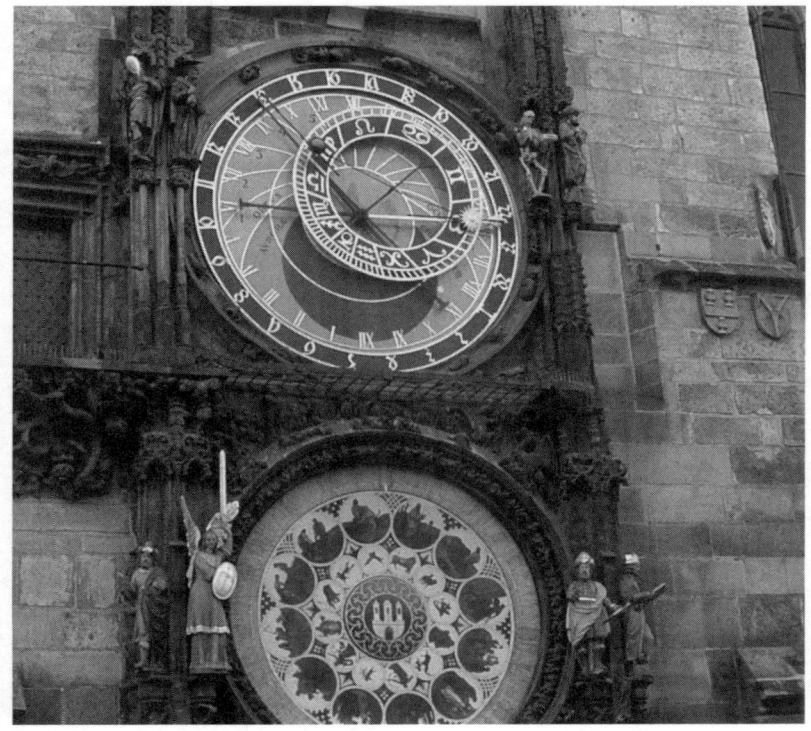

22. Schuldnerberatung

Schätzungsweise 2,8 Millionen Haushalte sind in Deutschland überschuldet. Es gibt bisher keine genaue Zahlen, die den Anteil der betroffenen Migranten belegen. Aufgrund der wirtschaftlichen und sozialen Situation vieler Migranten ist aber davon auszugehen, dass sie überproportional betroffen sind. Dem ersten *Armuts- und Reichtumsbericht der Bundesregierung* ist zu entnehmen, dass Migranten im Vergleich zu deutschen Familien „mit einer Quote von über 20 % doppelt so stark von Arbeitslosigkeit bedroht sind ... Deutlich mehr Familien ausländischer Herkunft decken daher im Vergleich zu deutschen Familien ihren überwiegenden Lebensunterhalt durch Arbeitslosenunterstützung oder Sozialhilfe, wobei die Herkunftsnationalitäten unterschiedlich betroffen sind" (Bundesregierung 2001, S. 103). 1998 bezogen 9,1 % der Migranten Sozialhilfe zur Deckung ihre Lebensunterhaltes. Gleichzeitig lebten 26 % im unteren Einkommensbereich. Wahrscheinlich liegt die Dunkelziffer noch wesentlich höher, da die genannten Statistiken nur in Anspruch genommene Sozialleistungen berücksichtigen und nicht die Personen und Familien, welche aus individuellen Gründen die ihnen zustehende Hilfe nicht in Anspruch nehmen. Überschuldung sollte nicht primär als individuelle Schwäche oder Notlage verstanden werden, sondern als spezifischer Ausdruck wirtschaftlicher Armut und psychosozialer Notlagen, der im Kontext der Entwicklung einer modernen Wirtschaftsgesellschaft zu sehen ist, und von der Migranten in besonderer Weise betroffen sind. Die erste Generation der Migranten hat im Allgemeinen kaum Schulden gehabt, zumindest nicht in Deutschland. Die damaligen aufenthalts- und kreditrechtlichen Bedingungen erlaubten dies nicht. Die zweite und dritte Generation dagegen ist stärker von Schulden betroffen (höhere Einkommen, höher gesteckte Ziele, verbesserte Möglichkeiten der Selbstständigkeit und Geschäftseröffnungen, sich steigerndes Konsumverhalten usw.) – dies gilt allerdings nicht nur für Migranten: Überschuldung ist auch ein Phänomen der Gegenwart.[51]

Die vielfältigen Anfragen, die sich in der Schuldnerberatung ergeben, und die konkreten Verfahren können hier nicht vertiefend dargestellt werden (für systemische Schuldnerberatung s. Lindner u. Steinmann-Berns 1998). Aus systemischer Sicht können Schulden auch als „Symptom" gesehen werden, bei dem nach dem möglichen Sinn gefragt werden kann – so könnten Schulden es z. B. ermöglichen, den Zusammenhalt eines Paares oder einer (Groß-)Familie zu sichern. Wichtig ist es auch, die Zusammenhänge zwischen Selbstwertgefühl und Verschuldung zu beleuchten – etwa wenn die Anschaffung von Statussymbolen (z. B. Markenkleidung) dazu dient, das wacklige Selbstwertgefühl zu erhöhen: Auch hier ergeben sich Fragen, die das weitere Umfeld der verschuldeten Person(en) beleuchten. Und schließlich ist das Thema „Umgang mit Geld" ein beliebtes Thema, ebenfalls nicht nur bei Migrantenpaaren, über das sich die Paardynamik reproduziert und an dem Paarmuster gut erkennbar werden können („der Verschwender" und „die Geizige"). Bei all diesen Fragen kann deutlich werden, dass es zunächst vordringlich darum geht, neue persönliche Perspektiven zu entwickeln, ehe eine innere und äußere Bereitschaft erarbeitet werden kann, die Verschuldung abzubauen.

FRAGEN IN DER SCHULDNERBERATUNG

–   Wer hat Sie an uns verwiesen? Was glauben Sie, was er von uns beiden erwartet?
–   Was müsste ich tun, damit Sie so unzufrieden sind, dass Sie die Beratung abbrechen?
–   Wenn eine wichtige Person aus Ihrer Heimat hier wäre, was würde sie sich von einer Schuldnerberatung wünschen? Und was würde sie von Ihnen erwarten?
–   Welche Verbindung sehen Sie zwischen der Migration und der Verschuldungssituation?

---

51 Die 2,8 Millionen überschuldeten Haushalte in Deutschland entsprichen einer Quote von 7,5 % (Quelle: *Neue Osnabrücker Zeitung*, 9.10.2002).

- Wie war Ihre Lebenssituation, bevor Sie sich verschuldeten? Was war damals anders, wie war der Unterschied vor und nach der Migration?
- Welchen Einfluss hat die Verschuldung auf den Kontakt zur Familie oder zu Personen im Heimatland? Wie gehen Sie mit der Belastung um, Schulden bei Ihren Verwandten oder Personen gleicher Herkunft zu haben?
- Wenn die Verschuldung so etwas wäre wie ein „Monster", das sich bei Ihnen eingenistet hat: Denken Sie, dass es das Ziel des Monsters eher ist, Sie zusammenzuhalten oder Sie auseinander zu bringen? Und wer von Ihnen beiden erlaubt dem „Monster" eher, sein Ziel zu erreichen? Wie sieht es aus, wenn Sie dem „Monster" widerstehen? Wann ist es Ihnen einzeln oder gemeinsam das letzte Mal geglückt?
- Wer in Ihrer Herkunftsfamilie brachte Ihnen oder Ihren Eltern am ehesten bei, wie man als Frau bzw. Mann mit Geld umgeht? Wie genau wurde Ihnen das vermittelt und in welcher Sprache? Was sagt man in Ihrer Religion zu der Situation, in der Sie heute stehen?
- Haben Sie einen ähnlichen Umgang mit Geld bei anderen Familien aus Ihrer Heimat beobachtet?
- Glauben Sie, dass die Verwaltung von Geld traditionell eher „Männersache" oder „Frauensache" ist? Und wie würden Sie den Unterschied beschreiben? Würde jemand aus der Heimat diesen Unterschied anders beschreiben als Sie jetzt?
- Wenn Sie noch in der Heimat wären und jünger wären und damals Schulden gemacht hätten, was hätten Ihre Eltern getan bzw. gesagt?
- Wie sehen Sie es, wie der gesellschaftliche Unterschied von reich und arm hier und in Ihrer Heimat beschrieben wird? Was bedeutet Haben und Verschuldetsein hier und dort?
- Was würden Sie sich wünschen, was Ihre Kinder ihren eigenen Kindern (vielleicht später einmal) über den Umgang mit Geld vermitteln würden?
- Welche persönliche (familiäre, berufliche, aufenthaltsrechtliche) Entwicklung ermöglichen bzw. verhindern Sie durch die Verschuldungssituation?
- Wenn es eine Veränderung gab: Wie erklären Sie sich die Veränderung? Wie haben Sie das gemacht? Wie könnten Sie mehr

davon machen und schaffen? Wer von all den Menschen, die Sie in Ihrem Leben kennen gelernt haben, wäre wohl am wenigsten erstaunt zu hören, dass Sie es schaffen, Ihre Finanzen in den Griff zu bekommen? Was würde er oder sie über Ihre besonderen Qualitäten sagen, die Ihnen das ermöglicht haben?

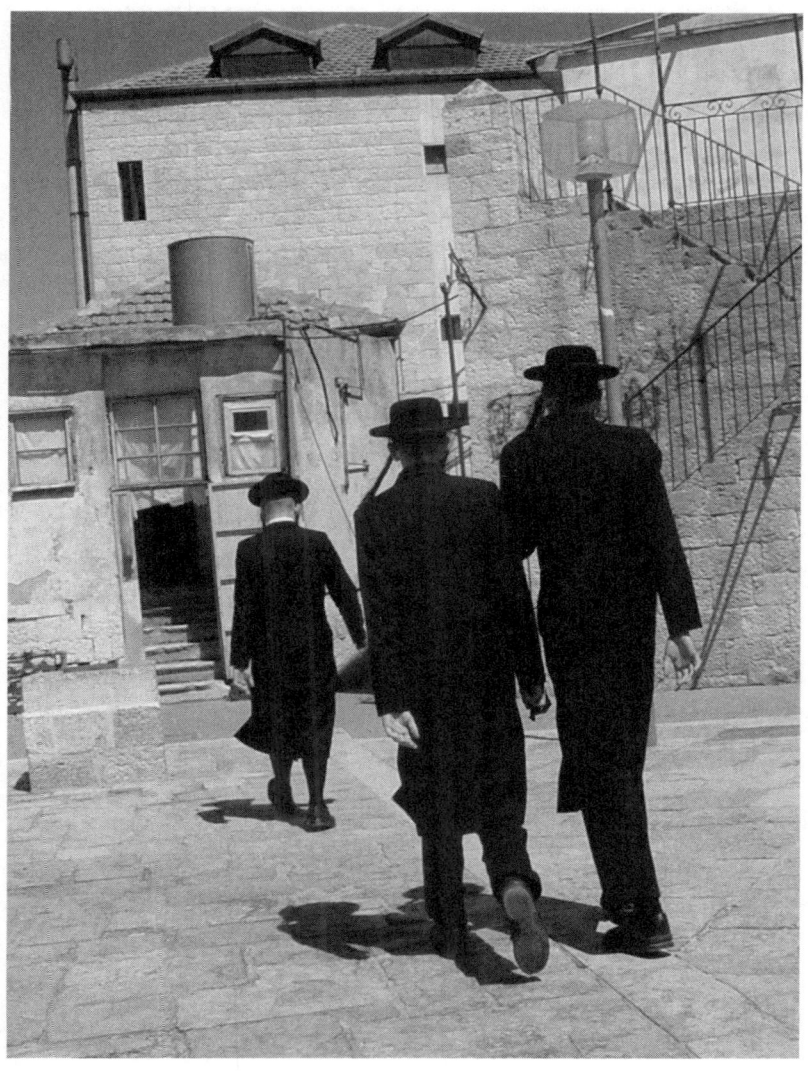

23. Familienunternehmen mit Migrationshintergrund

Im Mittelpunkt dieses Kapitels stehen Familienunternehmen mit Migrationshintergrund (FUM) aus beziehungsorientierten, autoritär-patriarchalen Kulturen, wie sie in vielen südeuropäischen oder auch arabischen Kulturen zu finden sind. In Anlehnung an Hofstede (1982) bzw. Hofstede u. Hofstede (2006), die vorschlagen, Kulturen anhand spezifischer Dimensionen zu clustern (vgl. Kap. 2), lassen sich diese Kulturen kennzeichnen durch einen hohen Grad an kollektivistischer Orientierung, starker Machtdistanz und Unsicherheitsvermeidung. Familie und familiäre Bindungen sind für die Menschen in diesen Kulturen von großer Bedeutung, denn die Familie ist die primäre Einheit des sozialen Lebens, mehr als nur Rückzugsraum. Daher sind die Außengrenzen der Familie oft wesentlich undurchlässiger als in westlich orientierten Familien. Diese grundlegende Orientierung, die sich auch bei Unternehmensfamilien wiederfinden lässt, die im deutschsprachigen Kulturkreis tätig werden, kann es schwer machen, sich in Konfliktfällen angemessen für Beratung zu öffnen. BeraterInnen sollten daher neben migrationsspezifischem Wissen auch über Kenntnisse der Dynamik von Unternehmensfamilien verfügen.

ZUR SITUATION VON FAMILIENUNTERNEHMEN MIT MIGRATIONSHINTERGRUND

Unternehmen mit Inhabern ausländischer Herkunft sind in den vergangenen 25 Jahren zu einem wichtigen Teil der deutschen Wirtschaft geworden. Inzwischen gibt es in Deutschland etwa 300 000 derartige Unternehmen (Bruder u. Räthke-Döppner 2008). Im Jahr 2009 wurden 130 000 Existenzgründungen durch Personen ohne deutsche Staatsbürgerschaft gezählt (Jung et al. 2011), was etwa 30 % der Existenzgründungen in Deutschland entspricht. Ein großer Prozentsatz dieser Gruppe stammt aus der Türkei[1], das Mannheimer Institut für Mittelstandsforschung zählte im Jahr 2003 hier 43 000 Personen. Bei Hinzuzählung der Gruppe der türkischstämmigen, mittlerweile eingebürgerten Migranten kommt man auf über 60 000 Selbständige türkischer Herkunft (IfM 2005, S. 5 f.)[2]. Das Gründungs- und Schließungsgeschehen ist dynamisch und fluktuiert stark (IfM 2005), die Nachhaltigkeit des Gründungsgeschehens ist eingeschränkt (Jung et al. 2011, S. 3). Offenbar scheitern viele Start-ups recht schnell. Die Institutionen der Wirtschaft und die Industrie- und Handelskammern haben in den vergangenen Jahren das Potenzial der Entrepreneure mit Migrationshintergrund vielfach erkannt und gefördert, in der Steigerung der Nachhaltigkeit liegen derzeit besondere Herausforderungen.

Die hohe Motivation zur Existenzgründung hat viele Gründe. Die Risikobereitschaft der Zugewanderten ist einer davon, verbunden mit dem Interesse, lieber sein eigener Chef zu sein und dafür einen hohen Einsatz (Familie, Finanzen, Zeit) zu erbringen. Die steigende Selbständigenquote ist aber auch Kennzeichen sinkender Beschäftigungsraten auf dem Arbeitsmarkt (IfM 2005), insbesondere kurzzeitige Arbeitslosigkeit steigert dabei die Gründungsraten (Bruder u. Räthke-Döppner 2008), fast 20 % der Gründungen entstehen aus der Arbeitslosigkeit heraus (Jung et al. 2011). Dabei werden auch spezifische ethnische Nachfragestrukturen genutzt, sodass von Migranten geprägte ökonomische und soziale Netzwerke entstehen. Oftmals sind es gerade solche FUM, die unter schwierigen Bedingungen unternehmerische Risiken eingehen.

Viele Gründer mit Migrationshintergrund geben als Hauptmotiv die Umsetzung einer innovativen Idee an, also einen im ursprünglichen Sinn unternehmerischen Akt: „Im Durchschnitt der Jahre 2008 bis 2011 liegt der Anteil dieser sogenannten Entrepreneure bei den Gründern mit Migrationshintergrund bei 24 % Prozent, bei Deutschen hingegen lediglich bei 11 %" (KfW 2012). Vielfach jedoch konzentrieren sie sich auch auf traditionelle Bereiche wie

1 Unter www.mavirehber.de erreicht man eine Plattform für deutsch-türkische Unternehmer [17.12.2012].
2 Die einzelnen Zahlen variieren in verschiedenen Studien erheblich, da die Zahlen nicht im Mittelpunkt des Kapitels stehen, werden die entsprechenden Differenzen nicht weiter ausgearbeitet.

Bautätigkeit, Handel oder Gastgewerbe (Bruder u. Räthke-Döppner 2008, S. 15).

Migranten und Deutsche unterscheiden sich in ihren Gründungsvorhaben nur geringfügig (KfW 2012). Sie treten in der Gründungsphase etwas häufiger im Team auf als deutsche Gründer und stellten deutlich öfter zu Beginn der Selbständigkeit schon Mitarbeiter ein, die hauptsächlich aus dem eigenen familiären Umkreis stammen. Die Gründer sind oft Quereinsteiger, ihre ursprüngliche Vorbildung oder vorherige Beschäftigung hat mit ihrer aktuellen unternehmerischen Tätigkeit vielfach nicht viel Ähnlichkeit (KfW 2012). Für die Umsetzung ihres Gründungsvorhabens setzten sie etwas seltener eigene finanzielle Mittel ein als Deutsche und brauchen etwas häufiger externe Kapitalgeber, zugleich finden sie zu diesen schwerer Zugang bzw. nutzen bestehende Förderangebote seltener. Die geringere Kapitalausstattung der Unternehmen und das oft nur schwach ausgeprägte Gründungswissen und Qualifizierungsniveau sind Risikofaktoren, die die Nachhaltigkeit der Neugründungen beeinträchtigen können (Jung et al. 2011, S. 6 ff.).

Bei der Gründung helfen starke familiäre Bande und die Unterstützung durch ausgeprägte Freundeskreise und Beziehungsnetzwerke. In früheren Jahren mussten die Unternehmen auch oft unter den Namen eines deutschen Geschäftsmannes (als „Strohmann") gegründet werden, weil die behördlichen Wege schwierig waren, die Personen keine Aufenthaltsberechtigung hatten oder der deutschen Sprache nicht mächtig genug waren.

FUM UND ANDERE FAMILIENUNTERNEHMEN: GEMEINSAMKEITEN UND UNTERSCHEIDUNGEN

Die bisherigen Ausführungen lassen deutlich werden, dass es aufgrund der Lage der Literatur auch ausgesprochen schwierig ist, etwas zu den Unterschieden zwischen deutschen und Migrations-Unternehmen zu sagen. Daher soll auch die folgende tabellarische Übersicht eher als grobe und vorläufige Orientierung verstanden und ihr hypothetischer Charakter mitgedacht werden, zumal im Einzelfall das konkrete Unternehmen jeweils sehr anders aufgebaut und die Familie sehr anders organisiert sein kann, als hier beschrieben.

Familienunternehmen – FU	Familienunternehmen mit Migrationshintergrund – FUM
Moderne, teils vormoderne Familienstruktur, in starken Umbrüchen begriffen	Vormoderne, konservative Familienstruktur
Hierarchisch, jedoch mit geringer Machtdistanz	Hierarchisch, patriarchal, mit großer Machtdistanz
Eher als Großfamilie im Land des Unternehmenssitzes organisiert (ab zweiter bzw. dritter Generation)	Im Land des Unternehmenssitzes als Kleinfamilie bzw. Familienteam organisiert, in der Heimat als Großfamilie
Wer zur Familie gehört, ist gesetzlich fest definiert (individualistische Organisationsformen überwiegen)	Wer zur Familie gehört (und wer nicht!), ist oft emotional definiert (kollektivistische Organisationsformen überwiegen)
Familienbeziehungen sind wichtig, Unternehmensbeziehungen ebenfalls	Familiäre Bindungen haben oberste Priorität
Position des Familienoberhaupts wird zunehmend hinterfragt, zumindest innerhalb der Familie ist das traditionelle Verständnis im Schwinden	Höchster Respekt gilt dem Familienoberhaupt, Tendenz zum „Mikro-Management": Es kümmert sich um die kleinste Kleinigkeit – sei es in der Familie oder im Unternehmen
Oft lange unternehmerische Erfahrung, zentrale Herausforderung: die unternehmerische Orientierung über die Generationen hinweg aufrechtzuerhalten	Oft kurze Erfahrung als Unternehmer, jedoch oft ausgeprägter Unternehmergeist und Mut
Unternehmen oft hoch spezialisiert in Nischen aufgestellt, oft auch international; nicht selten in Spezialbereichen Weltmarktführer	Unternehmen oft lokal aufgestellt in Bereichen, die wenig spezialisierte Qualifikation erfordern, oft Kleinstbetriebe
Meist „Business-first"-Strategie, seltener „Family-first": Familie steht hinter Unternehmensinteressen zurück	Meist klare und explizite „Family-first"-Strategie: Unternehmen dient der Versorgung der gesamten Familie
Eigentümer ist die Familie und ggf. externe Gesellschafter	Eigentümer ist patriarchal organisiert, meist ohne externe Gesellschafter
Soziale Fragen sind gesetzlich definiert	Soziale Fürsorge ist Familienaufgabe
Einheimische mit gesichertem Aufenthalt	Ausländer mit unterschiedlichem Aufenthaltsstatus, teils durch Einbürgerung gesichert

Familienunternehmen – FU	Familienunternehmen mit Migrationshintergrund – FUM
Männer und Frauen im Unternehmen tätig	In der Regel Männer, Frauen nur in stark nachrangigen Geschäftsfeldern
Drei ineinander verschränkte Systeme: Familie – Unternehmen – Gesellschafterkreis	Vier ineinander verschränkte Systeme: Familie – Unternehmen – Gesellschafterkreis – Migration
Eigenes Kapital als Basis	Wenig Kapital als Basis
Nicht alle Familienmitglieder arbeiten in und für die Firma	Alle (oder zumindest fast alle) Familienmitglieder arbeiten in und für die Firma
Heimatsprache	Heimatsprache und Sprache des Migrationslandes
Monokulturell	Multikulturell
Entscheidungen treffen die Inhaber / CEOs / Geschäftsführer, in der Regeln nach Konsultation von Governance-Gremien	Entscheidungen treffen die Familienoberhäupter (d. h. die Entscheidung fällt eher im Kontext der Familie)
Wenige Kinder	Viele Kinder
Ausschüttung verhandelbar	In der Regel keine Ausschüttung
Nachfolgesituation Gegenstand von Aushandlungsprozessen	Oft klar identifizierte Nachfolger
Frauen als Gründerin bzw. als Nachfolgerin zunehmend häufiger	Frauen als Gründerin bzw. als Nachfolgerin seltene Ausnahme
Entscheidungs-(=Unternehmens-) und Bindungs-(=Familien-)Kommunikation fließen ineinander	Bindungs- bzw. Familienkommunikation dominiert
Hohe Loyalität dem Unternehmen und der Familie gegenüber	Hohe Loyalität der Familie und dem Unternehmen gegenüber
Zeitdimensionsverständnis: schnell	Zeitdimensionsverständnis: langsam
Konkaves Denken und Handeln	Konvexes Denken und Handeln
Globale unternehmerische Ausrichtung	Ethnische unternehmerische Ausrichtung
Gender-Thematik fortschrittlich	Gender-Thematik konservativ
In der ersten bis x-ten Generation	Vorwiegend Gründungsgeneration, ggf. zweite

Familienunternehmen – FU	Familienunternehmen mit Migrationshintergrund – FUM
Rasches Handeln in Krisen	Langsames Handeln in Krisen
Politischer Support, gut in die Institutionen des deutschen Wirtschaftslebens integriert, in Gremien und Verbänden gut vernetzt	Wenig bis unklarer politischer Support, wenig institutionelle Integration, wenig Präsenz in Verbänden und Gremien[3]

Tabelle 23.1: Unterschiede FU und FUM (nach El Hachimi 2008, S. 237 f.)

BERATUNGSANLÄSSE

Ein Einblick in die Beratungswerkstatt[4]

Ein Libanese (60) kommt mit seiner Tochter (30), die Deutsch-Libanesin ist, auf Empfehlung ihres Steuerberaters in die Beratung. Es geht um die Frage, ob und wie die Tochter die Firma weiterführt. Die Tochter hat bereits begonnen, sich im operativen Geschäft zu engagieren und entschieden, die Firma zu übernehmen. Doch als Option steht auch der Verkauf der Firma im Raum. Der Vater ist beunruhigt, weil vor allem männliche Kunden verstört werden. Die Tochter beklagt die zu geringe Motivation des Vaters. Die Firma hatte in der Zeit der „Abwrackprämien"-Ära sehr guten Umsatz gemacht. Die Übergabe ist seit etwa fünf Jahren in der Diskussion, allerdings streiten sich Vater und Tochter noch über die Form und Zeit, beteuern jedoch beide, sehr gut zusammenarbeiten zu können. Der Vater ist im Verkauf und Einkauf tätig und führt das Personal. Die Tochter führt das Büro, das Marketing und die Finanzsteuerung. Der Vater spricht einigermaßen gut Deutsch, aber sehr gut Hocharabisch. Die Tochter ist in Deutschland geboren und spricht akzentfrei Deutsch und auch etwas Arabisch. Das Beratungsgespräch findet hauptsächlich auf Deutsch statt, in Momenten der Aufregung auch auf Arabisch. Der Vater soll sich wegen seiner Gesundheit (starke Silikose) zurücknehmen, die Tochter will die Firma mit ihrem Freund

---

3 vgl. z. B. Stiftung Zentrum für Türkeistudien 2006, S. 46.
4 Namen und Daten, die Rückschlüsse auf das Unternehmen zulassen, aus Datenschutzgründen geändert. Teilweise vom Arabischen ins Deutsche übersetzt. (Transkript gekürzt.) Berater: Mohammed El Hachimi.

gemeinsam weiterführen. Der Freund ist Deutscher, er arbeitet seit einigen Jahren als Angestellter mit in der Firma. Die Mutter war vor acht Jahren nach einer schweren Krankheit verstorben. Seitdem lebte der Vater allein mit der Tochter.

Erste Sitzung
Berater: Was wäre für Sie beide ein gutes Ergebnis heute?
Tochter: Ich weiß nicht, ob ich es so direkt sagen kann ...
B.: Wie meinen Sie das?
To.: An dieser Stelle kommt es immer zum Krach, Papa steht auf und will nicht mehr reden.
B.: Und Sie, Herr E.?
Vater [zur Tochter]: So stimmt es nicht, ich wünsche mir Respekt von dir!
B.: Was wäre heute anders, oder sagen wir mal, möglich?
Va.: Keine Ahnung, ich fürchte ...
To.: Das ist immer dein Totschlag-Argument!
Va.: Sehen Sie, Herr El Hachimi!
B.: O. k., bitte noch mal zu meiner Frage zurück, wie gehen wir jetzt vor?
Va: Die Firma kann sie haben, aber der Freund ...
To.: Papa, er hat einen Namen!
Va.: Er passt nicht zu dir, das hat deine Mutter auch schon gesagt!
To.: Papa, wir sind hier wegen der Firma und uns und nicht ...
Va.: Die Kunden, alle Männer – wie soll das gehen?
B.: Ich schlage vor, wir besprechen die wichtigsten Themen nacheinander!
To.: Mein Freund gehört nicht dazu.
B.: Mmhh ... mir erscheint, alle Themen gehören dazu, aber nacheinander, sie wollen später miteinander klarkommen, wie ich verstanden habe, oder?
[Etwa eine Minute Schweigen]
To. (zum Berater): O. k., was schlagen Sie vor?
B.: Und Sie, Herr E.?
Va.: Nur, wenn wir heute nichts entscheiden!
B: O. k., Thema eins: Ihre Beziehungsklärung – Vater und Tochter. Thema zwei (das werden wir heute nicht schaffen): die Firma; und Thema drei: Vater, Tochter und Freund. Wir werden sehen, wie wir gemeinsam weiterkommen. Das Thema Übergabe der

Firma dann viel später, wenn die Dinge klarer zwischen Ihnen sind. Was meinen Sie? (Schweigen) Sind Sie beide einverstanden? (Schweigen) Wir machen eine kleine Pause, dann schauen wir weiter, o. k.?

(Zehn Minuten Pause. Der Vater raucht auf dem Balkon, die Tochter telefoniert mit ihrem Freund.)

B.: Nun, wie haben Sie entschieden?

To.: In Ordnung.

Va.: Mmh, ich weiß nicht, habe nie sowas gemacht.

B.: Ich habe auch zwei Töchter, ich kann mir denken, wie es Ihnen geht.

(Der Klärungsprozess dauert etwa vierzig Minuten, es geht um Beziehungsklärung. Die Tochter beklagt die Nichtentlassung aus der Kinderrolle, das Misstrauen. Der Vater vermischt gelegentlich die Rollen und Themen, erzählt wie viele Anstrengungen er mit dem Aufbau der Firma hatte. Es geht um das Verständnis, das er vermisst, das Aussprechen von Anerkennung und um das Vertrauen und Misstrauen, seine Ängste und auch um die Zuneigung der Tochter gegenüber. Die Tochter weint und drückt ihre Liebe und Loyalität dem Vater gegenüber aus, zeigt aber auch deutlich den Konflikt auf, in dem sie zwischen Vater und Freund steht.)

Zweite Sitzung

(Sie berichten: Die Zeit zwischen den Sitzungen war anstrengend.)

To.: Wir haben dennoch zusammenarbeiten können!

(Es geht hauptsächlich um Beschreibung der Firma (Geschichte, Daten, Fakten, Finanzen, Personal, Kunden). Der Vater berichtet über seine Zufriedenheit mit dem Verlauf der Beratung. Er hat einige seiner langjährigen Mitarbeiter zu der Übergabe befragt, hat aber keine Antworten bekommen.)

Va.: Ich muss doch alleine entscheiden!

To.: Papa! Wir!!!

B. (zur Tochter): Warten Sie bitte einen Moment?

Va.: Sie wollen nur, dass es weitergeht, Arbeit haben, egal wie …

To.: Papa, ich mache es weiter und du bleibst an meiner Seite, bis du nicht mehr willst. Du musst auch nicht jeden Tag arbeiten, lässt dich behandeln, wann warst du das letzte Mal beim Arzt?

B.: Herr E., geht es Ihnen zu schnell hier?

Va.: Nein, sie hat recht, nur ich weiß nicht, wie.

B.: Was brauchen Sie, um zu entscheiden?

Va.: Wie bitte?

B.: Angenommen, es gäbe einen Plan, wäre der Vorschlag Ihrer Tochter denkbar?

Va.: Können wir das in einem Jahr entscheiden?

To.: Nein Papa, schnell … das hat der Steuerberater auch dir … uns gesagt …

Va.: Schnell kann ich nicht!

B.: Was braucht Ihr Vater, um das zu entscheiden, was denken Sie?

To.: Er denkt, ich schaffe es nicht und alles wäre weg, aber ich mache es ja schon und wie ich denke, auch gut, oder? Ich verstehe viel davon und komme mit den Kunden auch klar … auch als Frau!! Ich kann das, Papa!!

Va.: Ich brauche keine Garantie, ich vertraue dir, Zeit brauche ich … Zeit!

B.: Ich nehme an, es gibt Bewegung, wie viel Zeit könnten Sie Ihrem Vater lassen, ich meine …

To.: Mmh … ein halbes Jahr, aber nicht mehr, ich muss mich auch darauf einstellen können.

(Die Verhandlung um die Zeit geht noch eine Weile weiter.)

B.: Hmmm … Sie schlagen ein Jahr und Sie ein halbes Jahr vor. Wie wäre es, wenn wir beide Vorschläge stehen lassen und sehen später weiter, jede und jeder überlegt sich, wie ein Kompromiss aussehen könnte?

Ende der zweiten Sitzung

Telefonisch erreicht mich eine Woche später eine Nachricht: Der Vater fährt für zwei Wochen in den Libanon, die anberaumte Sitzung wird verschoben. Nach der Reise entscheidet sich der Vater für die sechs Monate. Es kommt nicht mehr zur dritten Sitzung.

Die Tochter hatte zusammen mit ihrem Freund ein Coaching bei einem Kollegen in Anspruch genommen. Die Übergabe fand schließlich bei einem Notar in Anwesenheit von Vater, Tochter und Steuerberater statt.

Der Fall zeigt, wie die Bereiche Migration, Unternehmen, Gesellschafterkreis und Familie eine besondere Form von Komplexität mit sich bringen, die für die Familien gerade in Nachfolgeprozessen besonders belastend sein können. Außer Unternehmensnachfolgen finden sich vielfältige Beratungsanlässe für FUM: Es geht um Existenzgründung, Umgang mit deutschen Behörden, fehlende Informationen über Förderprogramme, betriebswirtschaftliche Kenntnisse, Familienkonflikte in Zusammenhang mit dem Unternehmen und um eine professionelle unternehmerische Praxis.

INTERESSEN UND POTENZIELLE KOLLISIONEN

Im Familienunternehmen muss familiäre Komplexität gemanagt werden, zugleich müssen immer wieder die widersprüchlichen Logiken von Familie, Unternehmen und Gesellschafterkreis in Einklang gebracht werden (von Schlippe, Nischak u. El Hachimi 2008). Das kontinuierliche Balancieren der „drei Kreise" Familie, Unternehmen, Eigentümer muss bei FUM darüber hinaus noch durch die Aufgabe ergänzt werden, ein viertes soziales System zu balancieren: Migration.

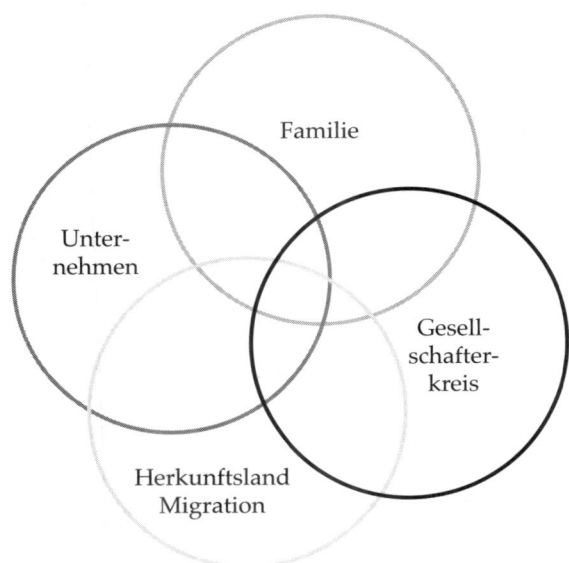

Abbildung 23.1: Das Drei-Kreise-Modell um den Kontext „Migration" erweitert (nach El Hachimi 2008, S. 239)

Das vierte System umreißt das Spannungsfeld zwischen der deutschen und der jeweils spezifischen Kultur des Heimatlandes, die für

235

den Betroffenen eine weitere Quelle von besonderen Verhaltenserwartungen darstellt. Die Aufgabe, unvereinbare Verhaltenserwartungen zu balancieren, die aus den unterschiedlichen Systemen an die Betroffenen gerichtet werden, lässt sich als das Kernthema von Familienunternehmen beschreiben (von Schlippe, Rüsen u. Groth 2009). Die Beteiligten empfinden es als enorme Herausforderung, sich in der Komplexität zwischen familiären, unternehmerischen, eigentumsdefinierten und migrationsspezifischen Bedingungen und Interessen zu bewegen, sowohl in den Verhaltenserwartungen als auch in der Kommunikation. Wenn diese Komplexität gut ausbalanciert und gehandhabt wird, dürften auch FUM über einen Wettbewerbsvorteil gegenüber anderen Unternehmen verfügen und eine dauerhafte Fortführung des Betriebs und der Familie möglich sein.

FAMILIE

Im Orient wird Familie sehr anders definiert als in der modernen europäischen Gesellschaft. Zusammenhalt ist eine Erwartung, die zu befolgen ist, wenn es sein soll, auch gegen alles andere (Hofstede u. Hofstede 2006). Familie ist weit definiert, die Kernfamilie ist in der Regel eng eingebettet in die Gemeinschaft der Großfamilie. Auch die Geschwister der Eltern, deren Kinder und, je nach Regionen, Sippen, regionale Clans usw. gelten als „die Familie". Das Ansehen der Kernfamilie gegenüber der Großfamilie hat eine große Bedeutung, wenn ein Mitglied „aus der Reihe tanzt", verlieren alle Mitglieder der Kernfamilie stark an Ansehen. Entsprechend weit ist auch die Unternehmerfamilie gefasst. In Familienunternehmen mit Migrationshintergrund arbeiten tatsächlich viele Familienmitglieder, von eigenen Kindern, Tanten, Cousins, entfernten Verwandten bis hin zu Nichtfamilienmitgliedern wie Dorfmitgliedern oder von Verwandten / Freunden empfohlene Personen. Das Prinzip „Family first" wird intensiv verfolgt. Dieses in der Literatur meist kritisch kommentierte Prinzip (z. B. Simon, Wimmer u. Groth 2005) sichert möglicherweise besonders in einer frühen Phase der Unternehmensentwicklung bzw. für einen bestimmten Kontext wesentliche Ressourcen für das Unternehmen, nämlich die Unterstützung des engsten sozialen Netzwerks. Wer das Bewusstsein hat, dass das Unternehmen für ihn bzw. seine Familie „alles" tut, wird auch seinerseits „alles" für das Unternehmen tun.

KONFLIKTE

Konflikte und Krisen finden sich in Familienunternehmen generell im Gefolge der gestiegenen Komplexität, die sich aus der Koppelung der Familie und des Unternehmens ergibt. Will die Familie sich selbst und dem Unternehmen gerecht werden und zugleich ihre Existenz aufrecht halten, muss sie viele Paradoxien, Zumutungen, Konflikte, Krisen und Dilemmata aushalten bzw. damit umgehen lernen. Kritisch ist es vor allem, wenn Sachkonflikte (die für ein Unternehmen sogar positiv sein können) in eskalierende Beziehungskonflikte umschlagen (Kellermanns u. von Schlippe 2012). Dann können sie vielfach die Eintrittskarte für den Berater in die Firma werden, denn die Lösung gravierender Beziehungskonflikte ist bedeutsam für den Erhalt, die Existenz des Unternehmens und der Familie.

FUM haben natürlich mit Konflikten zu tun, wie sie auch andere Familienunternehmen bewältigen müssen, wie etwa Nachfolge, Disziplin, Integration von Gegenwart und Tradition, die Frage, wie betriebliche Entscheidungshierarchien und Familienbeziehungen vereinbar sind usw. Doch das in dem „Kreismodell" angesprochene vierte System Migration vergrößert die möglichen Reibungsflächen, da die differierenden Kulturstandards immer wieder kollidieren. So dürfte etwa das Thema „Respekt" zwischen den Generationen erheblich unterschiedlich gesehen werden. Ein noch in der Türkei aufgewachsener Unternehmer wird ganz andere Bilder davon haben, wie die Generation der Söhne und Enkel (von Töchtern ganz zu schweigen) mit ihm umzugehen hat als jene, die in zweiter oder dritter Generation in Deutschland akkulturiert sind. Banale Alltagskonflikte können sich so schnell zu großen Themen ausweiten, Rollenkonflikte sich verschärfen und der Stresspegel entsprechend steigen.

Kulturstandards sind die zentralen Kennzeichen einer Kultur (Thomas 1999), also die jeweils für die Mitglieder einer größeren Gemeinschaft gültigen Normen, Bezugssysteme und Verhaltensregeln. Sie wirken wie „implizite Theorien", steuern also das Verhalten der Mitglieder einer Kultur. Die unterschiedlichen Kulturstandards sind dabei in der Regel unbewusst und von daher nicht thematisiert. In Migrationsfamilien gehen sie „mitten durch die Familie": Während die ältere Generation noch die Standards der Heimat verinnerlicht hat, lebt die jüngere oft bereits die des Gastlandes. Kein Wunder, dass sich beide Seiten vorwerfen, große Fehler zu machen, ja „dumm" zu sein, in der Art, wie sie sich verhalten, kein Wunder, dass in Konflikten eher die Lösungsmethoden des Gründers als Maßstab für Funktionalität oder Dysfunktionalität angesehen werden. Einen Berater für Konflikte in Anspruch zu nehmen, ist ebenfalls in der Regel undenkbar. Manche Unternehmenskonflikte werden daher entweder nur mit der wirschaftlichen Brille analysiert oder mit familientraditionellen schiedsrichterlichen Strategien angegangen: Vielfach laufen die Gespräche über die Mutter, die das Problem dann dem Vater vorträgt und mit ihm verhandelt. Solche Muster, die in Familienkonflikten effektiv sein können, erweisen sich im Unternehmenskonflikt als zu schwerfällig, die Mutter ist mit der Vermittlerrolle überfordert, zwischen den Konfliktpartnern im Unternehmen selbst gibt es jedoch keine gebahnten Wege der Austragung.

FAMILIENSTRATEGIEN

Familienstrategie umfasst die Bandbreite des Regelsystems, das die gemeinsame Entwicklung von Unternehmen und Familie beschreibt und vor allem die langfristige Identifikation der Familienmitglieder mit dem Unternehmen sicherstellt (Plate et al. 2011). Familienstrategische Instrumente – wie z. B. eine Familienverfassung – sind auch in deutschen Familienunternehmen bislang nicht durchgängig etabliert. In FUM bestehen sie eher in allgemeinen Wertaussagen, die die Alltagstheorien der Familie widerspiegeln wie etwa: „Zusammenhalt der Familie steht immer an erster Stelle", eine sehr geläufige Aussage für orientalische Migranten. Auf dem deutschen Markt lassen sich aber auch sehr modern organisierte FUM finden, die sich nach internationalen Standards organisiert haben und explizit ein „Businessfirst"-Prinzip verfolgen – sowie, je nach Kontext und Marktsituation, Mischungen der beiden Formen.

Inzwischen beginnen einige FUM in Deutschland, sich auch politisch und finanziell zu vernetzen, etwa über Joint Ventures, Vorträge, Fortbildungen, Incentives oder gemeinsame Feste. Sie profitieren dabei von gemeinsamen Erfahrungen, Wissen, Ideen, Innovationen und Strategien.

Fragen und Fragen über Fragen

– Wo kommen Sie her? Seit wann sind Sie in Deutschland? Gab es in Ihrer Herkunftsfamilie bereits Unternehmer? (Kontextfragen)

- Wie sind Sie auf die Idee gekommen, selbst Unternehmer zu werden bzw. was war der Anlass dazu und wie würden Sie die Geschichte erzählen?
- Wie gestaltet sich die Kommunikation zwischen Familie, Unternehmen und gesellschaftlicher / kultureller Umwelt?
- Wer bringt Ihnen für Ihre Leistungen und Ihr Gründungsengagement auf welche Weise Wertschätzung entgegen (innerhalb oder außerhalb der Familie)?
- Welche Unternehmensentscheidung könnte Ihre Familie nicht aushalten? Welche Familienentscheidung würde das Unternehmen nicht aushalten?
- Wie würden Sie Ihre unternehmerische Philosophie beschreiben? Was denken andere über Ihre Philosophie bzw. über das Unternehmen?
- Was meinen Sie, würden die anderen sagen, was der Grund Ihres Erfolges ist?
- Als Nachfolger, was würden Sie gleich oder anders machen als ihr Vorgänger? Als Vorgänger, was würden Sie Ihrem Nachfolger empfehlen?
- Was würden Sie tun, wenn Sie keinen männlichen Nachfolger hätten?
- Welche Herausforderungen hat Ihr Unternehmen in der Fremde zu bestehen? Wenn Ihr Unternehmen im Heimatland wäre, was wäre anders, was wäre ähnlich?
- Welche Veränderung in Ihrem Unternehmen würden Sie auf keinen Fall mitmachen?
- Was denken Sie, was Ihre Landsleute über Ihren Führungsstil denken? Unterscheidet sich das davon, was deutsche Kollegen denken könnten?
- Welche sind Ihre kulturellen Orientierungsmuster, die Ihren Entscheidungen zugrunde liegen? Welche Werte leiten Sie? Sind die Werte von Herkunftsland und aufnehmender Kultur miteinander vereinbar?
- Was machen Sie konkret anders als deutsche Unternehmer? Was meinen Sie, machen deutsche Unternehmen anders als Sie?

IV. Schluss

24. Zum letzten Mal: Noch eine Geschichte

Wir sind nun am Ende unserer *Reise*. Wer einmal durch eine unbekannte Gegend gereist ist, ist noch lange kein Kenner des neuen Landes, aber er oder sie hat schon eine Ahnung davon, wie es ist, sich in dem Land zu bewegen. Um wirklich vertraut zu werden, braucht es viele Besuche, viele Reisen, und so denken wir, dass die in diesem Buch vorgestellten Konzepte dadurch lebendig werden, dass Sie als Leserin und Leser sie umsetzen und sie dabei immer wieder verändern.

Zum Abschluss möchten wir eine *letzte Geschichte* erzählen. Wir verdanken sie den Teilnehmern und Teilnehmerinnen der Konferenz des *Instituts für systemische Erfahrung* in Prag im Mai 2001. Einer von uns Autoren moderierte die Abschlussveranstaltung . Es handelte sich um eine Übung, bei der das Auditorium in vier Gruppen aufgeteilt wurde, die jeweils die Aufgabe bekamen, aus der Perspektive der „Weisen", der „Narren", der „guten Geister des Mutes" und der „Frager ungefragter Fragen" einen Kommentar zu dem Kongress zu erarbeiten und abschließend zu präsentieren (vgl. Brandau u. Schüers 1995). Die Gruppe der Weisen, und nur um die soll es an dieser Stelle gehen, hatte die Aufgabe bekommen, zur Tagung eine Geschichte zu erzählen. Die Geschichte, die sie dann vorstellte, war die *Geschichte von Antibabel*. Es soll noch vorausgeschickt werden, dass auf der Konferenz die Diskussionen immer wieder von „Metadiskussionen" unterbrochen wurden, in denen sich die Beteiligten darüber unterhielten, wie sie sich unterhielten, was es sei, das den Dialog so schwierig mache, was die Überbetonung westlicher Referenten bei den Panels im Kontext dieser Konferenz bedeute usw. Nun gut, jetzt also die *Geschichte* (sinngemäß nacherzählt):

„Lange nach dem Turmbau zu Babel, nach der Sprachverwirrung und der darauf folgenden Zerstreuung der Menschen in alle Winde, traf sich an einem Ort in der Mitte Europas wieder einmal eine größere Gruppe von Menschen. Sie wollten ein Bauwerk bauen. Es sollte stattlich sein, ansehnlich und sollte sich auch von anderen Gebäuden abheben, wenngleich es nicht mehr in den Himmel ragen sollte wie der alte Turm zu Babel. Die Menschen in dieser Gruppe begannen zu reden. Sie sprachen darüber, wie schwer es sei, eine gemeinsame Sprache zu sprechen, diskutierten erregt Nuancen in der Unterscheidung von Begriffen, die sie in ihren jeweiligen Sprachen als ‚gleich' gekennzeichnet hatten – konnte man das ‚wirklich' sagen, dass sie gleich seien??? Und je länger sie redeten, umso trauriger wurden sie. Sie waren alle so guten Willens, sie wollten so viel voneinander lernen, sie hatten die Lektion von Babel gut gelernt, denn hochmütig und gottgleich wollten sie ja gar nicht mehr werden. Und so wurden sie ratlos.

Da stand unter ihnen einer auf, es kann auch *eine* gewesen sein, und wies auf die Bausteine, die dort die ganze Zeit schon auf dem Boden gelegen hatten: ‚Schaut doch mal!', rief er (oder sie?), ‚wir arbeiten doch alle mit dem gleichen Material, unsere Bausteine sind doch ganz ähnlich, und wenn wir es genau betrachten, dann passen sie doch ausgezeichnet zusammen!' Und tatsächlich: Als sie aufhörten, über das Reden zu reden, stellten die Mitglieder der Gruppe fest, dass sich Baustein wunderbar auf Baustein fügte, dass ganz unabhängig von Sprache und Kultur verschiedene Steine zusammenpassten und ein Gebäude entstand: der Antibabelturm. Er reichte nicht in den Himmel, aber er war gefügt aus den Bausteinen aller Kulturen, aller Länder, aller Sprachgemeinschaften – und er war stabil."

Ein Buch ist wie ein Garten, den man in der Tasche trägt.
(Arabisches Sprichwort)

Literatur

Abdallah-Steinkopff, B. (2001): Arbeit mit traumatisierten Migrantinnen und Migranten. In: T. Hegemann u. R. Salman (Hrsg.): Transkulturelle Psychiatrie. Konzepte für die Arbeit mit Menschen aus anderen Kulturen. Bonn (Psychiatrie-Verlag), S. 325–340.

Akgün, L. (1991): Strukturelle Familientherapie bei türkischen Familien. *Familiendynamik* 16 (1): 24–36.

Al-Issa, I. (1997): The psychology of prejustice and discrimination. In: I. Al-Issa a. M. Tousignat (eds.): Ethnicity, immigration, and psychopathology. New York (Plenum), pp. 17–32.

Andersen, T. (Hrsg.): Das reflektierende Team. Dortmund (Modernes Lernen),

Antonovsky, A. (1997): Salutogenese. Tübingen (dgvt).

Attia, I. et al. (1995): Multikulturelle Gesellschaft – Monokulturelle Psychologie? Tübingen (dgvt).

Bade, K. J. (1994): Ausländer – Aussiedler – Asyl: Eine Bestandsaufnahme. München (Beck).

Bade, K. J. (Hrsg.) (2001): Integration und Illegalität in Deutschland. Osnabrück (Institut für Migrationsforschung, IMIS).

Bar-On, D. (1993): Die Last des Schweigens. Gespräche mit Kindern von Nazi-Tätern. Frankfurt a. M. (Campus).

Bayat, M. u. M. A. Jamnia (1988): Geschichten aus dem Land der Sufis. Frankfurt a. M. (Fischer).

Beauftragte der Bundesregierung für Ausländerfragen (Hrsg.) (2000a): Daten und Fakten zur Ausländersituation. Berlin/Bonn.

Beauftragte der Bundesregierung für Ausländerfragen (Hrsg.) (2000b): Bericht der Beauftragten der Bundesregierung für Ausländerfragen über die Lage der Ausländer in der BRD. Berlin/Bonn.

Beauftragte der Bundesregierung für Ausländerfragen (Hrsg.) (2000c): Handbuch zum interkulturellen Arbeiten im Gesundheitsamt. Berlin/Bonn.

Becker, D. (1989): Psychoanalytische Sozialarbeit mit Gefolterten in Chile. *Psychosozial* 12 (37): 43–52.

Becker, D. (1997): Prüfstempel PTSD. Einwände gegen das herrschende Trauma-Konzept. In: Medico-International (Hrsg.): Schnelle Eingreiftruppe Seele. Auf dem Weg in die therapeutische Weltgesellschaft. *Medico-Report* 20. Frankfurt a. M. (Medico International).

Benz, W. (1996): Feindbild und Vorurteil. Beiträge über Ausgrenzung und Verfolgung. München (dtv).

Berry, J. W. (1988): Acculturation and psychological adaptation: A conceptual overview. In: J. W. Berry a. R. C. Annis (eds.): Ethnic psychology: Research and practice with immigrants, refugees, native peoples, ethnic groups, and sojourners. Amsterdam (Swets & Zeitlinger), p. 41–52.

Berry, J. W. (1992): Acculturation and adaptation in a new society. *International Migrations* 30: 69–85.

Berry, J. W., Y. H. Poortinga, M. H. Segall a. P. R. Dasen (2002): Cross-cultural psychology. Cambridge (Cambridge University Press).

Bessel van der Kolk, A., A. C. McFarlane a. L. Weisaeth (eds.) (1996): Traumatic stress. The effects of overwhelming experience on mind, body, and society. New York / London (Guilford Press).

Bittenbinder, E. (1992a): Krieg, Verfolgung und Folter überleben. *Systhema* 6 (2): 3–17.

Bittenbinder, E. (1992b): „Ich habe schöne und schreckliche Bilder in meinem Kopf." Ein Erfahrungsbericht über ein systemisch-kunsttherapeutisches Projekt mit ausländischen Flüchtlingen und Deutschen. Systhema 6 (2): 56–60.

Bittenbinder, E. (2000): Trauma und extreme Gewalt – systemische Psychotherapie mit Überlebenden von Folter und die Bedeutung „innerer Bilder". *Psychotherapie im Dialog* 1 (1): 38–44.

Boos-Nünning, U. (Hrsg.) (1990): Die türkische Migration in deutschsprachigen Büchern 1961–1984. Eine annotierte Bibliographie. Opladen (Leske & Budrich).

Boscolo, L., P. Bertrando, P. Fiocco, R. Palvarini u. J. Pereira (1993): Sprache und Veränderung. Die Verwendung von Schlüsselwörtern in der Therapie. *Familiendynamik* 18 (2): 107–124.

Brandau, H. u. W. Schüers (1995): Spiel- und Übungsbuch zur Supervision. Salzburg (Otto Müller).

Breuer, F. (Hrsg.) (1999): Abseits!? Marginale Personen – prekäre Identitäten. Münster (Lit).

Brucks, U. (2001): Migration in die Bundesrepublik Deutschland. In: T. Hegemann u. R. Salman (Hrsg.): Transkulturelle Psychiatrie. Konzepte für die Arbeit mit Menschen aus anderen Kulturen. Bonn (Psychiatrie-Verlag), S. 41–51.

Bruder, J. a. S. Räthke-Döppner (2008): Ethnic minority self-employment in Germany: geographical distribution and determinants of regional variation. Rostock (Universität Rostock; Wirtschafts- und Sozialwissenschaftliche Fakultät).

Bruner, J. (1999): Self-Making and World-Making. Wie das Selbst und seine Welt autobiographisch hergestellt werden. *Journal für Psychologie* 7 (1): 11–21.

Bühring, P. (2002): Psychisch kranke Migranten: Interkulturelle Kompetenz immer wichtiger. *Deutsches Ärzteblatt* 8: 351–352.

Bundeskonferenz für Erziehungsberatung (1999): bke-Stellungnahme Erziehungsberatung und Migration. *Informationen für Erziehungsberatungsstellen der bke* 2: 3–6.

Bundesregierung (Hrsg.) (2001): Lebenslagen in Deutschland. Der 1. Armuts- und Reichtumsbericht der Bundesregierung.

Cecchin, G., G. Lane u. W. A. Ray (1993): Respektlosigkeit – Eine Überlebensstrategie für Therapeuten. Heidelberg (Carl-Auer), 4. Aufl. 2005.

Civan, L. (2001): Familienrekonstruktion mit türkischen Männern. Systemisches Arbeiten in der Drogentherapie. Institut für Familientherapie, Weinheim (unveröff. Abschlussarbeit).

Colijn, S. (2001): Jugendliche Migranten in der Psychiatrie. In: T. Hegemann u. R. Salman (Hrsg.): Transkulturelle Psychiatrie. Konzepte für die Arbeit mit Menschen aus anderen Kulturen. Bonn (Psychiatrie-Verlag), S. 264–276.

Conen, M.-L. (1999): „Unfreiwilligkeit" – ein Lösungsverhalten. Zwangskontexte und systemische Therapie und Beratung. *Familiendynamik* 24 (3): 282–297.

Cropley, A. u. F. Lüthke (1995): Strategien für die psychologische Beratung von Zuwanderern. In: A. Cropley, H. Ruddat, D. Dehn u. S. Lucassen (Hrsg.): Probleme der Zuwanderung. Göttingen (Hogrefe), S. 146–160.

D'Andrade, R. (1990): Culture and human cognition. In: J. Stigler, R. Shweder, a. G. Herdt (eds.): Cultural psychology. Cambridge (Cambridge University Press), p 65–129.

Daneshpoor, M. (1998): Muslim families and family therapy. *Journal of marital and family therapy* 24 (3): 355–390.

David, M., T. Borde u. H. Kentenich (Hrsg.) (1998): Migration und Gesundheit. Zustandsbeschreibung und Zukunftsmodelle. Frankfurt a. M. (Mabuse).

Dhawan, S. (1992): Psychodrama in der therapeutischen Arbeit mit politisch Verfolgten. *Systhema* 6 (2): 37–49.

Dhawan, S., E. Entrena, U. Eriksson-Schröder u. M. Landahl (1995): Der Dolmetscher als Brücke zwischen Kulturen und Opfern organisierter Gewalt. In: K. Peltzer, A. Ayda u. E. Bittenbinder (Hrsg.): Gewalt und Trauma. Psychotherapie und Behandlung im Kontext von Flüchtlingen und Opfern organisierter Gewalt. Frankfurt a. M. (Verlag für Interkulturelle Kommunikation), S. 178–192.

Drees, A. (1995): Freie Phantasien in Balintgruppen. Göttingen (Vandenhoeck & Ruprecht).

Drees, A. (2001): Intuitive Dialoge mit gewalttraumatisierten Patienten. *Integrative Therapie* 27 (4): 473–494.

Eberding, A. (Hrsg.) (1995): Sprache und Migration. Frankfurt a. M. (Verlag für Interkulturelle Kommunikation).

Eberding, A. (1998): Arm – hilflos – ausgeliefert? Zu stereotypen Überzeugungen über Mädchen türkischer Herkunft. In: E. Koch, M. Özek, W. Pfeiffer u. R. Schepker (Hrsg.) (1998): Chancen und Risiken von Migration. Deutschtürkische Perspektiven. Freiburg (Lambertus), S. 317–325.

Eberding, A. u. A. von Schlippe (2001): Gesundheit und Migration: Konzepte der Beratung und Behandlung von Migranten. In: P. Marschalck u. K. H. Wiedl (Hrsg.): Migration – Krankheit und Gesundheit. Aspekte von mental health und public health in der Versorgung von Migranten. Osnabrück (Rasch), S. 261–282.

Efran, J., M. Lukens u. R. Lukens (1992): Sprache, Kultur und Wandel. Dortmund (Modernes Lernen).

Eisenberg, G. (1986): Wenn die kasernierten Wünsche Ausgang kriegen … Zur „unterirdischen Geschichte" des Faschismus. *Psychosozial* 28 (9): 79–91.

El Hachimi, M. (1996): Sieben Täler. Menschliches Ringen um Erkenntnis und systemtherapeutischer Prozeß. *Systhema* 10 (3): 46–54.

El Hachimi, M. (2008): Familienunternehmen mit Migrationshintergrund. In: A. von Schlippe, A. Nischak u. M. El Hachimi (Hrsg.): Familienunternehmen verstehen. Gründer, Gesellschafter, Generationen. Göttingen (Vandenhoeck & Ruprecht), S. 235–248.

El Hachimi, M. u. A. von Schlippe (2000): Systemische Therapie und Supervision in multikulturellen Kontexten. *System Familie* 13: 3–13.

Elias, N. (1969): Über den Prozess der Zivilisation. Frankfurt a. M. (Suhrkamp).

Emlein, G. (1998): Von Mythen, Medizinern und Moral. Ein Gang durch die Geschichte der Sucht. In: W. Schwertl, G. Emlein, M. Staubach u. E. Zwingmann (Hrsg.): Sucht in systemischer Perspektive. Göttingen (Vandenhoeck & Ruprecht), S. 43–64.

Erdheim, M. (1993): Therapie und Kultur. Zur gesellschaftlichen Produktion von Gesundheits- und Krankheitsvorstellungen. In: J. Sippel-Suesse u. C.

Wegeler (Hrsg.): Körper, Krankheit und Kultur. Frankfurt a. M. (Brandes & Apel), S. 75–89.

Erdheim, M. (1994): Das fremde Böse. *Praxis der Kinderpsychologie und Kinderpsychiatrie* 43 (7): 242–247.

Erim, Y. u. W. Senf (2002): Psychotherapie mit Migranten. Interkulturelle Aspekte in der Psychotherapie. *Psychotherapeut* 47 (6): 336–346.

Erl, A. (2001): Altwerden in der Fremde. In: T. Hegemann u. R. Salman (Hrsg.): Transkulturelle Psychiatrie. Konzepte für die Arbeit mit Menschen aus anderen Kulturen. Bonn (Psychiatrie-Verlag), S. 277–288.

Estrada, A. a. P. Haney (1998): Genograms in a multicultural perspective. *Journal of Family Psychotherapy* 9 (2): 55–62.

Faltermeier, T. (2001): Migration und Gesundheit: Fragen und Konzepte aus einer salutogenetischen und gesundheitspsychologischen Perspektive. In: P. Marschalck u. K. H. Wiedl (Hrsg.): Migration – Krankheit und Gesundheit. Aspekte von mental health und public health in der Versorgung von Migranten. Osnabrück (Rasch), S. 93–112.

Fisek, G. (1998): Auswirkungen der Migration auf die Familienstruktur. In: E. Koch, M. Özek, W. Pfeiffer u. R. Schepker (Hrsg.): Chancen und Risiken von Migration. Deutsch-türkische Perspektiven. Freiburg (Lambertus), S. 102–115.

Fisek, G. u. R. Schepker (1997): Kontext-Bewusstheit in der transkulturellen Psychotherapie: deutsch-türkische Erfahrung. *Familiendynamik* 22 (4): 396–413.

Foerster, H. von (1988): Abbau und Aufbau. In: F. Simon (Hrsg.): Lebende Systeme. Berlin / Heidelberg (Springer), S. 19–33.

Franke-Griksch, M. (2001): „Du gehörst zu uns!" Systemische Einblicke und Lösungen für Lehrer, Schüler und Eltern. Heidelberg (Carl-Auer), 4. Aufl. 2008.

Frankl, V. (1994): „… trotzdem ja zum Leben sagen". Ein Psychologe erlebt das KZ. München (Kösel).

Fritz, K. A. (1998): Weisheiten der Völker: Sprichwörter und Spruchweisheiten. Würzburg (Stürtz).

Gallisch, M., A. von Schlippe u. M. El Hachimi (2002): Transkulturelle Paar- und Familientherapie. In: M. Wirsching u. P. Scheib (Hrsg.): Paar- und Familientherapie. Berlin / Heidelberg (Springer), S. 599–620.

Geiger, I. (1998): Altern in der Fremde. Zukunftsweisende Herausforderungen für Forschung und Versorgung. In: M. David, T. Borde u. H. Kentenich (Hrsg.): Migration und Gesundheit. Zustandsbeschreibung und Zukunftsmodelle. Frankfurt a. M. (Mabuse), S. 167–184.

Gergen, K. (1996): Das übersättigte Selbst. Heidelberg (Carl-Auer).

Giordano, J. u. A. Carini-Giordano (1995): Ethnic dimensions in family treatment. In: R. Mikesell, D. Lusterman a. S. McDaniel (eds.) (1995): Integrating family therapy.Washington (APA – American Psychological Assoziation), p. 347–356.

Gòmez Tutor, C. (1994): Bikulturelle Ehen in Deutschland: Pädagogische Perspektiven und Maßnahmen. Frankfurt (IKO –Verlag für Interkulturelle Kommunikation).

Grabbe, M. (1998): Zum Umgang mit Tabus und Geheimnissen in der systemischen Therapie und Familienrekonstruktion. *Systhema* 12: 35–43.

Grabbe, M. (2001): Kooperation mit kleinen Kindern in Therapie und Beratung. In: A. von Schlippe, G. Lösche u. C. Hawellek (Hrsg.): Frühkindliche Lebenswelten und Erziehungsberatung. Die Chancen des Anfangs. Münster (Votum), S. 220–242.

Graessner, S., N. Gurris u. C. Pross (Hrsg.) (1996): Folter. An der Seite der Überlebenden. Unterstützung und Therapie. München (Beck).

Güç, F. (1991): Ein familientherapeutisches Konzept in der Arbeit mit Immigrantenfamilien. *Familiendynamik* 16: 3–23.

Gümen, S., L. Herwartz-Emden u. M. Westphal (1994): Die Vereinbarkeit von Beruf und Familie als weibliches Lebenskonzept: eingewanderte und westliche Frauen im Vergleich. *Zeitschrift für Pädagogik* 40: 63–81.

Gussone, B. u. G. Schiepek (2000): Die Sorge um sich. Burnout-Prävention und Lebenskunst in helfenden Berufen. Tübingen (dgvt).

Haenel, F. (1997): Spezielle Aspekte und Probleme in der Psychotherapie mit Folteropfern unter Beteiligung von Dolmetschern. *Systhema* 11 (2): 136–144.

Hargens, J. u. A. von Schlippe (Hrsg.) (1998): Das Spiel der Ideen. Reflektierendes Team und systemische Praxis. Dortmund (Borgmann).

Hawellek, C. (1990): Die therapeutische Basis. Grundlagen der Therapie bei Familiensystemen mit nichtleiblichen Kindern. *Familiendynamik* 15 (2): 113–124.

Hegemann, T. (2001): Transkulturelle Kommunikation und Beratung. Die Kompetenz, über kulturelle Grenzen hinweg zu kommunizieren. In: T. Hegemann u. R. Salman (Hrsg.): Transkulturelle Psychiatrie. Konzepte für die Arbeit mit Menschen aus anderen Kulturen. Bonn (Psychiatrie-Verlag), S. 116–129.

Hegemann, T. u. R. Salman (Hrsg.) (2001): Transkulturelle Psychiatrie. Konzepte für die Arbeit mit Menschen aus anderen Kulturen. Bonn (Psychiatrie-Verlag).

Hehl, F. u. I. Ponge (1997): Der Prozeß der Aussiedlung – Veränderung von familiären Strukturen. *System Familie* 10 (1): 10–20.

Heimannsberg, B. (2000): Interkulturelle Beratung. Ein Leitfaden für Prozessbegleiter. In: B. Heimannsberg u. C. Schmidt-Lellek (Hrsg.): Interkulturelle Beratung und Mediation. Köln (EHP), S. 69–86.

Heimannsberg, B. u. C. Schmidt-Lellek (Hrsg.) (2000): Interkulturelle Beratung und Mediation. Köln (EHP).

Heise, T. (Hrsg.) (1998): Transkulturelle Psychotherapie. Berlin (Verlag für Wissenschaft und Bildung).

Heise, T. (Hrsg.) (2002): Transkulturelle Beratung, Psychotherapie und Psychiatrie in Deutschland. Berlin (Verlag für Wissenschaft und Bildung).

Hellinger, B. (1991): Schuld und Unschuld aus systemischer Sicht. *Systhema* 5 (1): 19–34.

Hellinger, B. (1994): Ordnungen der Liebe. Ein Kursbuch. Heidelberg (Carl-Auer), 8. überarb. Aufl. 2007.

Hennig, C. u. W. Ehinger (1999): Das Elterngespräch in der Schule. Von der Konfrontation zur Kooperation. Donauwörth (Ludwig Auer).

Hennig, C. u. G. Keller (1992): Lehrer lösen Schulprobleme. Donauwörth (Ludwig Auer).

Herwartz-Emden, L. (1996): Familiäre Orientierung und Konzepte elterlicher Erziehung in Einwanderer- und Migrantenfamilien. Ergebnisse einer interkulturellen Studie. In: G. Koolmann u. H. Schusser (Hrsg.): Familie in besonderen Lebenssituationen – gestern und heute. Hamburg (Kovac), S. 123–144.

Hesse, J., T. Friederich, N. Greve, C. Hennecke, K. Herder, C. Schuchardt-Hain u. B. Wittmund (2001): Systemische Gruppenpsychotherapie. *Psychotherapie im Dialog* 2 (1): 44–51.

Heuberger, V., A. Suppan u. E. Vyslonzil (Hrsg.) (1998): Das Bild vom anderen. Identitäten, Mentalitäten, Mythen und Stereotypen in multiethnischen europäischen Regionen. Frankfurt a. M. (Peter Lang).

Hildenbrand, B. u. A. Lanfranchi, A. (1996): Kinder im „seelischen Grenzgängertum": Das Wandern zwischen den Welten beim Verlust transitorischer

Räume. In: P. Dillig u. H. Schilling (Hrsg.): Erziehungsberatung in der Postmoderne. Mainz (Grünewald).

Hinz-Rommel, W. (1994): Interkulturelle Kompetenz – Ein neues Anforderungsprofil für die soziale Arbeit. Münster (Votum).

Hinz-Rommel, W. (1996): Interkulturelle Kompetenz und Qualität. IZA 3/4: 20.

Hofmann, A. (Hrsg.) (1999): EMDR in der Therapie posttraumatischer Belastungssyndrome. Stuttgart (Thieme).

Hofstede, G. (1982): Culture's consequences: International differences in work-related values. Beverly Hills (Sage).

Hofstede, G. (2001): Lokales Denken, globales Handeln. Interkulturelle Zusammenarbeit und globales Management. München (dtv).

Hofstede, G. u. G. J. Hofstede (2006): Lokales Denken, globales Handeln. München (dtv), 3., vollst. überarb. Auflage.

Huber, B. (2001): Rechtliche Rahmenbedingungen des Aufenthaltes von Migrantinnen und Migranten in Deutschland. In: T. Hegemann u. R. Salman (Hrsg.): Transkulturelle Psychiatrie. Konzepte für die Arbeit mit Menschen aus anderen Kulturen. Bonn (Psychiatrie-Verlag), S. 64–75.

Hüther, G. (2001): Gewalterfahrung und Verarbeitung traumatischer Erfahrungen aus neurobiologischer Sicht. *Integrative Therapie* 27 (4): 413–424.

IAF (Hrsg.) (1989): Jede Blume duftet anders. Bereicherung und mögliche Konfliktursachen in bi-nationalen Familien und Partnerschaften. Frankfurt a. M. (IAF. Verband bi-nationaler Familien und Partnerschaften – Interessengemeinschaft der mit Ausländern verheirateten Frauen e. V.).

IfM-Mannheim (Hrsg.) (2005): Die Bedeutung der ethnischen Ökonomie in Deutschland. Studie im Auftrag des Bundeswirtschaftsministeriums. Mannheim (Institut für Mittelstandsforschung an der Universität).

IfM-Bonn (2007): Gründungsaktivitäten von älteren Personen und Migranten in Deutschland – Eine empirische Analyse mit den Daten des Bonner Gründerpanels. Bonn (Institut für Mittelstandsforschung), www.ifm-bonn.org/Forschung07 [26.9.2007].

Imber-Black, E. (1998): Ritualthemen in Familien und Familientherapie. In: E. Imber-Black, J. Roberts u. R. Whiting (Hrsg.): Rituale in Familien und Familientherapie. Heidelberg (Carl-Auer), 5. Aufl. 2006, S. 73–120.

Imber-Black, E., J. Roberts u. R. Whiting (Hrsg.) (1998): Rituale in Familien und Familientherapie. Heidelberg (Carl-Auer-Systeme), 3. Aufl.

Iqbal, M. (1968): Persischer Psalter. Köln (Hegner).

Jong, J. de (2001): Klassifizieren oder nuancieren? Psychodiagnostik mit Hilfe von DSM und ICD. In: T. Hegemann u. R. Salman (Hrsg.): Transkulturelle Psychiatrie. Konzepte für die Arbeit mit Menschen aus anderen Kulturen. Bonn (Psychiatrie-Verlag), S. 130–151.

Jung, M., M. Unterberg, M. Bendig u. B. Seidl-Bowe (2011): Unternehmensgründungen von Migranten und Migrantinnen. Studie im Auftrag des Bundeswirtschaftsministeriums. Hamburg (evers & jung).

Jürgens, G. u. H. Salm (1984): Fünf Freiheiten. Familientherapie. In: H. Petzold (Hrsg.): Wege zum Menschen. Paderborn (Junfermann), S. 387–450.

Jürgens, G., M. El Hachimi u. A. von Schlippe (1996): Hilfreiche Fragen zum Thema: Arbeit mit Familien im Kontext von Migration. *Systhema* 10 (3): 43–35.

Kalff, D. (1992): Einführung in die Sandspieltherapie. *Zeitschrift für Sandspieltherapie* 1: 6–11.

Kapuscinski, R. (1999): Afrikanisches Fieber. Erfahrungen aus 40 Jahren. Frankfurt a. M. (Eichborn).

Kaufmann, R. (1990): Die Familienrekonstruktion. Heidelberg (Asanger).

Keller, H. (2001): Frühkindliche Sozialisationskontexte: Ein Vorschlag zur Spezifikation elterlicher Investitionen. In: A. v. Schlippe, G. Lösche u. C. Hawellek (Hrsg.): Frühkindliche Lebenswelten und Erziehungsberatung. Die Chancen des Anfangs. Münster (Votum), S. 17–38.

Kellermanns, F. u. A. von Schlippe (2012): Konflikte in Familie und Unternehmen erkennen, managen und vermeiden. In: A. Koeberle-Schmidt, H.-J. Fahrion a. P. Witt (eds.): Family business governance. Berlin (Erich Schmidt), 2., völlig neu bearbeitete und wesentlich erweiterte Auflage, S. 429–441.

Kentenich, H. et al. (1998): Türkische Patientinnen in der Gynäkologie: Probleme, Mißverständnisse, Lösungsansätze. In: M. David, T. Borde u. H. Kentenich (Hrsg.): Migration und Gesundheit. Zustandsbeschreibung und Zukunftsmodelle. Frankfurt a. M. (Mabuse), S. 121–144.

Kentenich, H., M. David, G. Yüksel u. M. Pette (1998): Türkische Patientinnen in der Gynäkologie: Probleme, Missverständnisse, Lösungsansätze. In: M. David et al. (Hrsg.): Migration und Gesundheit. Zustandsbeschreibung und Zukunftsmodelle. Frankfurt a. M. (Mabuse), S. 121–144.

Keyserlingk, L. von (2003): Die Kunst des Sandspiels. *Systema* 17.

KfW-Bankengruppe (2012): Gründungsmonitor. Zit. nach der Presseerklärung der KfW-Bankengruppe vom 4.7.2012 unter: http://www.kfw.de/kfw/de/KfW-Konzern/Medien/Aktuelles/Pressearchiv/2012/2012070457918.jsp [19.12.2012].

Kiesel, D. u. H. von Lüpke (Hrsg.) (1998): Vom Wahn und vom Sinn – Krankheitskonzepte in der multikulturellen Gesellschaft. Frankfurt a. M. (Brandes und Apsel).

Kleffner, H. (2002): Von der Fremde in die Fremde. Gewalt gegen Russlanddeutsche in Brandenburg. *Die Tageszeitung*, 1.7.2002.

Klein, O. G. (2001): Ihr könnt uns einfach nicht verstehen. Warum Ost- und Westdeutsche aneinander vorbeireden. Frankfurt a. M. (Eichborn).

Koblbauer, E. (2003): Multikulturelle Familien aus systemischer Sicht. Ein ungewöhnlicher Reisebericht systemischer Betrachtungsweisen. (Schriftenreihe des Instituts für systemische Therapie). Salzburg.

Koch, E., M. Özek u. W. Pfeiffer (Hrsg.) (1995): Psychologie und Pathologie der Migration. Freiburg (Lambertus).

Koch, E., M. Özek, W. Pfeiffer u. R. Schepker (Hrsg.) (1998): Chancen und Risiken von Migration. Deutsch-türkische Perspektiven. Freiburg (Lambertus).

Kohen, C. (1998): Politische Traumata, Unterdrückung und Rituale. In: E. Imber-Black, J. Roberts u. R. Whiting (Hrsg.): Rituale in Familien und Familientherapie. Heidelberg (Carl-Auer), 5. Aufl. 2006, S. 398–423.

Koray, S. (1991): Beratung und Therapie von Migrantenfamilien unter besonderer Berücksichtigung des Sprachaspekts in der Therapeut-Klient-Interaktion. *Familiendynamik* 16 (1): 57–62.

Koray, S. (2000): Interkulturelle Kompetenz – Annäherung an einen Begriff. In: Beauftragte der Bundesregierung für Ausländerfragen (Hrsg.) (2000c): Handbuch zum interkulturellen Arbeiten im Gesundheitsamt. Berlin/Bonn, S. 23–26.

Korritko, A. (2002): Bilder, von denen wir uns kein Bild machen. Sequenzielle Traumatisierung bei Kindern und Jugendlichen durch Krieg und Flucht. *Zeitschrift für systemische Therapie* 20 (3): 175–180.

Korthen, A. (2002): Letzter Stopp vor der Ausreise. Ein Leben ohne Perspektive. *Die Tageszeitung*, 30.9.2002.

Köse, B. (1995): Psychotherapie als „Glaubenssystem". Probleme der psychosozialen Versorgung am Beispiel der ArbeitsmigrantInnen aus der Türkei. In:

249

I. Attia et al. (Hrsg.): Multikulturelle Gesellschaft – Monokulturelle Psychologie? Tübingen (dgvt), S. 112–135.

Krause, I. (2001): Anthropologische Modelle für die multikulturelle psychiatrische Arbeit. In: T. Hegemann u. R. Salman (Hrsg.): Transkulturelle Psychiatrie. Konzepte für die Arbeit mit Menschen aus anderen Kulturen. Bonn (Psychiatrie-Verlag), S. 89–100.

Kriechhammer-Yagmur, S., D. Pfeiffer-Pandey, K. Saage-Fein u. H. Stöcker-Zafari (1997): Binationaler Alltag in Deutschland. Kompaß für Ausländerrecht, internationales Familienrecht und vieles mehr. Frankfurt a. M. (dipa).

Kriz, J. (1992): Sucht – die Person in bester Gesellschaft. In: Osterhold, G., Molter, H. (Hrsg.): Systemische Suchttherapie. Heidelberg (Asanger), S. 63–84.

Kriz, J. (1999): Systemtheorie für Psychotherapeuten, Psychologen und Mediziner. Wien (Facultas).

Kronsteiner, R. (1995): Wenn die Worte fehlen, muß der Körper sprechen. Bewältigung und Hintergründe der Arbeitsmigration als psychische Krise. In: B. Ögrenelim (Hrsg.): Miteinander Lernen. Frauen im Fremdland. Bildungsarbeit, Beratung und Psychotherapie mit Migrantinnen. Wien (Promedia), S. 175–183.

Krüger, M. (2001): Ihr Herz bleibt doch am Bosporus. *Kölner Stadt-Anzeiger*, 10.5.2001.

Kürsat-Ahlers, E. (1995): Migration als psychischer Prozeß. In: I. Attia et al. (Hrsg.) (1995): Multikulturelle Gesellschaft – Monokulturelle Psychologie? Tübingen (dgvt), S. 157–171.

Lanfranchi, A. u. D. Molinari (1995): Sind „verhaltensgestörte" Migrantenkinder „widerspenstiger" Eltern therapierbar? *Praxis der Kinderpsychologie und Kinderpsychiatrie* 44: 260–270

Langkafel, M. (2000): Die Posttraumatische Belastungsstörung. *Psychotherapie im Dialog* 1 (1): 3–12.

Lazarus, A. (1995): Fallstricke der Liebe. 24 Irrtümer über das Leben zu zweit. Stuttgart (Klett-Cotta).

Levold, T. (1994): Die Betonierung der Opferrolle. Zum Diskurs der Gewalt in Lebenslauf und Gesellschaft. *System Familie* 7 (1): 19–32.

Levold, T. (1997): Affekt und System. Plädoyer für eine Perspektivenerweiterung. *System Familie* 10 (3): 120–127.

Liang, Y. (1996): Sprachroutinen und Vermeidungsrituale im Chinesischen. In: A. Thomas (Hrsg.) (1996b): Psychologie interkulturellen Handelns. Göttingen (Hogrefe), S. 247–268.

Lindner, R. u. I. Steinmann-Berns. (1998): Systemische Ansätze in der Schuldnerberatung. Dortmund (borgmann).

Littlewood, R. (2001): Von Kategorien zu Kontexten. Plädoyer für eine kulturumfassende Psychiatrie. In: T. Hegemann u. R. Salman (Hrsg.): Transkulturelle Psychiatrie. Konzepte für die Arbeit mit Menschen aus anderen Kulturen. Bonn (Psychiatrie-Verlag), S. 22–38.

Loth, W. (1998): Auf den Spuren hilfreicher Veränderungen. Das Entwickeln klinischer Kontrakte. Dortmund (Modernes Lernen).

Ludewig, K. (2002): Leitmotive systemischer Therapie. Stuttgart (Klett).

Luhmann, N. (1984): Soziale Systeme. Grundriß einer allgemeinen Theorie. Frankfurt a. M. (Suhrkamp).

Madanes, C. (1997): Sex, Liebe und Gewalt. Therapeutische Strategien zur Veränderung. Heidelberg (Carl-Auer).

Marschalck, P. u. K. H. Wiedl (Hrsg.) (2001): Migration – Krankheit und Gesundheit. Aspekte von Mental Health und Public Health in der Versorgung von Migranten. Osnabrück (Rasch).

Maturana H. u. F. Varela (1987): Der Baum der Erkenntnis. München (Scherz).

Mead, G. H. (1980): Geist, Identität und Gesellschaft. Frankfurt a. M. (Suhrkamp).

Mello, A. de (1997): Warum der Schäfer jedes Wetter liebt. Freiburg (Herder).

Metin, M. (1990): Ausländerstereotypen in der Sprache. Frankfurt a. M. (Peter Lang).

Mikesell, R., D. Lusterman a. S. McDaniel (eds.) (1995): Integrating family therapy. Handbook of family psychology and systems theory. Washington (American Psychological Assoziation).

Müller-Wille, C. (1996): Systemische Familienberatung für Aussiedler. Systhema 10 (3): 5–14.

Müller-Wille, C. (2002): Das Ankommen … Mit sprachlosem Heimweh neue Wurzeln fassen. Osnabrück (Ekkart).

Müller-Wille, Ch. (2002b): Krisenberatung und systemisch-familientherapeutische Ansätze als Integrationshilfen. In: J. Collatz u. T. Heise (Hrs-g.): Psychosoziale Betreuung und psychiatrische Behandlung von Spätaussiedlern. Berlin (Verlag für Wissenschaft und Bildung).

Nerin, W. (1992): Virginia Satirs Familienrekonstruktion. Ein Spiegel ihrer Persönlichkeit. In: G. Moskau u. G. Müller (Hrsg.): Virginia Satir. Wege zum Wachstum. Paderborn (Junfermann), S. 163–182.

Nestmann, F. u. T. Niepel (Bearb.) (1993a): Beratung von Migranten. Neue Wege der psychosozialen Versorgung. Herausgegeben von der Robert-Bosch-Stiftung. Berlin (Verlag für Wissenschaft und Bildung).

Nestmann, F. u. T. Niepel (1993b): Psychosoziale Störungen in der Migration. Erklärungs- und Bearbeitungsversuche. In: F. Nestmann u. Th. Niepel (Bearb.) (1993a): Beratung von Migranten. Neue Wege der psychosozialen Versorgung. Herausgegeben von der Robert-Bosch-Stiftung. Berlin (Verlag für Wissenschaft und Bildung), S. 21–42.

Ögrenelim, B. (Hrsg.) (1995): Miteinander Lernen. Frauen im Fremdland. Bildungsarbeit, Beratung und Psychotherapie mit Migrantinnen. Wien (Promedia).

Oesterreich, C. (1998): Systemische Therapie an den Grenzen unterschiedlicher kultureller Wirklichkeiten. In: T. Heise (Hrsg.): Transkulturelle Psychotherapie. Hilfen im ärztlichen und therapeutischen Umgang mit ausländischen Mitbürgern. Berlin (Verlag für Wissenschaft und Bildung), S. 143–158.

Oesterreich, C. (2001): Interkulturelle Psychotherapie in der Psychiatrie. In: T. Hegemann u. R. Salman (Hrsg.): Transkulturelle Psychiatrie. Konzepte für die Arbeit mit Menschen aus anderen Kulturen. Bonn (Psychiatrie-Verlag), S. 152–165.

Omer, H. u. A. von Schlippe (2002): Autorität ohne Gewalt. Coaching für Eltern von Kindern mit Verhaltensproblemen. „Elterliche Präsenz" als systemisches Konzept. Göttingen (Vandenhoeck & Ruprecht).

Osterhold, G. u. H. Molter (Hrsg.) (1992): Systemische Suchttherapie. Heidelberg (Asanger).

Özdamar, E. S. (1998): Mutterzunge. Köln (Kiepenheuer & Witsch).

Özdemir, C. (1999): Ich bin Inländer. Ein anatolischer Schwabe im Bundestag. München (dtv).

Palmowski, W. (1995): Der Anstoß des Steines. Systemische Beratungsstrategien im schulischen Kontext. Dortmund (borgmann).

Perren-Klingler, G. (Hrsg.) (1995): Trauma. Vom Schrecken des Einzelnen zu den Ressourcen der Gruppe. Bern (Haupt).

Perren-Klingler, G. (1998): Integration traumatischer Erfahrungen im kulturellen Kontext. In: T. Heise (Hrsg.): Transkulturelle Psychotherapie. Berlin (Verlag für Wissenschaft und Bildung), S. 77–94.

Peseschkian, N. (1979): Der Kaufmann und der Papagei. Frankfurt a. M. (Fischer).

Peseschkian, N. (2002): Der nackte Kaiser oder: Wie man die Seele der Kinder und Jugendlichen versteht. Frankfurt a. M. (Fischer).

Petersen, A. (1998): „Heilige drei Könige" – oder einfach nur „Shokran". Für meinen Bruder Jürgen. Systhema 12 (2): 195–198.

Petri, H. (1994): Fremd bin ich eingezogen, fremd zieh ich wieder aus. Von der Entfremdung zur Fremdenfeindlichkeit in der jungen Generation. *Praxis der Kinderpsychologie und Kinderpsychiatrie* 43 (7): 247–253.

Petzold, H. (1985): Was nicht mehr vergessen werden kann. Integrationsarbeit mit politisch Verfolgten und Gefolterten. *Integrative Therapie* 11 (3/4): 368–380.

Petzold, H. (2001): Trauma und Überwindung. *Integrative Therapie* 27 (4): 344–412.

Petzold, H., H.-U. Wolf u. Z. Josic (2001): Traumatherapie braucht integrative Modelle. *Integrative Therapie* 27 (4): 339–343.

Pfeiffer, W. (1994): Transkulturelle Psychiatrie. Stuttgart (Thieme).

Pfeiffer, W. u. O. Öztürk (1998): Psychotherapie bei Migranten und ihren Familien. In: E. Koch, M. Özek, W. Pfeiffer u. R. Schepker (Hrsg.): Chancen und Risiken von Migration. Deutsch-türkische Perspektiven. Freiburg (Lambertus), S. 191–197.

Plate, M., T. Groth, V. Ackermann u. A. von Schlippe (2011): Große deutsche Familienunternehmen. Göttingen (Vandenhoeck & Ruprecht).

Pourilyaee, F. (2001): Prozess der Bewältigung einer Trennungssituation im Spannungsfeld von häuslicher Gewalt und schwierigen Migrationsbedingungen. Institut für Familientherapie, Weinheim (unveröffentl. Abschlussarbeit).

PSZ (Hrsg.) (1995): Endstation Sedansberg. Berichte zur Abschiebehaft. Düsseldorf (Psychosoziales Zentrum für ausländische Flüchtlinge, [PSZ], Graf-Adolf-Str. 102, 40210 Düsseldorf).

Quekelberghe, R. von (1991): Klinische Ethnopsychologie. Einführung in die transkulturelle Psychologie, Psychopathologie und Psychotherapie. Heidelberg (Asanger).

Reich, H. (2001): Sprache und Integration. In: K. J. Bade (Hrsg.): Integration und Illegalität in Deutschland. Osnabrück (Institut für Migrationsforschung, IMIS), S. 41–50.

Riecken, A. (2001): Psychiatrische Erkrankungen im Migrations- und Integrationsprozess. In: P. Marschalck u. K. H. Wiedl (Hrsg.): Migration – Krankheit und Gesundheit. Aspekte von Mental Health und Public Health in der Versorgung von Migranten. Osnabrück (Rasch), S. 145–170.

Riecken, A., K. H. Wiedl u. W. Weig (2001): Die Bedeutung der Deutschkenntnisse für die Entwicklung und Behandlung von psychiatrischen Erkrankungen. *Psychiatrische Praxis* 28 (6): 275–277.

Ritterman, M. (1987): Torture: The counter-therapy of the state. *The Family-Therapy Networker* 11 (1): 43–47.

Ritterman, M. (1988): Unmenschlichkeit und die menschliche Familie. *Zeitschrift für systemische Therapie* 6 (1): 41–42.

Rodewig, K. (2000): Stationäre psychosomatische Rehabilitation von Migranten aus der Türkei. *Psychotherapeut* 45: 350–355.

Roer-Strier, D. R. (1996): Coping strategies for immigrant parents: Directions for family therapy. *Family Process* 35: 363–376.

Roth, K. (1998): „Bilder in den Köpfen". Stereotypen, Mythen, Identitäten aus ethnologischer Sicht. In: V. Heuberger, A. Suppan u. E. Vyslonzil (Hrsg.): Das Bild vom anderen. Identitäten, Mentalitäten, Mythen und Stereotypen in multiethnischen europäischen Regionen. Frankfurt a. M. (Peter Lang), S. 21–43.

Ruth, R. (1990): Systemische Familientherapie mit Flüchtlingen. *Zeitschrift für systemische Therapie* 8 (3): 152–158.

Salman, R. (2001): Sprach- und Kulturvermittlung. In: T. Hegemann u. R. Salman (Hrsg.): Transkulturelle Psychiatrie. Konzepte für die Arbeit mit Menschen aus anderen Kulturen. Bonn (Psychiatrie-Verlag), S. 169–190.

Salman, R. u. J. Collatz (1999): Interkulturelle Suchtprävention und Beratung – Qualifizierung von Keypersons und Aufklärungsveranstaltungen. In: R. Salman, S. Tuna u. A. Lessing (Hrsg.): Handbuch interkulturelle Suchthilfe. Gießen (edition psychosozial), S. 128–145.

Salman, R. u. S. Tuna (2001): Kultursensible Suchthilfe mit Migranten. In: T. Hegemann u. R. Salman (Hrsg.): Transkulturelle Psychiatrie. Konzepte für die Arbeit mit Menschen aus anderen Kulturen. Bonn (Psychiatrie-Verlag), S. 311–324.

Salman, R., Tuna, S. u. A. Lessing (Hrsg.) (1999): Handbuch interkulturelle Suchthilfe. Gießen (edition psychosozial).

Schami, R. (1992): Der ehrliche Lügner. Weinheim (Beltz).

Schami, R. (1996): Gesammelte Olivenkerne. Aus dem Tagebuch der Fremde. München (dtv).

Schlippe, A. von (1992): Möglichkeiten der Selbst-Supervision. Eine Umsetzung des Satir'schen Ansatzes. In: G. Moskau u. G. Müller (Hrsg.): Virginia Satir. Wege zum Wachstum. Paderborn (Junfermann), S. 233–242.

Schlippe, A. von (2001): „Talking about asthma": The semantic environments of physical disease – A narrative contribution to systemic family medicine. *Families, Systems, and Health* 19 (3): 251–262.

Schlippe, A. von (2003): Einführung in die systemische Beratung. In: B. Zander u. M. Knorr (Hrsg.): Praxis der systemischen Erziehungs- und Familienberatung. Göttingen (Vandenhoeck & Ruprecht).

Schlippe, A. von u. M. El Hachimi (2000): Konzepte interkultureller systemischer Beratung. In: B. Heimannsberg u. C. Schmidt-Lellek (Hrsg.): Interkulturelle Beratung und Mediation. Köln (EHP), S. 87–114.

Schlippe, A. von u. J. Kriz (1993): Skulpturarbeit und zirkuläres Fragen. Eine integrative Perspektive auf zwei systemtherapeutische Techniken aus Sicht der personzentrierten Systemtheorie. *Integrative Therapie* 19 (3): 222–241.

Schlippe, A. von u. J. Schweitzer (1996): Lehrbuch der systemischen Therapie und Beratung. Göttingen (Vandenhoeck & Ruprecht).

Schlippe A. von, M. El Hachimi u. G. Jürgens (1997): Systemische Supervision in multikulturellen Kontexten. *Organisationsberatung, Supervision, Clinical Management* 3: 207–224.

Schlippe, A. von, G. Lösche, u. C. Hawellek (Hrsg.) (2001): Frühkindliche Lebenswelten und Erziehungsberatung. Die Chancen des Anfangs. Münster (Votum).

Schlippe, A. von, A. Nischak u. M. El Hachimi (Hrsg.) (2008): Familienunternehmen verstehen. Gründer, Gesellschafter, Generationen. Göttingen (Vandenhoeck & Ruprecht).

Schlippe, A. von, T. Rüsen u. T. Groth (Hrsg.) (2009): Beiträge zur Theorie des Familienunternehmens. Lohmar (Eul).

Schmitz, P. (2001): Akkulturation und Gesundheit. In: P. Marschalck u. K. H. Wiedl (Hrsg.): Migration – Krankheit und Gesundheit. Aspekte von Mental

Health und Public Health in der Versorgung von Migranten. (IMIS-Schriften 10.) Osnabrück (Rasch), S. 123–144.

Schwabe, K. u. W. Palmowski (1999): Aspekte systemischer Beratung mit Migrantenfamilien. *Zeitschrift für systemische Therapie* 17 (2): 76–85.

Schwertl, W. (1998): Systemische Reflexionen zur Sucht. In: W. Schwertl, G. Emlein, M. Staubach u. E. Zwingmann (Hrsg.): Sucht in systemischer Perspektive. Göttingen (Vandenhoeck & Ruprecht), S. 14–42.

Schwertl, W., G. Emlein, N. Staubach u. E. Zwingmann (Hrsg.) (1998): Sucht in systemischer Perspektive. Göttingen (Vandenhoeck & Ruprecht).

Schwichtenberg, U. u. W. Weig (1999): Die Behandlung von illegalen Drogen abhängiger Aussiedler in einem NLKH. In: R. Salman, S. Tuna u. A. Lessing (Hrsg.): Handbuch interkulturelle Suchthilfe. Gießen (edition psychosozial), S. 184–190.

Seidel, E. (2002): Ein Schock mit Folgen. Millionen Deutsche gingen erst auf die Straße, als Schläger und Brandstifter ihre Mission erfüllt hatten. *Die Tageszeitung*, 24./25.8.2002.

Simon, F. B., R. Wimmer, T. Groth (2005): Mehr-Generationen-Familienunternehmen. Erfolgsgeheimnisse von Oetker, Haniel, Merck u. a. Heidelberg (Carl-Auer).

Sippel-Suesse, J. u. C. Wegeler (Hrsg.) (1993): Körper, Krankheit und Kultur. Frankfurt a. M. (Brandes & Apel).

Sitorus, B. u. H. Stöcker-Zafari (2002): Trennung und Scheidung binationaler Paare. Ein Ratgeber. Frankfurt a. M. (Brandes & Apsel).

Skutta, S. (1998): Systemische Ansätze in der psychotherapeutischen Arbeit mit türkischen Migrantinnen. In: T. Heise (Hrsg.): Transkulturelle Psychotherapie. Hilfen im ärztlichen und therapeutischen Umgang mit ausländischen Mitbürgern. Berlin (Verlag für Wissenschaft und Bildung), S. 159–167.

Sloterdijk, P. (Hrsg.) (1993): Mystische Zeugnisse aller Zeiten und Völker gesammelt von Martin Buber. München (Diederichs).

Sluzki, C. (1979): Migration and Family Conflict. *Family Process* 18: 379–390.

Sluzki, C. (2001): Psychologische Phasen der Migration und ihre Auswirkungen. In: T. Hegemann u. R. Salman (Hrsg.): Transkulturelle Psychiatrie. Konzepte für die Arbeit mit Menschen aus anderen Kulturen. Bonn (Psychiatrie-Verlag), S. 101–115.

Solsberry, P. (1994): Interracial couples in the United States of America. Implications for mental health counseling. *Journal of Mental Health* Counseling 16: 304–317.

Stachowske, R. (2002): Mehrgenerationentherapie und Genogramme in der Drogenhilfe. Drogenabhängigkeit und Familiengeschichte. Heidelberg (Asanger).

Steinbach, U. (1998): Islam und der Westen: Zukunft im Zeichen friedlichen Zusammenlebens. Osnabrück (Rasch).

Stiftung Zentrum für Türkeistudien (Hrsg.) (2006): Türkisches Unternehmertum in Mülheim an der Ruhr. Essen.

Stoffels, T. (Hrsg.) (1991): Schicksale der Verfolgten. Psychische und somatische Auswirkungen von Terrorherrschaft. Berlin/Heidelberg (Springer).

Thomas, A. (1996a): Analyse der Handlungswirksamkeit von Kulturstandards. In: A. Thomas (Hrsg.) (1996b): Psychologie interkulturellen Handelns. Göttingen (Hogrefe), S. 107–136.

Thomas, A. (Hrsg.) (1996b): Psychologie interkulturellen Handelns. Göttingen (Hogrefe).

Thomas, A. (1999): Kultur als Orientierungssystem und Kulturstandards als Bauteile. *(IMIS-Beiträge 10.)* Osnabrück (Institut für Migrationsforschung und interkulturelle Studien an der Universität Osnabrück), S. 91–132.

Toker, M. (1998): Sprachliche und kulturelle Zugänge in der Psychotherapie. Dolmetscher als Ko-Therapeuten? In: E. Koch, M. Özek, W. Pfeiffer u. R. Schepker (Hrsg.): Chancen und Risiken von Migration. Deutsch-türkische Perspektiven. Freiburg (Lambertus), S. 280–292.

Tücke, M. (1999): Psychologie in der Schule – Psychologie für die Schule. Münster (Lit).

Tufan, B. (1998): Migration von Arbeitnehmern aus der Türkei. Prozesse der Migration und Remigration. In: E. Koch, M. Özek, W. Pfeiffer u. R. Schepker (Hrsg.): Chancen und Risiken von Migration. Deutsch-türkische Perspektiven. Freiburg (Lambertus), S. 38–51.

Tuna, S. (1998): Psychotherapie im interkulturellen Kontext. Beziehungsaufbau und Beziehungsstörungen in der Psychotherapie mit Migranten. In: T. Heise (Hrsg.): Transkulturelle Psychotherapie. (Das transkulturelle Psychoforum Band 4). Berlin (Verlag für Wissenschaft und Bildung), S. 49–56.

Tuna, S. (1999): Entwicklungskrisen und migrationsbedingte Belastungen als Suchtgefährdungspotenziale jugendlicher Migranten. In: R. Salman, S. Tuna u. A. Lessing (Hrsg.): Handbuch interkulturelle Suchthilfe. Gießen (edition psychosozial), S. 89–102.

Tutar, K. (1996): Psychologische Beratung bikultureller Paare. *Psychosozial* 63 (19): 59–69.

Uchtenhagen, A. (1982): Die Familien Drogenabhängiger. Sozialpsychologische, psychodynamische und therapeutische Aspekte. *Familiendynamik* 7 (4): 284–297.

Varga von Kibed, M. u. I. Sparrer (2000): Ganz im Gegenteil. Tetralemmaarbeit und andere Grundformen systemischer Strukturaufstellungen. Heidelberg (Carl-Auer, 5. überarb. Aufl. 2005).

Varro, G. (1997): Sprachen und Identitäten. In: G. Varro u. G. Gebauer (Hrsg.): Zwei Kulturen, eine Familie. Opladen (Leske & Budrich), S. 161–176.

Varro, G. u. G. Gebauer (Hrsg.) (1997): Zwei Kulturen, eine Familie. Opladen (Leske & Budrich).

Video-Cooperative Ruhr (1987): Die Osnabrück-Videos – Bericht vom Symposion des Instituts für Familientherapie Weinheim 1986 in Osnabrück. Dortmund (Video-Cooperative Ruhr).

Weber, G. (1993): Zweierlei Glück. Die systemische Psychotherapie Bert Hellingers. Heidelberg (Carl-Auer), 15. Aufl. 2007.

Welter-Enderlin, R. u. B. Hildenbrand (Hrsg.) (1998): Gefühle und Systeme. Heidelberg (Carl-Auer).

Wirsching, M. u. P. Scheib (Hrsg.) (2002): Paar- und Familientherapie. Berlin/Heidelberg (Springer).

Wittgenstein, L. (1996): Ludwig Wittgenstein. Ein Reader. Hrsg. v. A. Kenny. Stuttgart (Reclam).

Yetimoglu, M. (1995): Sexualität und Sprache. In: A. Eberding (Hrsg.): Sprache und Migration. Frankfurt a. M. (Verlag für interkulturelle Kommunikation), S. 113–122.

Yücelen, Y. (1986): Was sagt der Koran dazu? München (dtv).

Zimmermann, E. (1995): Gesundheitliche Lage und psychosoziale Probleme ausländischer Jugendlicher in der BRD. In: E. Koch, M. Özek u. W. Pfeiffer (Hrsg.): Psychologie und Pathologie der Migration. Freiburg (Lambertus),S. 246–256.

Zimmermann, E. (2000): Kulturelle Missverständnisse in der Medizin. Bern/Göttingen (Huber).

Über die Autoren

Arist von Schlippe, Prof. Dr. phil., Dipl.-Psych., Psychologischer Psychotherapeut. Inhaber des Lehrstuhls „Führung und Dynamik von Familienunternehmen" an der Privaten Universität Witten-Herdecke, davor 23 Jahre im Fachgebiet Klinische Psychologie und Psychotherapie der Universität Osnabrück tätig. Lehrtrainer am Institut für Familientherapie Weinheim, Ausbildung und Entwicklung e.V.; 1999–2005 Vorsitzender der Systemischen Gesellschaft (Berlin). Autor zahlreicher Fachbücher, Mitherausgeber des Bandes *Coaching für Eltern. Mütter, Väter und ihr „Job"* (2006). www.uni-wh.de/wifu, schlippe@uni-wh.de

Mohammed El Hachimi, systemischer Therapeut und Organisationsberater in eigener Praxis, Berlin und Zürich. Lehrtherapeut und Lehrender Supervisor am Institut für Familientherapie Weinheim (IFW/SG/ECP); langjährige Praxis mit interkulturellen Systemen, Diversity Management, Organisationsberatung und Supervision. Trainer und Koautor des Buches *Paartherapie – Bewegende Interventionen. Tools für Therapeuten und Berater* (3., erw. Aufl. 2012). www.systemische-impulse.ch, M.elhachimi@t-online.de

Gesa Jürgens, Dipl.-Psych., Psychotherapeutin, arbeitet seit 35 Jahren in Lehre, Forschung und Therapie. Sie ist Mitbegründerin des Instituts für Familientherapie, Weinheim und entwickelte als Lehrtherapeutin mit Teams spezielle Curricula für die Ausbildung von multikulturellen Systemen. Seit 15 Jahren lebt sie im Wendland und arbeitet in eigener Praxis mit Menschen in unterschiedlicher Kultur. www.gesa-juergens.de, gesa.juergens@t-online.de